ABC of Dermatology

7th Edition

ABC 皮肤病

第 7 版

著　者　[英] 瑞秋·莫里斯 – 琼斯（Rachael Morris-Jones）
主　译　印明柱　陈爱军　王嫩寒
审　译　陈　翔

WILEY　　C1S K 湖南科学技术出版社

·长沙·

图书在版编目（ＣＩＰ）数据

ABC 皮肤病：第 7 版 / （英）瑞秋·莫里斯-琼斯著 ;印明柱，
陈爱军，王嫩寒主译. — 长沙：湖南科学技术出版社，2023.4
（全科医学系列丛书）
ISBN 978-7-5710-1869-6

Ⅰ．①A… Ⅱ．①瑞… ②印… ③陈… ④王… Ⅲ．①皮肤病学
Ⅳ．①R75

中国版本图书馆 CIP 数据核字 (2022) 第 193255 号

Title: ABC of dermatology,Seventh edition by Rachael Morris-Jones,ISBN: 9781119488989
Copyright ©2019 by John Wiley & Sons Ltd.

著作权合同登记号 18-2023-068
ABC PIFUBING DI 7 BAN

ABC 皮肤病 第 7 版

著　　者：〔英〕瑞秋·莫里斯-琼斯
主　　译：印明柱　陈爱军　王嫩寒
审　　译：陈　翔
出 版 人：潘晓山
出版统筹：张忠丽
责任编辑：李　忠
文字编辑：白汀竹
特约编辑：王超萍
出版发行：湖南科学技术出版社
社　　址：长沙市芙蓉中路一段 416 号泊富国际金融中心
网　　址：http://www.hnstp.com
湖南科学技术出版社天猫旗舰店网址：
　　　　　http://hnkjcbs.tmall.com
邮购联系：0731-84375808
印　　刷：长沙新湘诚印刷有限公司
　　　　　（印装质量问题请直接与本厂联系）
厂　　址：长沙市开福区伍家岭街道新码头路 9 号
邮　　编：410008
版　　次：2023 年 4 月第 1 版
印　　次：2023 年 4 月第 1 次印刷
开　　本：787mm×1092mm　1/16
印　　张：20.25
字　　数：499 千字
书　　号：ISBN 978-7-5710-1869-6
定　　价：168.00 元
（版权所有·翻印必究）

List of Translators

译者委员会

审　译　陈　翔　中南大学

主　译　印明柱　重庆大学附属三峡医院
　　　　　陈爱军　重庆医科大学附属第一医院
　　　　　王嫩寒　北京市疾病预防控制中心

副主译　朱　武　中南大学湘雅医院
　　　　　吕成志　大连市皮肤病医院
　　　　　粟　娟　中南大学湘雅医院
　　　　　史玉玲　同济大学附属皮肤病医院
　　　　　粟玉珍　哈尔滨医科大学附属第二医院
　　　　　杨　靖　重庆大学附属三峡医院

译　者　赵　爽　中南大学湘雅医院
　　　　　薛亚东　哈尔滨医科大学附属第一医院
　　　　　齐瑞群　中国医科大学附属第一医院
　　　　　乔建军　浙江大学附属第一医院
　　　　　汤镇维　浙江大学附属第二医院
　　　　　裴诗谣　中南大学湘雅三医院
　　　　　陈　静　中南大学湘雅三医院
　　　　　杨　斌　井冈山大学附属医院
　　　　　李　薇　四川大学华西医院
　　　　　孙　青　山东大学齐鲁医院
　　　　　唐　隽　中国科学技术大学附属第一医院
　　　　　郭　砚　青海大学附属医院
　　　　　李珊山　吉林大学第一医院
　　　　　高贵云　湖南师范大学附属航天医院
　　　　　纪　超　福建医科大学附属第一医院
　　　　　柏冰雪　哈尔滨医科大学附属第二医院
　　　　　雷　霞　陆军军医大学大坪医院（陆军特色医学中心）
　　　　　汪　宇　贵州医科大学附属医院
　　　　　王建波　河南省人民医院
　　　　　靳子健　中日友好医院

Preface

前 言

《ABC皮肤病（第7版）》综合了遗传学、病理生理学和治疗策略方面的所有最新科学进展，同时包含了皮肤病学的临床操作方法，更有部分章节涉及当前热门的美容皮肤学和生殖皮肤学。本书的目的是为皮肤科医护人员在诊断和处理皮肤疾病时提供参考。

本书除了包含皮肤病学的临床操作方法，还包含了对一些皮肤疾病病理生理过程的最新理解以及最前沿的治疗方法，包括使用新型生物制剂治疗炎性疾病和肿瘤。

皮肤病学的魅力部分源于解决本专业的问题，更在于通过检查皮肤表面来诊断系统性疾病。某些潜在疾病可能首先表现为皮肤上的病理性改变。如果对诊断抱有怀疑，大多数情况下可用简单的组织病理学、免疫组织化学或皮肤活检培养帮助确诊。

在医疗资源贫乏的地区，对皮肤病的先进检查方法有限，多是根据临床表现来制订相应的治疗方案。为此，第7版中有大量的临床图片，包含不同种族、不同肤色皮肤病患者的临床表现。皮肤病的治疗包括简单且相对便宜的干预措施以及尖端的免疫疗法。

全球范围内，通过计算机或移动设备进入互联网的人数正在迅速增加，人们能够获得大量关于疾病诊断和治疗的信息。许多患者越来越多地使用互联网（如"谷歌医生"）来尝试自我诊断自己的皮肤状况，找出潜在病因，并了解一些处理方法。患者提前了解病情，可以使诊疗过程相对轻松，但有时也会造成患者的过度焦虑或者错误认识病情。在世界上许多地方，远程皮肤病诊断应用越来越多，患者与皮肤科专家相距甚远，可拍摄病损图片，发送给专家，征求"虚拟意见"。通过手机，与医生进行远程咨询也是满足全科医生咨询日益增长的需求的一种方式。然而，远程皮肤病学也存在一些问题，因为很难对患者进行彻底检查，而且无法触诊皮疹、病变的皮肤纹理和硬结。远程皮肤病学对疾病的诊治有很大帮助，但最终，准确诊断和治疗皮肤病的金标准仍然是由医生现场诊治，尤其是由专业的皮肤科医生进行诊治。

相信《ABC皮肤病（第7版）》不仅会向读者介绍一门迷人的临床学科，而且会帮助他们在世界任何一个角落诊断和治疗皮肤病。

瑞秋·莫里斯－琼斯

Acknowledgements

致　谢

非常真诚地感谢所有与我合作的撰稿人，他们在皮肤病学领域的专业知识难能可贵，确保了《ABC 皮肤病（第 7 版）》每一章节的科学性及先进性。

Fiona Lewis 博士撰写了关于生殖器皮肤病的章节，这是《ABC 皮肤病（第 7 版）》中非常有价值的新板块。即使对于经验丰富的皮肤科医生来说，生殖器皮肤病也是相当有挑战的领域，因此她对生殖器皮肤病的诊断、治疗的实用方法受到了极大的欢迎。整容手术在全球范围内的开展不断增加，越来越多的男性和女性接受了整容手术。对于我们这些只接受传统医学培训的人来说，这一领域仍然有点神秘，因此增加一章专门介绍皮肤美容学对我们所有人都非常有帮助。Emma Craythorn 博士除了擅长皮肤癌手术，在治疗瘢痕和进行美容手术方面也相当专业，并撰写了这篇关于美容手术的新章节，让我们深入了解可以做什么，以及可能的结果和陷阱。即使我们自己不从事美容皮肤学，也可能遇到患者征求我们的建议，也可能会看到患者在手术后出现并发症，因此，多了解一些这方面的知识，也是为今后更好的服务患者做准备。

组织活力临床护理专家 Bernadette Byrne 与整形外科医生一起工作多年，在 Bernadette Byrne 撰写第 7 版中的伤口章节时，这些整形外科医生提供了极大的帮助，因此我们可以更多地了解那些用于有挑战的难治性伤口的生物敷料。Bernadette Byrne 拥有惊人知识深度，以及数十年的临床工作经验，管理过从门诊到重症监护病房的数千名患者的复杂伤口。她的临床实践方法是任何环境下伤口处理的宝贵指南。

Saqib Bashir 博士从 Alun Evans 手里接过了撰写关于激光、光动力疗法和强脉冲光的章节。Saqib Bashir 在使用多种不同的激光器和光设备方面拥有丰富的专业知识。他在谨慎治疗各种肤色的患者方面有着高超的技巧，并将这些专业知识和高标准的护理带入了这一章节。

Aisling Ryan 博士是一位专业的皮肤科顾问，在医学皮肤病学领域拥有丰富的专业知识，尤其是在迅速发展的生物疗法领域。她代替 Karen Watson 撰写皮肤科药物配方章节。Aisling Ryan 帮助我们了解生物治疗的新分子靶点、适应证、结果和不良反应。在未来，我们中的大多数人都有可能接触到适合或已经接受生物疗法的患者，因此这一领域对于我们所有人来说都非常重要，这让我们得以跟上尖端医学的发展。

John Ferguson 博士从我手中接过了皮肤和感光章节。他主要研究光生物学领域，刚刚加入圣约翰皮肤病研究所的专科诊所。他对紫外线如何影响皮肤的详细讲解极大地增强了这一章节的知识性。

《ABC 皮肤病（第 7 版）》中的大部分插图来自英国伦敦国王学院医院（King's College Hospital，London，UK）。我很感激国王医院的医学影像科，他们为本书提供了非常专业、高质量的临床图像，如果没有这些图像，这本书将毫无用处。英国伦敦圣托马斯医院圣约翰皮肤病研究所提供了头发和头皮、生殖器和化妆品章节中的许多图像；英国伦敦大学学院医院传染病顾问 Stephen Morris-Jones 博士提供了一些皮肤感染图像；热带皮肤病章节中我们使用了 Barbara Leppard 博士在非洲工作期间拍摄的一些照片；Bernadette Byrne 和英国伦敦国王学院医院的整形团队为本书提供了伤口章节的照片。第 7 版还保留了之前版本中的一些图片，来自柯克卡迪（Kirkcaldy）的维多利亚医院（Victoria Hospital）、法夫区（Fife）邓弗姆林（Dunfermline）的玛格丽特女王医院（Queen Margaret Hospital)、爱丁堡的皇家医务室（Royal Infirmary）、以及 Paul Buxton 的个人收藏。英国伦敦国王学院医院的组织病理学顾问 Jon Salisbury 博士为本书提供了所有的组织病理学图像，以在细胞水平上证明皮肤病变。英国伦敦国王学院医院的免疫学家顾问 Edward Davies 博士提供了免疫大疱性疾病中皮肤的直接免疫荧光图像。

非常感谢我在国王学院医院的所有皮肤科同事，他们诊断并治愈了许多患者，您将在第 7 版的插图中看到这些患者。我还要特别感谢 Daniel Creamer 博士、Sarah Walsh 博士、Saqib Bashir 博士、Roderick Hay 教授和 Tanya Basu 博士。

特别要感谢所有患者同意将他们的临床图像放到《ABC 皮肤病（第 7 版）》中，以帮助我们展示各种皮肤、指甲和头发疾病的特征，这比任何书面描述都要生动形象。

瑞秋·莫里斯－琼斯　博士

Contents

目　录

Chapter 1　Introduction
第 1 章　简介　　　　　　　　　　　　　　　　　　1
Rachael Morris-Jones

Chapter 2　Psoriasis
第 2 章　银屑病　　　　　　　　　　　　　　　　　13
Rachael Morris-Jones

Chapter 3　Management of Psoriasis
第 3 章　银屑病的治疗　　　　　　　　　　　　　　23
Rachael Morris-Jones

Chapter 4　Eczema (Dermatitis)
第 4 章　湿疹（皮炎）　　　　　　　　　　　　　　35
Rachael Morris-Jones

Chapter 5　Urticaria and Angio-oedema
第 5 章　荨麻疹与血管性水肿　　　　　　　　　　　51
Rachael Morris-Jones

Chapter 6　Skin and Photosensitivity
第 6 章　皮肤的光敏性　　　　　　　　　　　　　　57
John S. Ferguson

Chapter 7　Drug Rashes
第 7 章　药疹　　　　　　　　　　　　　　　　　　65
Sarah Walsh

Chapter 8　Immunobullous and Other Blistering Disorders
第 8 章　免疫性大疱与其他水疱性疾病　　　　　　　75
Rachael Morris-Jones

Chapter 9   Connective Tissue Disease, Vasculitis, and Related Disorders
第 9 章   结缔组织病、血管炎和相关疾病   85
Rachael Morris-Jones

Chapter 10   The Skin and Systemic Disease
第 10 章   皮肤和系统性疾病   95
Rachael Morris-Jones

Chapter 11   Leg Ulcers
第 11 章   腿部溃疡   109
Rachael Morris-Jones

Chapter 12   Acne, Rosacea, and Hidradenitis Suppurativa
第 12 章   痤疮、酒渣鼻与化脓性汗腺炎   119
Rachael Morris-Jones

Chapter 13   Bacterial Infections
第 13 章   细菌感染   131
Rachael Morris-Jones

Chapter 14   Viral Infections
第 14 章   病毒感染   141
Rachael Morris-Jones

Chapter 15   HIV and the Skin
第 15 章   HIV 感染及其相关皮肤病   153
Rachael Morris-Jones

Chapter 16   Fungal Infections
第 16 章   真菌感染   163
Rachael Morris-Jones

Chapter 17   Insect Bites and Infestations
第 17 章   昆虫叮咬与寄生虫病   173
Rachael Morris-Jones

Chapter 18   Tropical Dermatology
第 18 章   热带皮肤病   183
Rachael Morris-Jones

Chapter 19   Hair and Scalp
第 19 章　毛发和头皮疾病   195
Kapil Bhargava and David Fenton

Chapter 20   Diseases of the Nails
第 20 章　甲病变   205
David de Berker

Chapter 21   Genital Dermatoses
第 21 章　生殖器皮肤病   217
Fiona Lewis

Chapter 22   Benign Skin Tumours
第 22 章　皮肤良性肿瘤   227
Rachael Morris Jones

Chapter 23   Premalignant and Malignant Skin Lesions
第 23 章　皮肤的癌前病变和恶性病变   241
Rachael Morris Jones

Chapter 24   Practical Procedures and Skin Surgery
第 24 章　皮肤科实用操作和手术   255
Raj Mallipeddi

Chapter 25   Lasers, Intense Pulsed Light, and Photodynamic Therapy
第 25 章　激光、强脉冲光及光动力疗法   265
Alun Evans1 and Saqib J. Bashir

Chapter 26   Cosmetic Dermatology
第 26 章　美容皮肤科学   275
Emma Craythorne

Chapter 27   Wounds, Dressings, and Bandages
第 27 章　伤口、敷料与绷带   285
Bernadette Byrne

Chapter 28   Formulary
第 28 章　皮肤科常用配方制剂   301
Karen Watson and Aisling Ryan

第 1 章 | 简介

Rachael Morris-Jones

Guy's and St Thomas' NHS Foundation Trust, London, UK

概述

- 皮肤病变的临床特征与潜在的病理过程有关。
- 皮肤病大致分为 3 种情况：①外观清晰、分布明确的皮肤损伤（皮损）；②具有典型的临床表现，但可能有不同的临床诊断；③临床表现和潜在疾病无关联的皮肤病变。
- 皮损可能是严重系统性疾病在皮肤上的反应，相当一部分皮损会影响患者的健康、生活质量，甚至危及生命。
- 皮损的一些临床描述性术语，如黄斑、丘疹、结节、斑块、硬结、萎缩、大疱和红斑，与皮肤表面观察到的情况有关，并反映了皮损的病理过程。
- 本章重点讨论皮损的形态和分布对临床诊断的意义。

一、简介

本书旨在使非皮肤科医生对皮肤病相关的病理生理、诊断和治疗方法有一定的了解。皮肤病学是一门内容广泛的临床学科，涵盖了 2000 多种不同的疾病，本书介绍最常见的皮肤病。识别皮损形态，是皮肤科专家病史采集和体格检查的关键，有时不需要做更多复杂的检查即可做出诊断。但是，对于经验不够丰富的医生，从基本原理出发进行分析，有助于对轻症皮肤病做出诊断并拟定治疗方案。虽然皮肤病学是一门以临床表现为主的学科，但了解皮肤病背后的细胞层面的变化可以使我们对疾病的病理过程有更好的认识，从而加深对临床表现的理解，制订更全面的治疗方案。皮肤活检是有效的辅助诊断方法。为了更好地解释患者的临床 – 病理表现，需要理解临床 – 病理相关性。

如何解释皮肤病临床表现的发病机制，是贯穿每一个章节的主题。这样能够加深读者对疾病的理解，并形成一些指导原则，有助于诊断大部分的皮肤损伤。

临床上，皮肤病主要分为 3 大类：

1. 具有特征分布和形态的皮损，能够根据皮损做出诊断，如慢性斑块性银屑病（图 1.1）、基底细胞癌和特应性皮炎等。

2. 具有典型皮损，多种潜在原因导致，如结节性红斑（图 1.2）和多形性红斑。

3. 皮疹形态多样，多种潜在原因导致，如扁平苔藓和荨麻疹。

对皮肤病的整体分析至关重要，因为皮肤损害往往是某种潜在疾病的首发表现，例

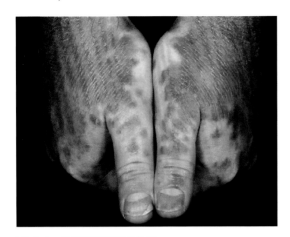

图 1.1   银屑病伴指甲病变

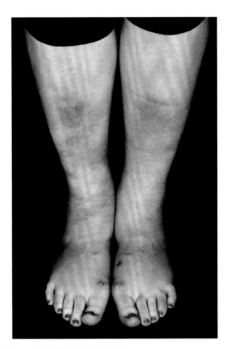

图 1.2   妊娠期结节性红斑

如，患者可能首先出现面部光敏性皮疹，进一步检查会发现关节痛等症状，最后诊断为系统性红斑狼疮。同样，乳糜泻患者可能首先表现为肘区水疱（疱疹状皮炎）。因此，对于皮肤病患者不仅要详细询问病史（框1.1），更要询问患者有无其他器官系统的异常表现，并进行全面体格检查。

框 1.1   **皮肤病病史采集**

· 部位   初始病变的部位和随后的分布情况。
· 时间   连续还是间断？
· 趋势   缓解或加重？
· 既往史   既往发病时间？皮损表现相似或不相似？有无其他皮损？
· 身边有无其他人有类似表现   家庭成员、同事、同学是否受到影响？
· 症状   是否有瘙痒、灼烧、结痂或水疱？是否发生于服用某些药物或患其他疾病后？
· 治疗史   是否曾就医或自行服药治疗？治疗频率、时间间隔及治疗效果如何？

二、正确看待皮肤病

在发展中国家，约有 70% 的人一生中曾罹患皮肤病，其中 127 个国家中，约 3 亿人得不到正规的皮肤病治疗。在发达国家，皮肤病的患病率也很高。在英国，高达 15% 的患者曾咨询全科医生皮肤病相关问题。许多患者选择不就医，而是通过互联网进行自我诊断。并使用非处方制剂自行治疗。

皮肤是人体最大的器官，为机体提供基本的生物屏障，也是人们向外界展示自我的一个方面。因此，人们对"皮肤护理"和"皮肤问题"有着极大的兴趣，这与不断发展的化妆品行业和所谓的药妆行业有关。另一方面，皮肤的正常功能受损可导致急性或慢性疾病，有时甚至需要住院治疗。

任何部位的皮肤细胞都可能发生恶变，导致各种肿瘤，其中大多数为良性。尽早识别典型的良性肿瘤，可减少患者不必要的检查，避免等待就医或活检结果产生的焦虑。恶性皮肤癌通常只具有局部侵袭性，但也可能发生远处转移。因此，在恶性皮肤癌如黑色素瘤（图 1.3）和鳞状细胞癌等病变扩散之前，识别其早期临床表现非常重要。

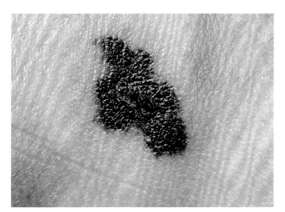

图 1.3   浅表扩散性黑色素瘤

潜在的系统性疾病早期可以出现皮肤表面的变化，如果考虑不全面，很容易被忽略。因此，除了要关注皮肤表面的变化外，还应该评估患者的整体健康情况。对整个皮肤、甲和黏膜的仔细检查是常规皮肤检查的基础。除此之外，还应检查患者的一般状况。

大多数皮肤病并不伴随着系统性疾病，在医学上通常被认为是"无害的"。然而，由于皮肤病的视觉特性，会造成很大的心理困扰、社会孤立和职业困难，这一点不容小觑。利用皮肤病生活质量指数（dermatology life quality index，DLQI）可以确定皮肤病对患者生活的影响程度。因此，从身体和心理两方面对患者进行整体治疗是非常必要的。

三、临床检查中常用的描述性术语

所有专业都有自己的通用术语，皮肤病中的一些术语与其潜在的病理机制有关，熟练掌握这些术语有助于诊断疾病。最重要的一些皮肤科术语如下：

1. **斑疹**（图 1.4） 源自拉丁语，意为"污渍"。斑疹仅是皮肤颜色的变化（图 1.5），

与周围皮肤平齐，无隆起。可伴有黑色素增加，呈黑色或棕色。黑色素的缺失导致白斑。血管扩张和炎症引起红斑。直径＞ 2cm 的称为斑片。

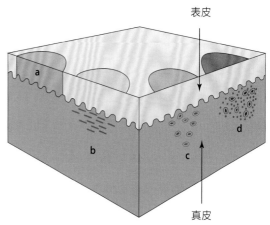

斑疹
a. 表皮黑色素
b. 表皮下黑色素
c. 皮肤血管扩张引起的红斑
d. 真皮炎症

图 1.4   斑疹皮肤层切示意图

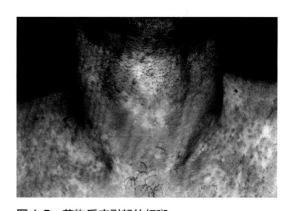

图 1.5   药物反应引起的红斑

2. **丘疹和结节**（图 1.6） 丘疹是一种局限性隆起的病变，起源于表皮或真皮，直径 0.5 ～ 1.0cm（图 1.7）。结节（图 1.8）与丘疹类似，但直径＞ 1.0cm。血管性丘疹或结节称为血管瘤。

3. 斑块（图 1.9） 局限性、浅表性隆起，直径 1.0 ~ 2.0cm（图 1.10）。

4. 水疱和大疱（图 1.11） 含有透明液体（水疱）的隆起病变（图 1.12），大疱的直径 > 0.5cm，可位于浅层表皮内或位于表皮下的真皮内，位置越表浅，越容易破裂。

5. 苔藓样变 一种皮肤硬化增厚，带有明显的皮肤斑点（图 1.13），通常由慢性炎症和皮肤摩擦引起。

6. 盘状病变 即"硬币形"的皮肤病变（图 1.14）。

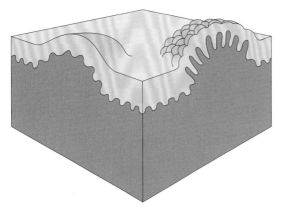

图 1.6 丘疹的皮肤层切示意图

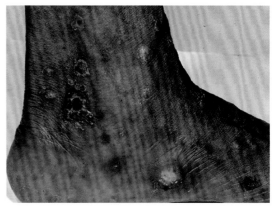

图 1.8 增生性扁平苔藓结节

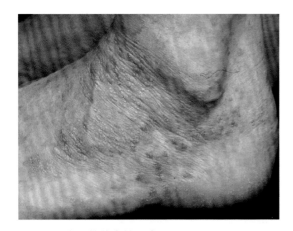

图 1.7 扁平苔藓中的丘疹

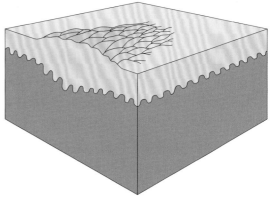

图 1.9 斑块的皮肤层切示意图

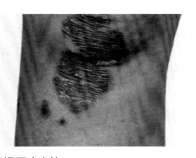

图 1.10 膝区银屑病斑块

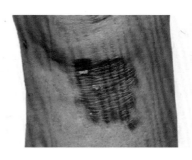

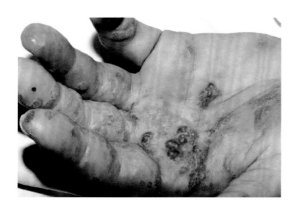

图 1.11 手掌多发性带状疱疹的大疱

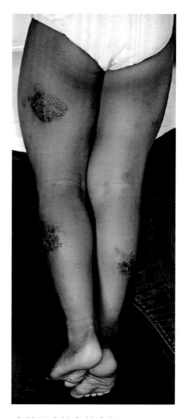

图 1.14 盘状湿疹的盘状皮损

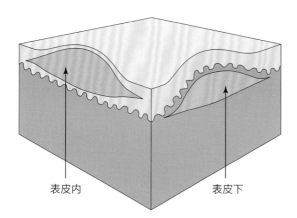

表皮内   表皮下

图 1.12 水疱和大疱皮肤层切示意图

7. 脓疱 指疱中可见脓性渗出物（可能是由于感染引起）或无菌脓疱（内含炎性结晶）（图 1.15），常见于银屑病和脓疱性药物反应。

8. 萎缩 指组织的缺失，可累及表皮、真皮或皮下脂肪。萎缩表现为表皮变薄，失去正常的纹理，出现细纹、色素损失，呈半透明外观（图 1.16）。此外，萎缩可同时伴有结缔组织硬化、毛细血管扩张或血供减少。

9. 溃疡 由于表皮和上真皮的整个结构丧失所致（图 1.17）。愈合会留下瘢痕。

10. 糜烂 表皮的浅表性缺损，愈合后不会留下瘢痕（图 1.18）。

11. 剥脱 由于擦伤造成的表皮部分或完全丧失（图 1.19）。

12. 痂 指浆液、血液等干燥后形成的块状物（其下的表皮或真皮通常被破坏）（图 1.20）。

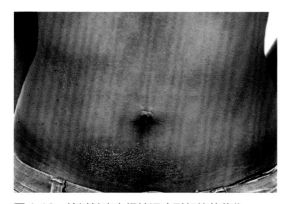

图 1.13 镍过敏患者慢性湿疹引起的苔藓化

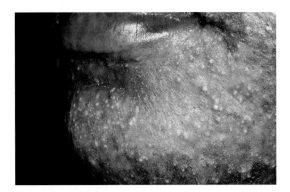

图 1.15　氩油接触性皮炎继发炎性脓疱

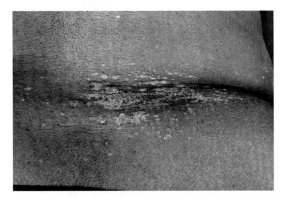

图 1.16　外生殖器硬化性苔藓的表皮萎缩

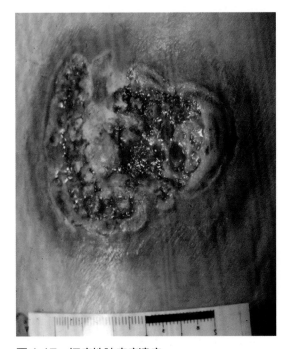

图 1.17　坏疽性脓皮病溃疡

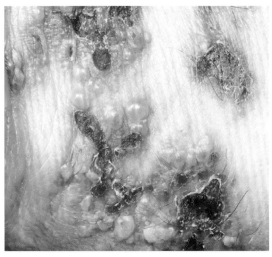

图 1.18　副肿瘤性大疱性类天疱疮的糜烂（表皮丧失）

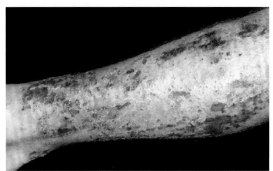

图 1.19　特应性皮炎表皮剥脱

13. 裂隙　贯穿皮肤整个厚度的裂缝。

14. 表皮脱落　皮肤表面脱落，通常发生在急性炎症之后（图 1.21）。

15. 环形病变　皮损呈环状（图 1.22）。

16. 网状皮损　呈网状，皮下血管清晰可见（图 1.23）。

四、皮疹的临床诊断

皮疹的诊断要比单个明确的皮肤病变（如疣或肿瘤）复杂的多。如医学的所有分支一样，想要获得合理的诊断，首先要考虑最常见的诊断，而不是一开始就考虑特殊情况。

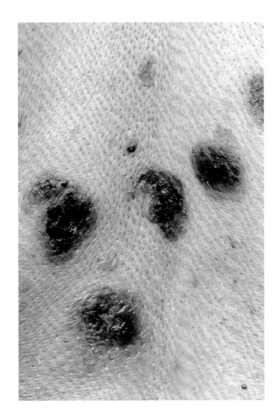

图 1.20　寻常性天疱疮的结痂

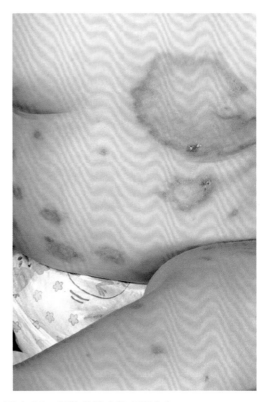

图 1.22　新生儿狼疮的环形病变

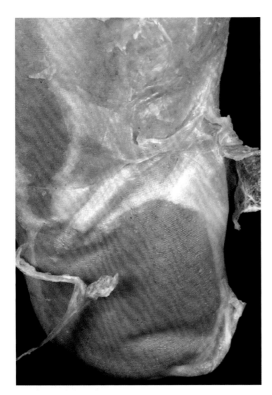

图 1.21　严重药物反应后脱皮

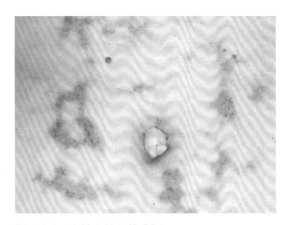

图 1.23　血管炎的网状皮损

由于患者的体质因素，可能有反复发作的病史，如过敏性湿疹；接触性皮炎的患者中，暴露于致病原会导致皮炎发作，这种暴露史与皮炎的发作相吻合；内源性疾病，如银屑病，可发生于无任何既往史的患者。如果同一家庭的几个成员同时出现相似的皮疹，则应考虑传染性疾病，如疥疮；常见的有家族性遗传倾向的疾病，如特应性湿疹，可能在不同的时间出现在几个家庭成员中。

诊断皮疹的一个简单方法是将皮疹分为"内"皮疹和"外"皮疹。"内部"或内源性皮疹包括特应性湿疹或药物性皮疹等，而真菌感染或接触性皮炎则是"外部"或外源性皮疹。

五、皮疹的对称性

一般来说，大多数内源性皮疹分布于身体两侧，如儿童特应性皮炎、腿部银屑病或皮肤 T 细胞淋巴瘤（图 1.24）。而外源性皮疹也并非都是不对称的。厨师可能因金属过敏导致持刀的主力手患单侧皮炎（图 1.25）；美发师或护士可能会双手出现接触性皮炎；建筑工人可因跪在水泥中而患双侧膝区接触性皮炎（图 1.26）。

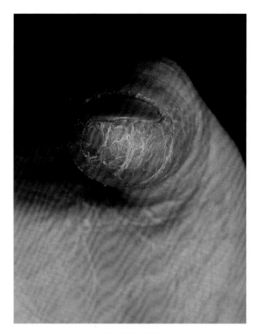

图 1.25　厨师手上的刺激性湿疹

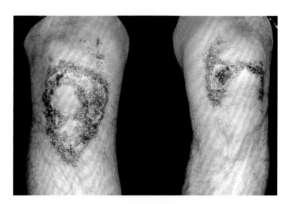

图 1.26　水泥引起的双侧膝区接触性皮炎

六、皮疹的诊断

1. 既往有皮疹发作，特别是在儿童期，表明存在遗传易感性，如特应性皮炎。

2. 反复发作的皮疹，尤其是在特定的条件下出现，提示接触性皮炎。如在光照皮肤时出现的皮疹高度提示紫外线引起的皮肤病（图 1.27），如慢性光化性皮炎。

3. 如果皮疹患者的其他家庭成员受到感染，特别是没有任何既往病史的情况下，很可能有疥疮等传染性疾病。

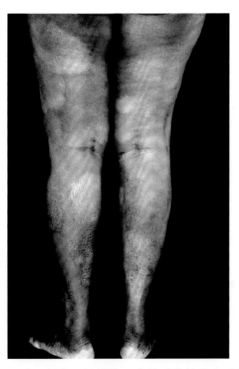

图 1.24　皮肤 T 细胞淋巴瘤的对称性色素减退斑块

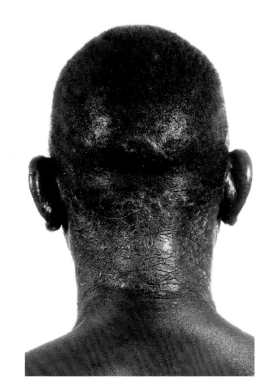

图 1.27　慢性光化性皮炎

七、皮疹的分布

了解常见皮疹的好发部位对皮肤病的诊断非常重要，在相关的章节将涉及。仅出现于阳光照射部位的发疹很可能部分或全部因光照引起。有些是对光过敏，如多形性光疹，或者由于局部外用或内服的药物而产生光敏性。

八、皮疹的形态学表现

通常皮肤病变的表现可以提示其潜在的病理过程。

触诊时可发现皮肤表面（表皮）的变化，如皮肤质地的改变。视觉可见鳞屑、皮肤增厚、斑点增多、小疱、结痂、糜烂或蜕皮等。而深层组织（真皮）发生病变时，其潜在的表皮可能会正常无改变，如红斑（血管扩张或炎症）、硬结（皮下浸润硬化）、溃疡（涉

及表面及更深层组织）、皮肤发热有波动感（如蜂窝织炎或脓肿形成），以及附属结构和脂肪组织的变化。

一些病变边界清晰，如银屑病或扁平苔藓。而湿疹则边界不清，经常影响到正常皮肤。

水疱或囊疱的成因可能为：

1. 表皮细胞间水肿（液体）（图 1.28）。
2. 表皮细胞的破坏或死亡。
3. 表皮与更深层组织的分离。

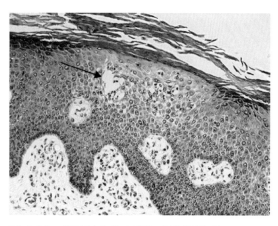

图 1.28　湿疹的表皮内囊泡（箭头所示）

水疱或囊疱可以是多种原因共同作用的结果。水疱或囊疱常见病因（图 1.29 ～ 图 1.33）：

1. **病毒感染**　如水痘、手足口病和单纯疱疹。
2. **细菌感染**　如脓疱病或急性蜂窝织炎。
3. **炎症性疾病**　如湿疹、接触性皮炎和虫咬皮炎。
4. **免疫系统疾病**　如疱疹性皮炎、天疱疮或类天疱疮、多形性红斑等。
5. **代谢性疾病**　如卟啉症。

大疱（直径超过 0.5cm 的水疱）可见于先天性疾病（如大疱性表皮松解症）、创伤和非炎症性水肿。由血管炎、晒伤或过敏反应而引起的大疱多与炎症反应有关。

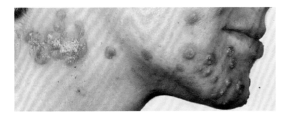

图 1.29   多形性红斑中的水疱和脓疱

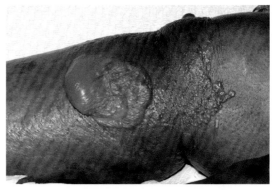

图 1.32   小腿蜂窝织炎中的脓疱

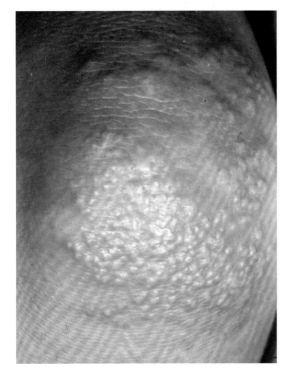

图 1.30   单纯疱疹中的囊疱

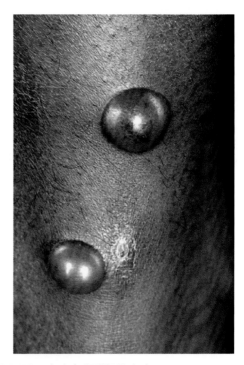

图 1.33   虫咬皮炎引起的水疱

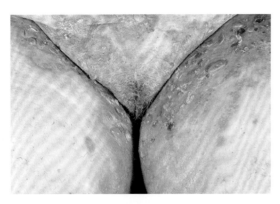

图 1.31   大疱性天疱疮中的囊疱和脓疱

    硬结是真皮层增厚，其成因可以是细胞浸润，肉芽肿形成，黏蛋白、脂肪或淀粉样蛋白的沉积。

    红斑可出现在急性和慢性炎症中。急性炎症伴皮温升高，如蜂窝织炎和结节性红斑。慢性炎症如扁平苔藓和红斑狼疮等疾病中，会出现细胞浸润。

九、患者评估

对患者的全面评估，不仅要包括皮肤病对患者生活的影响，还应考虑到患者对于其疾患的心理状态。例如，有些患有大面积银屑病的患者，却并不很在意自己的病情，而某位仅仅肘区有轻微病损的患者心理负担却很重。对皮肤病的治疗，应考虑到不同患者的不同预期。

有些患者可能会怀疑他们的皮肤病变是由感染甚至是肿瘤引起的，因此应给予患者安慰，以消除其恐惧。如果确实存在潜在疾病，需要进一步检查时，一定要向患者解释清楚，他的皮肤病损可能是某疾病的一部分表现。

对患者进行诊断时，还要考虑到患者的职业因素。例如，如果对染发剂过敏，则不宜从事美发工作。要尽量避免接触变应原。

通常，患者想知道他们的皮肤病损是怎么形成的，以及能否治愈。但是，对于很多皮肤病，这些问题很难有明确的答案。例如，银屑病患者本身可能具有某些遗传因素，受到其他诱因的刺激后，可引起发病(图 1.34)。已知的引发银屑病的因素包括情绪压力、皮肤局部创伤（同形反应）、感染（点滴状银屑病）和药物（β - 受体阻滞药，锂，抗疟药等）。

随着临床经验的积累，医生对皮肤病的诊断能力不断提高。而亲自观察和感知皮疹，才是提高诊疗精准度的最好方法（框 1.2）。

框 1.2　皮疹体格检查的重点

皮疹的分布
仔细检查全身皮肤寻找蛛丝马迹，例如，引起手掌皮肤干燥增厚的原因可以很多，若在肘区、膝区或足底发现银屑病皮损，则能找出病因。

皮疹的形态
病变位于表皮还是真皮？是斑疹还是丘疹？是否硬化或形成斑块？边界是否清晰？是否有硬壳、痂或小疱形成？

发病过程
身体各部位的皮疹形态和分布，可为诊断提供线索。例如，当发现不确定的皮疹时，若伴随"先兆斑"出现，提示可能为玫瑰糠疹。

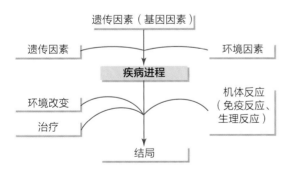

图 1.34　银屑病可能的诱发因素

延伸阅读

Graham-Brown, R., Harman, K., and Johnson, G.(2016). Lecture Notes: Dermatology, 11e. New York: Wiley-Blackwell.

Wolff, K., Johnson, R.A., and Saavedra, A.P.(2013). Fitzpatrick's Colour Atlas and Synopsis of Clinical Dermatology, 7e. Oxford: McGraw-Hill Medical.

第 2 章 | 银屑病

Rachael Morris-Jones
Guy's and St Thomas' NHS Foundation Trust, London, UK

概述
- 银屑病是一种复杂的免疫介导的疾病，表现为皮肤上的慢性炎性病变和系统性表现。
- 已证实银屑病是心血管疾病的一个独立的危险因素。
- 特殊的生物疗法改变了银屑病和银屑病关节病的治疗。
- 银屑病的临床表现多种多样，可以是慢性稳定的斑块，手和足的脓疱，或不稳定的红皮病。

一、简介

目前认为银屑病是一种遗传因素决定的炎症性全身性自身免疫性疾病。其特征表现是病变皮肤的斑块，好发于轻微摩擦的部位，如肘区或膝区，位于正常皮肤附近。银屑病斑块界限清晰，多为红斑（皮肤血管扩张），表面覆有白色鳞片（角质细胞迅速增殖所致）。银屑病不仅会影响皮肤，8% ~ 30% 的银屑病患者伴发生血清阴性关节炎。越来越多的证据表明，银屑病也与其他重要的共病相关，如 2 型糖尿病(发病风险增加 1.4 倍)、心血管疾病（cardiovascular disease，CVD）、代谢综合征、肥胖、非酒精性脂肪性肝病（non-alcoholic fatty liver disease, NAFLD）、抑郁和生活质量低下等。

银屑病的发病机制很复杂，目前普遍认为该疾病是由 T 辅助淋巴细胞（Th1/Th17）的调节失调而导致的。银屑病的发生发展是多因素共同作用的结果，高遗传风险个体有多种潜在的易感性因素。这种易感性因素和遗传易感性的结合，启动免疫细胞或细胞因子网络，影响皮肤细胞，导致银屑病发生。基于这些复杂细胞变化，目前出现了多种靶向生物疗法，用于治疗严重的银屑病和银屑病关节炎（psoriatic arthritis，PA）。

全球 1% ~ 2% 的人口受到银屑病的影响（仅在英国、美国和日本就有 1.25 亿人）。父母一方患有银屑病的，其子女有 1/4 的患病概率。如果同卵双胞胎中的一个患有银屑病，另一个有 70% 的概率也会患病；若为异卵双胞胎，则发病率只有 20%。通过基因连锁和全基因组研究，已经能够确定导致银屑病和银屑病关节病的一些重要遗传因素。第一个被确定的，也是最重要的银屑病易感位点位于染色体 6p21.3 上，被称为 PSORS1。染色体的这个区域包含数个银屑病遗传重要基因，如 HLA-C（人类白细胞抗原 –C）、

CCHCR1 和 CDSN。之后，又确定了几个染色体上的易感位点，包括 1q21、3q21、4q、7p、8、11、16q、17q 和 20p。最近研究证明，编码 IL-36 受体拮抗剂的基因的功能突变或缺失与银屑病的发生有关。

银屑病斑块中，CD3T 细胞和 CD11c 树突状细胞高度浸润，产生炎性细胞因子，如肿瘤坏死因子 –α（TNF-α）、干扰素 –γ（INF-γ）和白细胞介素 –17（IL-17）、IL-22/23/12/1β，激活角质形成细胞和其他皮肤细胞。角质形成细胞是形成表皮的主要细胞，从基底层不断向上增殖至表面，形成角质层（图 2.1 和图 2.2）。正常皮肤的生长周期约为 23 日，而在银屑病中，细胞增殖加速，

只需 3 ~ 5 日即可到达表面,并大量积累（角化增多）。正常角质形成细胞在到达皮肤表面时失去细胞核；但是在患有银屑病时，它们增殖非常快，以至于到达皮肤表面时都仍保留着细胞核，组织学上称为角化不全。这种快速的增殖和成熟不良会导致角质形成细胞缺陷，不能正常黏附，极易被刮掉（Auspitz 征），暴露其下扩张的血管。

此外，炎症细胞多态性浸润表皮会导致肿胀（水肿）、炎症和红斑。大量炎症细胞在皮肤表面可以形成无菌性脓疱，常见于掌跖脓疱病，是一种影响手掌和足底的变异银屑病。

银屑病患者的皮肤细胞变异可发生在

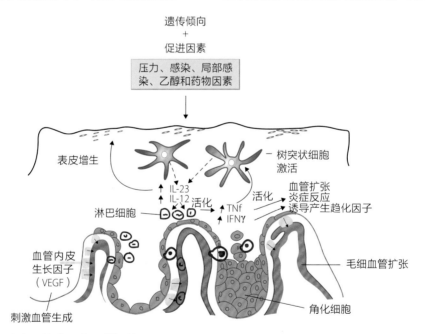

图 2.1　银屑病发生发展的病理生理学机制

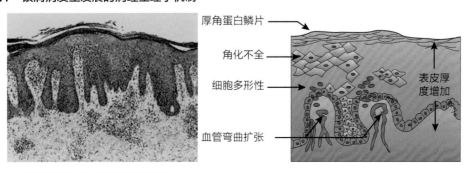

图 2.2　表皮增殖的组织学图及示意图

甲，出现甲的改变。

银屑病性甲营养不良有以下特征：

1. 甲剥离　由于细胞黏附异常造成的甲与甲床分离，常表现为甲板出现白色或鲑鱼色斑（图 2.3a，甲的凹陷和剥离）。

2. 甲下角化过度（图 2.3b）　甲床过度增殖使得甲下白粉样物质堆积，最终导致甲剥离。

3. 凹陷　甲床上的小凹陷，是由于甲表面角化不全导致细胞缺失造成的。

4. 博氏线　甲床上横向的线条，是由于甲床间歇性感染导致甲生长暂停。

5. 甲断裂出血　临床上看起来为纵向的黑线，是由于血液从弯曲破裂的毛细血管渗出造成的。

二、临床表现

银屑病的主要临床特征反映了其潜在的病理过程。患者多具有以下特征：

1. 银屑病斑块　皮肤表面边界清晰的隆起，可大可小，可多可少，分散在躯干和四肢（图 2.4 和图 2.5）。

2. 斑块增厚　其上黏附大量易脱落的白色鳞屑。刮去上层鳞屑，可见其蜡质外观，称为"tache de bougie"，字面意思为"一行烛蜡"。

3. 患处皮肤可出现红斑或红肿明显，尤其是在褶皱处。红疹是红皮病型银屑病患者的一个显著特征（90% 以上的体表面积受累）。

4. 脓疱　常见于掌跖脓疱病，深部黄色无菌脓疱是这种慢性疾病的主要特征。如果

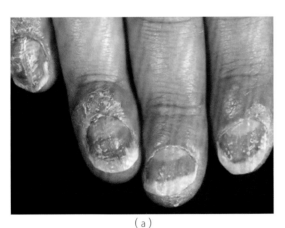

（a）

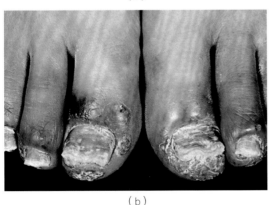

（b）

图 2.3　（a）甲凹陷和甲剥离；（b）银屑病甲角化过度

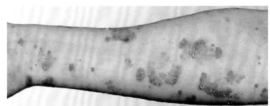

图 2.4　多发小斑块

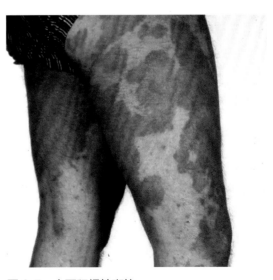

图 2.5　大面积慢性斑块

在银屑病的慢性斑块周围出现脓疱，或者银屑病患者出现大片形态均一的脓疱，这是皮肤状态不稳定的征兆，是一种皮肤科急症。

三、典型表现

据报道，在美国，银屑病的患病率约为2%。发病年龄中位数为 28 岁。从婴儿期到老年均可发病，皮损表现可以不典型。以下病史可帮助诊断。

1. 银屑病家族史　如果父母中的一方患有银屑病，孩子会有 16% 的概率罹患银屑病；如果父母均患有银屑病，则孩子患病的概率提高到 50%。

2. 银屑病的诱因　包括压力、感染、创伤或分娩等。

3. 同形反应　银屑病患者无病变处皮肤遭受各种类型的创伤后也会产生银屑病的病变，称为同形反应。

4. 在阳光照射下，皮损情况通常会改善。

5. 银屑病通常只是轻微瘙痒。

6. 可合并关节病变。

四、临床表现

典型的银屑病患者可在肘区、膝区和头皮上出现斑块（图 2.6）。躯干上的病变大小不同，多呈环状（图 2.7 ~ 图 2.9）。银屑病可能在瘢痕和轻微皮肤创伤区域发生同形反应（图 2.10）。银屑病可表现为手掌角化过度，与劳动造成的反复损伤有关（图 2.11）。50% 的患者出现头皮鳞屑，鳞屑可以非常厚，特别是在发际线处，易融合，看起来像一个"头盖"（图 2.12），发缘以外常有红疹。可出现甲的凹陷，与甲床分离，即甲剥离（图2.13）。

点滴状银屑病　源于拉丁语 gutta 一词，由散布于躯干和四肢的广泛的小斑块组成（图 2.14）。好发于青少年，发病前常有乙型

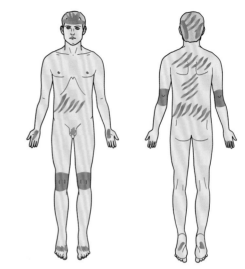

图 2.6　银屑病的常见皮损分布

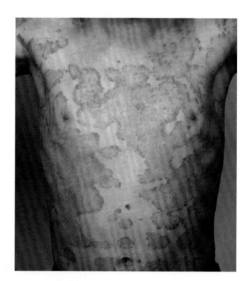

图 2.7　大面积斑块

溶血性链球菌感染引起的咽痛，多有银屑病的家族史。点滴状银屑病起病突然，皮损广泛，易影响患者的情绪。幸运的是点滴状银屑病的皮损多能够完全消退，但容易复发，并发展成慢性斑块型银屑病。

掌跖脓疱型银屑病（palmo-plantar pustular psoriasis，PPPP）的特点　手掌和足底多发性无菌脓疱。脓疱初为淡黄色，形态单一，继而向慢性转化，变为棕色，并产生鳞屑（图2.15）。大多数 PPPP 患者都有吸烟史。

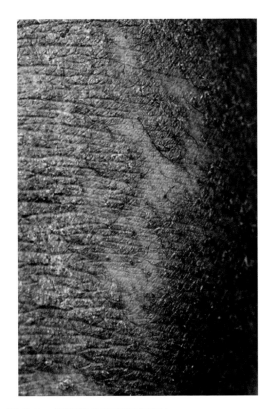

图 2.8　躯干部位的银屑病斑块

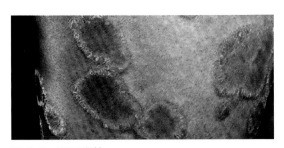

图 2.9　环形斑块

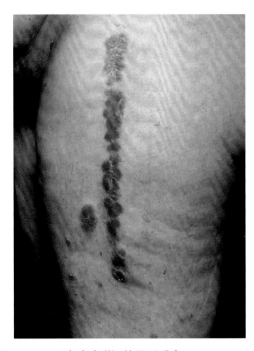

图 2.10　手术瘢痕附近的同形反应

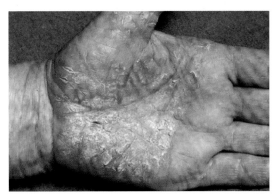

图 2.11　银屑病掌部角化过度

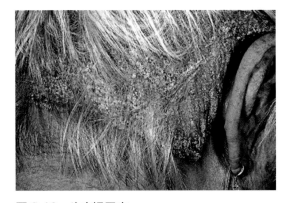

图 2.12　头皮银屑病

泛发性脓疱型银屑病（generalised pustular psoriasis，GPP）较少见，是严重和不稳定银屑病的表现（图 2.16）。最近发现在一部分 GPP 患者中编码 IL-36Ra 的 IL36RN 基因发生突变。GPP 临床表现为皮肤出现急性红斑，看上去很细嫩，并伴有大片的形态单一的无菌脓疱，可在数小时或数日内形成。患者全身或局部使用皮质类固醇激素可能会导致这些症状产生。脓疱最初出现在斑块的边缘，伴疼痛和红斑，最终干燥蜕皮。

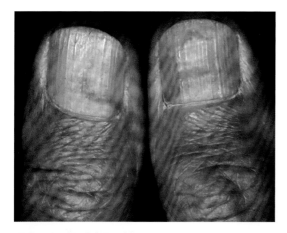

图2.13   银屑病甲剥离

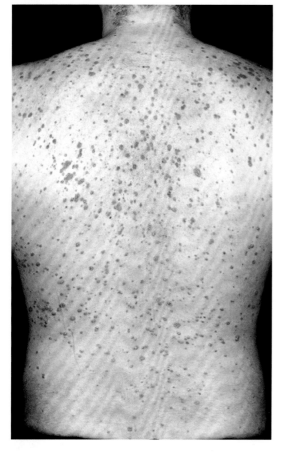

图2.14   点滴状银屑病

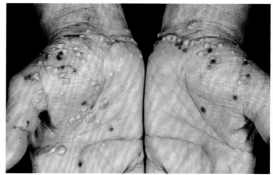

图2.15   手掌脓疱型银屑病

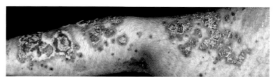

图2.16   急性不稳定性脓疱型银屑病

臀沟、乳房下方以及皮肤褶皱处，表现为边界清晰的红斑，伴或不伴鳞屑（图2.17）。应将其与真菌感染鉴别，若有任何疑问，应做真菌学检测。

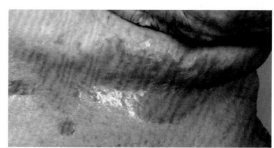

图2.17   褶皱部银屑病

　　儿童尿布银屑病　其表现为典型的银屑病病变或弥漫性红斑暴发，伴渗出，无鳞屑（图2.18）。

　　红皮病性银屑病　这是一种严重的、可危及生命的疾病，临床表现为融合性红斑遍布全身皮肤（图2.19）。红皮病性银屑病很难诊断，因为没有银屑病的特征性鳞屑，发病前常有慢性斑块性银屑病。红皮病性银屑

　　肢端脓疱病　一种罕见的银屑病，常发生于幼儿。脓疱出现在甲和指尖周围，与急性炎症有关。

　　褶皱部银屑病　多发生在腋窝、腹股沟、

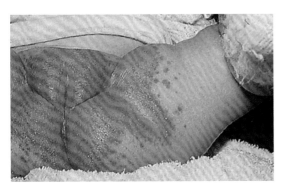

图 2.18　尿布银屑病

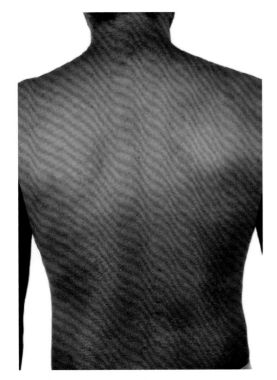

图 2.19　红皮病性银屑病

病的触发因素包括系统性使用皮质类固醇激素停药后、感染、过量乙醇摄入、使用抗疟药物、锂和低钙等。红皮病性银屑病的并发症是由于皮肤血流增加和体液损失引起，包括心力衰竭、体温过低、脱水、低蛋白和由此导致的水肿、继发性感染甚至死亡。患者应由专业的皮肤科医生治疗。

五、银屑病关节炎（psoriatic arthritis，PA）的病理生理

PA 是一种银屑病相关的炎症性关节炎，有遗传倾向，免疫或环境因素的改变是其诱因。PA 的发生主要涉及 CD8 记忆 T 细胞的激活。在 PA 中起作用的基因位点包括 HLA-B7、HLA-B27、HLA-B17、HLA-CW6、HLA-DR4 和 HLA-DR7，位于 6 号染色体的短臂。最近的研究表明，与 TNF-α 相关的基因多态性在 PA 的发展中也很重要。免疫刺激包括补体激活和 T 辅助细胞细胞因子（TNF-α、IL-10 和 IL-1β 等）活性的增加，进而刺激成纤维细胞的增殖，影响受累关节的滑膜。感染、超抗原和创伤等环境因素也与 PA 的发生有关，但其确切的发病机制尚不明确。在细胞水平上对受累关节进行检查，可以发现滑膜内血管弯曲增加，目前认为是由血管内皮生长因子（vascular endothelial growth factor，VEGF）和转化生长因子 β（transforming growth factor，TGFβ）的过度表达引起的。细胞因子活化引发破骨细胞增殖，造成骨质侵蚀和骨溶解。

六、银屑病关节炎的临床表现

据报道，5% ～ 10% 的银屑病患者伴发 PA（图 2.20），其中 40% 有银屑病家族病史。PA 多数血清学检查阴性，与 HLA 相关。通常，患者在出现关节病症状前都有银屑病的表现，但有 15% 的病例没有银屑病病史。目前有五种公认的银屑病关节炎表现。远端指间关节（distal interphalangeal，DIP）最常受影响（跖骨间关节除外），这有助于区分 PA 和类风湿关节炎。关节病多不对称，发病率无性别差异，但男性多表现为脊椎型，女性则多表现为类风湿型。残毁性关节炎是一种罕见类型，由于骨质吸收，出现指节"套叠"现象，影像学表现为关节损毁伴畸形（图

2.21）。近来,磁共振成像（MRI）研究表明,
PA 的关节炎症是由 DIP 关节的伸腱（腱插
入骨骼的部位）发生炎症引起的,而不是关
节内关节滑膜炎。

银屑病关节炎病情通常会有起伏,但足
以导致严重的功能损伤。关节僵硬、疼痛和
畸形是最常见的表现。

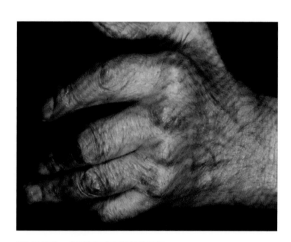

图 2.20   慢性银屑病关节病

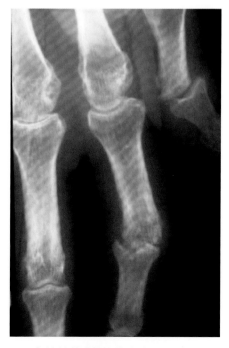

图 2.21   急性关节病的影像学表现

银屑病关节炎的 5 种类型：

1.DIP 关节病（80% 出现甲的改变）。

2. 非对称性单关节炎（可见于手足,出
现典型的"香肠指 / 趾"）。

3. 对称性多发性关节炎（手、腕、踝、"类
风湿型"）。

4. 残毁性关节炎（可发生于末端骨,有
骨质吸收,"套叠"现象）。

5. 脊柱型关节炎（不对称性椎体受累,
常见于男性）,与 HLA-B27 相关。

七、银屑病和系统性疾病

银屑病和心血管疾病（CVD）

最近研究表明,银屑病是一些 CVD 的
独立危险因素,如心肌梗死、卒中、心源性
死亡和心律失常等。银屑病是一种慢性炎性
疾病,而炎症对动脉粥样硬化的发生至关重
要。脾被认为在动脉粥样硬化相关免疫中发
挥作用,而免疫反过来又影响主动脉等大血
管的炎症。银屑病患者的系统性炎症可影响
脾脏 – 动脉粥样硬化轴。此外,银屑病的小
鼠模型显示,巨噬细胞出现动脉粥样硬化前
表型,脂质摄取增加,胆固醇晶体形成增加
6 倍。研究表明,银屑病患者往往有未经治
疗的心血管危险因素,如高血压和血脂异常,
因此在临床治疗银屑病患者时特别要注意。
使用免疫生物疗法（如 IL-23/IL-17 拮抗剂）
来治疗银屑病,不仅可以治疗皮肤炎症,而
且可以清除内脏炎症,换句话说,在可见的
皮肤斑块减少的同时,它们还能够减轻系统
性病变。而银屑病患者的炎症改变对他们未
来的整体治疗效果有深远的影响。

银屑病和非酒精性脂肪性肝病（NAFLD）

银屑病患者罹患 NAFLD 的风险和严重
程度均高于一般人群。而 NAFLD 易继发 2
型糖尿病和代谢综合征。研究表明,与晚发
型银屑病相比,早发型银屑病（年龄 < 40 岁）
患 NAFLD、高甘油三酯血症、高尿酸血症

的风险更大，患糖尿病的风险较低。银屑病
和 NAFLD 均以慢性低水平炎症为特征，可
导致促炎脂肪因子（TNF-α 和 IL-6）和肝
细胞因子的水平升高，脂肪细胞因子（一种
抗炎脂因子）降低。目前认为这种失衡会导
致外周性胰岛素抵抗和 NAFLD 的发展。诊
断 NAFLD 相当复杂，通常由肝病学专家使用
一些非侵入性检查联合诊断，如瞬时弹性成像
技术、FIB-4 指数（计算公式为年龄 × AST/
血小板计数 × $\sqrt{\text{ALT}}$）和 NAFLD 纤维化评分，
而不是通过肝活检来诊断。

延伸阅读

Adebajo, A., Boehncke, W.H., Gladman, D.D., and Mease, P.J.(2016).Psoriatic Arthritis and Psoriasis: Pathology and Clinical Aspects. Springer.

Ahmad, P.S. and Hussan, I.(2016). A Comprehensive Textbook of Psoriasis. Jaypee Med Pub.

www.bad.org.uk/heathcare/guidelines.

第 3 章 | 银屑病的治疗

Rachael Morris-Jones

Guy's and St Thomas' NHS Foundation Trust, London, UK

概述

- 银屑病的治疗不仅与病情有关，还要考虑到患者的诉求。
- 治疗通常从局部治疗、光疗开始，最后是全身系统性药物治疗。
- 新的生物制剂诞生，逐渐改变了传统治疗失败的严重银屑病患者的治疗方式。
- 有研究表明，银屑病是一种多器官疾病，因此在早期进行系统性治疗，如心脏疾病的治疗，可能成为新的"治疗规范"。
- 应鼓励患者戒烟、减肥和减少饮酒，可降低银屑病患者患心血管疾病或代谢综合征的风险。

一、简介

在制订银屑病患者的治疗方案时，需评估疾病的范围和严重程度，以及病情对患者生活的影响。可用银屑病面积和严重程度指数（psoriasis area and severity index，PASI）来评估病情严重程度。该疾病对患者生活质量的影响应使用有效的调查问卷指数进行衡量，如皮肤病生活质量指数（DLQI）或银屑病残疾指数（psoriasis disability index，PDI）。调查问卷涵盖了生活的各个方面，包括工作、人际关系、家庭情况和娱乐活动等。

患者通常希望知道是什么导致其发病，并渴望被治愈。然而，我们目前对银屑病的认识是，它是一种遗传性的自身免疫性疾病，现阶段的治疗方法可以抑制病情进展，而不能彻底治愈。常用的治疗方法包括避免已知的加重因素（吸烟、乙醇）、使用外用药物治疗、进行光疗或光化学疗法以及进行系统性治疗（口服药物、皮下注射、静脉注射）。要根据银屑病的类型、患者年龄、并发症、社会和职业因素、生活质量和患者的可接受性来选择最合适的治疗方法。轻症患者通常先采取局部治疗和 / 或紫外线治疗，如果疾病变得更广泛或更顽固，可转向更有效的系统性治疗（表 3.1）。

二、皮肤科日间治疗室

皮肤科日间治疗室（dermatology day treatment units，DDTUs）有助于开展银屑病的治疗，特别是与局部治疗、光疗和静脉或皮下注射有关的治疗。DDTUs 的优势在于便于遵医嘱、对患者进行病情监测、教育、咨询 / 支持以及缓解患者的心理负担。目前不太常用的蒽林和焦油制剂可以在 DDTUs

表 3.1   银屑病的治疗方案

类型	一线方案	二线方案	患者病情随访
局部稳定斑块银屑病	焦油制剂 维生素 D 衍生物 水杨酸制剂 局部外用皮质类固醇激素	蒽林 / 鱼石硫酸铵 窄波 TL01（UVB）	4 ～ 6 周后进行初步随访，3 ～ 4 个月后确定
广泛稳定斑块银屑病（累及体表面积超过 10%）	窄波 TL01（UVB） 补骨脂素联合 UVA（PUVA） 阿维 A 酸（Acitretin） PUVA 联合阿维 A 酸（PUVA + Acitretin）	甲氨蝶呤 环孢素 羟基脲 生物制剂	2 ～ 4 周后进行初步随访，3 ～ 4 个月后确定
广泛小斑块银屑病	窄波 TL01（UVB）	皮质类固醇激素联合 LPC	4 ～ 6 周
点滴状银屑病	中效外用皮质类固醇激素 窄波 TL01（UVB）	皮质类固醇激素联合 LPC	4 ～ 6 周
面部银屑病	轻 - 中效外用皮质类固醇激素	皮质类固醇激素联合 LPC	4 ～ 6 周
褶皱银屑病	轻 - 中效外用皮质类固醇激素 + 抗真菌治疗	甲氨蝶呤	4 ～ 6 周
掌跖脓疱型银屑病	中效外用皮质类固醇激素 强效外用皮质类固醇激素 + 丙二醇 ± 遮挡治疗	阿维 A 甲氨蝶呤 掌跖 PUVA	4 ～ 6 周初始随访，3 ～ 4 个月采用光疗或全身治疗
急性红皮病型银屑病、不稳定性或泛型脓疱型银屑病	住院治疗，短期弱效激素局部治疗	甲氨蝶呤 环孢素 生物试剂	先每日随访，慢慢改为每周随访

中由专业护士给患者使用，也可在特定环境下为患者进行光疗，或静脉注射生物制剂。DDTUs 使大部分患者不需要住院治疗，除非病情极其不稳定，或者是红皮病性银屑病。

在网上可以找到英国国家健康与护理卓越研究所（National Institute for Health and Care Excellence，NICE）银屑病治疗指南。银屑病的治疗原则是与患者讨论诊断和治疗方案，可使用医生 / 患者全球评分，或 PASI/DLQI 来衡量疾病的严重程度，帮助制订最佳治疗方案，并评估治疗效果。NICE 建议成人在开始治疗 4 周后复查，儿童于 2 周后复查。

银屑病面积和严重程度指数（PASI）是评估和记录患者银屑病范围及严重程度的有效工具，可在治疗前后进行计算。PASI 评分

系统可在线访问，也可在手机应用程序中访问。基本原则是评估红斑、鳞片的大小和斑块厚度以及各部位（头、躯干、四肢）的百分比，以获得总分。要进行系统治疗或生物治疗，大多数患者需要 PASI 评分为 10 分或更高。

皮肤病生活质量指数（DLQI）评分是卡迪夫大学于 1994 年开发的一份问卷，用于评估皮肤状况对患者生活质量的影响，可以在线评估，并附有使用说明和条件。问卷由 10 个问题组成，涉及患者的皮肤状况对其日常生活活动、心理健康、治疗问题等影响。得分越高，皮肤状况对患者生活质量的不利影响越大。是 PGA/PASI 之外，用于评估治疗需求和疗效的非常有用的工具。

三、局部治疗

局部治疗是直接应用于皮肤表面的治疗，所用药物包括软膏，面霜，啫喱，焦油，乳液，糊剂和洗发水等，可使皮肤表面及其下方（表皮和真皮）发生改变。一般来说，局部用药仅直接作用于患处皮肤，而保湿剂(润肤剂)应用范围可以更广。总的来说，联合治疗比单一治疗更有效，适时调整治疗方案比持续单一治疗方案更有效。

以下是局部治疗的优点：

1. 仅作用于患处局部。

2. 可以自主进行治疗。

3. 长期使用安全性高。

4. 相对来说价格便宜。

以下是局部治疗的缺点：

1. 在大面积皮损中应用耗时较长。

2. 不易做到规范化治疗（用量和频率不足）。

3. 可能会弄脏衣物、床上用品或头发。

4. 对相关关节疾病无效。

5. 易导致耐受（持续使用会降低疗效）。

大多数轻中度银屑病患者可由全科医生在社区进行治疗。患者应在治疗 4 ~ 6 周后复查，以评估疗效，如果治疗有效但效果不佳，则应考虑二线治疗。患有广泛性、顽固性或不稳定型银屑病及严重关节炎的患者需在专业皮肤病医生指导下进行治疗。

润肤剂是防止皮肤失水的屏障，可以止痒，有助于补充水分和脂质，从而恢复干性皮肤的屏障功能。患者可以依据个人偏好和承受能力在药店购买。应鼓励所有皮肤干燥、脱屑的患者定期使用润肤剂。

煤焦油（通过蒸馏烟煤产生）制剂也可在药店购买，以及软膏、糊剂、啫喱、肥皂、溶液和洗发水等。煤焦油能促进角化（使角质形成细胞的生长正常化）、止痒（减少瘙痒）和抗菌，可用于慢性稳定性斑块性银屑病，但会引起皮肤急性炎症反应。煤焦油和水杨酸联合使用对厚斑块更有效。

鱼石脂（鱼石硫酸铵）是富硫油页岩的蒸馏物，具有抗炎特性，因此适合用于"不稳定"性或炎症性银屑病。可以在药店购买各种剂型的鱼石硫酸铵，如鱼石脂软膏。

蒽林（柯桠粉）是一种蒽醌衍生物，最初从柯桠树中分离出来，目前已能化学合成。蒽林作用在正常皮肤上，会引起刺激和灼伤，因此应用于银屑病斑块时要小心谨慎（图3.1），使用前先涂抹油脂保护正常皮肤。蒽林可将皮肤和头发染成紫棕色。治疗时，在银屑病斑块上涂抹蒽林软膏，30 分钟后冲洗掉。根据需要，药物浓度可从 0.1% 逐渐增加到 3%。1% 的浓度的蒽林可以在药店购买，而更高的浓度只能通过处方获得。

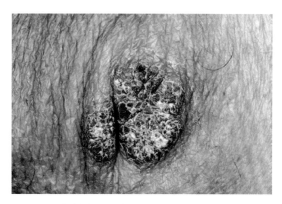

图 3.1　稳定性银屑病局部使用蒽林进行治疗

卡泊三醇和他卡西醇、维生素 D 衍生物，是钙调蛋白抑制剂，可外用于轻度或中度斑块性银屑病。持续使用后会产生轻微刺激。最初治疗效果比较明显，但持续使用后可能会出现治疗瓶颈期。因此，这些药物最好与其他外用制剂联合使用。使用时一定要注意不要超过最大推荐剂量，否则会影响钙代谢。

在银屑病的局部治疗中，皮质类固醇激素是一种重要的辅助剂。皮质类固醇激素都是处方制剂（一些非常温和的皮质类固醇激素除外），需在医生指导下使用。皮质类固醇激素有助于减少斑块内的炎症反应，但是停药后易复发，也容易产生耐药，耐药的产生可能是由于对皮质类固醇激素的皮肤毛细血管收缩作用耐受所导致。可每日 2 次在病损处使用皮质类固醇激素。药品说明书建议要保守地局部使用皮质类固醇，但是患者很难定量，因此医生建议使用时以指间面积为单位（finger-tip units，FTUs）。当皮质类固醇激素软膏 / 乳膏从管中挤出时，它会形成一条线，指尖和第一指关节节之间的量为 1FTU（约 500mg），足以覆盖一只手大小的皮肤区域（包括手掌和手背）。

外用皮质类固醇激素的效力从弱效到超强效不等。在治疗银屑病等慢性皮肤疾病时，应避免长期使用超强效的外用皮质类固醇激素。弱效或中效皮质类固醇激素局部使用安全性高，适用于面部、褶皱处皮肤和红皮病。中效或强效制剂可用于身体表面的慢性稳定斑块。药物的联合使用是治疗银屑病最有效的方法之一，特别是含有水杨酸、维生素 D、焦油和抗生素的产品。系统性皮质类固醇激素一般不用于治疗银屑病。

四、头皮银屑病

50% 的银屑病患者会有头皮银屑病，这可以是银屑病最早的表现。头皮银屑病较难处理，因为药物不容易接触皮肤（头发阻隔），以及难以由患者自行用药（图 3.2）。大多数患者需要定期治疗。首先将药物（焦油、水杨酸、硫化物的组合）涂抹到受损的头皮皮肤上并过夜，然后用焦油类洗发水冲洗；继而将含有皮质类固醇激素、水杨酸、维生素 D 的乳膏或啫喱涂抹在发炎的皮肤上。这种连续的联合用药治疗，如果能持续进行，效果往往很明显。DDTU 对治疗严重头皮银屑病有极大的帮助。

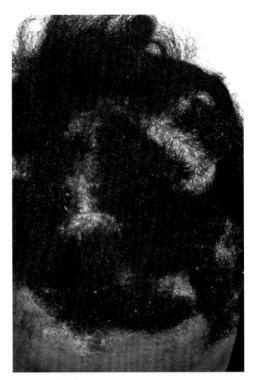

图 3.2 头皮银屑病

五、紫外线治疗——光疗和光化学疗法

光疗的作用机制很复杂。有研究表明，光疗法可以降低树突状细胞的抗原呈递能力，诱导免疫细胞凋亡，抑制促炎细胞因子的合成和释放，使皮肤局部免疫抑制，减少皮肤炎症和表皮细胞转化。

光疗和光化学疗法应在专业的皮肤科进行。适用于皮损面积广泛、经局部治无效的银屑病患者(图 3.3)。患者须保证每周 2 ~ 3 次的光治疗，持续 6 ~ 8 周。禁忌证包括既往皮肤恶性肿瘤和光敏病史，如红斑狼疮、卟啉症、白化病和色素性干皮病。应详细询问患者的药物史，以确定患者是否正在服用任何光敏药物。

通常采用垂直照射装置进行光疗（图 3.4）。随着治疗的进行，照射剂量和时间逐渐增加。患者进入光疗柜内之前，要先在皮肤上涂一层润肤剂（去除表面结垢，易于紫外线穿透），佩戴紫外线护目镜（防止角膜炎和白内障形成），遮盖生殖器等。

随着光疗剂量的增加，患皮肤恶性肿瘤的风险也会增加。光疗的安全剂量取决于患者的皮损类型和紫外线的累积剂量。除此以外，光疗加速皮肤衰老，产生多发性老年斑。

目前研究表明，人类一生中可以安全地接受大约 200 次光治疗（< 1 000J），一个标准光疗疗程为 20 ~ 30 次，患者的光疗份额很快会被用完（图 3.5 和图 3.6）。现在，银屑病很少使用光疗的维持治疗，要仔细计

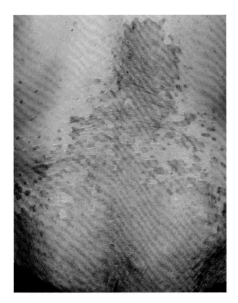

图 3.3　适合 TL01 治疗的银屑病薄斑块

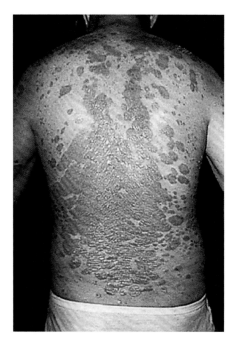

图 3.5　银屑病进行光疗前

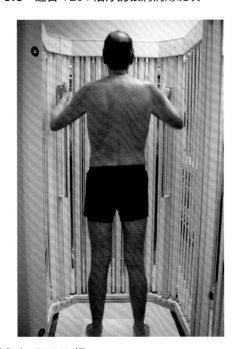

图 3.4　PUVA 柜

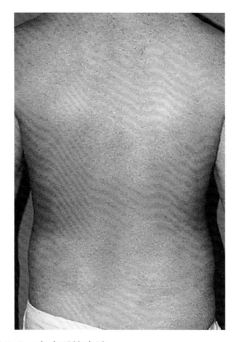

图 3.6　光疗后的皮肤

算光照剂量，尽可能减少使用，以降低不良反应的风险。

目前主要有两种类型的光治疗，宽波UVB加窄波UVB（TL01）以及补骨脂素联合UVA（PUVA）。UVB光疗法比PUVA有优势，可以用于儿童，妊娠期间也可使用，并且在治疗前和治疗后不需要佩戴防紫外线眼镜。

六、UVB

UVB是短波长的紫外线，可用于广泛性银屑病的治疗，每周3次，持续20～30次。传统的宽波UVB灯发射波长为280～330nm，现已被发射311nm紫外线的TL01设备所取代。TL01比宽波UVB更有效，并且降低了皮肤灼伤的风险。通过测量最小红斑剂量（minimal erythema dose，MED）计算出开始剂量和后续增量（mJ/cm^2），即足以引起红斑的UVB最小剂量（银屑病患者的初始剂量为MED的70%）。

UVB可与焦油（Goeckerman方案）或蒽林（英格拉姆方案）联合使用，以治疗银屑病的慢性增厚斑块。UVB联合口服阿西雷汀也可提高疗效。

七、UVA

UVA是长波长紫外线（320～400nm），联合使用补骨脂素（PUVA）每周2次，共20～30次，可用于治疗顽固的广泛厚斑性银屑病。补骨脂素片有两种剂量，治疗前2小时使用8-甲氧基补骨脂素（8MOP）0.6mg/kg或5-甲氧基补骨脂素（5MOP）1.2mg/kg。8MOP恶心、呕吐、瘙痒和红斑等不良反应的发生率较高，因此其使用率低于5MOP。UVA的初始剂量和随后使用的增量（J/cm^2）通过最小光毒性剂量（minimum phototoxic dose，MPD）或皮肤光型确定。

进行UVA治疗时要戴防护镜，口服补骨脂素后24小时内要佩戴太阳镜。局部使用补骨脂素（如PUVA浴）不如口服常用。局部PUVA（使用补骨脂素凝胶）可用于治疗掌跖型银屑病（图3.7）。

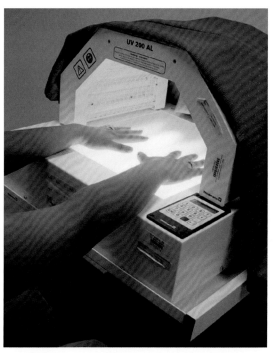

（a）

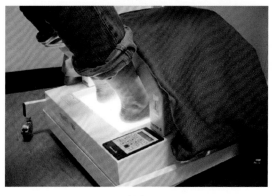

（b）

图3.7 （a）、（b）手足PUVA

八、系统治疗

对于严重银屑病，最好是由经验丰富的皮肤科医生制订系统化的治疗方案。系统性治疗适用于不稳定炎症性银屑病患者，以及大面积银屑病、局部治疗或光疗效果不佳的患者（图 3.8）。大多数皮肤病中心的一线系统性药物有阿维 A 酸、环孢素和甲氨蝶呤。替代品包括羟基脲、硫唑嘌呤和麦考酚吗乙酯（MMF）。对一线药物治疗无效或出现严重不良反应，不能继续使用两种系统性药物的，可考虑使用生物治疗（英夫利昔单抗、依那西普、乌司奴单抗、阿达木单抗、苏金单抗、艾克珠单抗）（英国指南）。

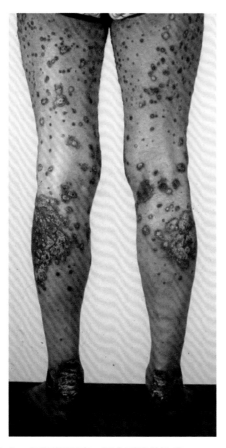

图 3.8　严重银屑病，适合系统性治疗

九、甲氨蝶呤

甲氨蝶呤适用于治疗不稳定的红皮病性银屑病和脓疱型银屑病的急性发作（但作用效果缓慢），用于治疗慢性稳定斑块型银屑病和银屑病关节炎。甲氨蝶呤通过在有丝分裂的 S 期抑制叶酸的合成来减少表皮细胞的转化。每周 1 次，口服或注射。一般患者从低剂量开始服药，逐渐加量，直到银屑病被"充分控制"而不是治愈。每周 7.5 ~ 25mg 的维持剂量通常是足够的。

不良反应——甲氨蝶呤有肝毒性，因此，在治疗前和治疗期间都必须监测肝功能。一旦患者确定了剂量，则每 8 ~ 12 周进行一次血液检查。不再采用常规肝活检监测潜在肝纤维化。既往监测血清中原胶蛋白 Ⅲ（肝纤维化的间接标记物）的水平，目前逐渐被非侵入性瞬时弹性成像技术（纤维扫描®）取代，用以评估肝硬度和纤维化的程度。纤维扫描越来越广泛应用于服用甲氨蝶呤患者的肝评估。

服用甲氨蝶呤的患者可能会发生骨髓抑制，其发病可能很快或隐匿。患者应定期进行全血计数（full blood counts，FBC）监测。甲氨蝶呤初始试验剂量为 5mg，1 周后进行 FBC 检查，以确保没有特异性骨髓抑制。同时应补充叶酸，每周至少 5mg，与甲氨蝶呤隔天服用。甲氨蝶呤经过尿液排出，因此，肾损害患者必须减量。阿司匹林和磺胺类药物可减少甲氨蝶呤的血浆结合。甲氨蝶呤能与巴比妥类、苯妥英钠、口服避孕药和秋水仙碱等药物发生相互作用。

十、阿维 A 酸

阿维 A 酸是一种维生素 A 衍生物，可有效治疗慢性斑块型银屑病，8 周内清除率约为 70%。阿维 A 酸能与 PUVA 发生协同作用，减少银屑病患者的照光时长。

大多数患者使用阿维 A 酸会产生不良反应，出现黏膜皮肤症状，包括黏膜干燥、鼻痂产生、瘙痒、头发稀疏、手掌和甲襞红斑。这些症状通常不严重，停药后可消失。

20% ~ 30% 的患者使用阿维 A 酸后出现肝毒性和血脂升高。一旦患者确定接受治疗，应每 3 个月监测一次肝功能和胆固醇、甘油三酯浓度。阿维 A 酸可被代谢为四环素（半衰期 70 ~ 100 日），具有致畸性，因此生育期妇女在治疗期间和治疗后 3 年内必须使用有效的避孕措施。

十一、环孢素 A

环孢素 A 是一种广泛应用于器官移植术后的免疫抑制剂。它起效快，适用于炎性银屑病的治疗。剂量为 3 ~ 5mg/（kg·d），患者分 2 次服用，可短期使用，或连续服用，但不能超过 2 年，且使用控制银屑病所需的最小剂量。

不良反应——包括肾损害和高血压。使用后每 4 ~ 12 周进行一次血 / 尿监测，包括血清肌酐、尿素、电解质、肾小球滤过率及尿液分析。通过减少环孢素的剂量或给予患者硝苯地平来控制血压。环孢素的副反应还包括短暂的恶心、头痛、牙龈肥大和多毛症。多种药物可抑制或诱导环孢素的肝代谢（通过细胞色素 P450），抑制药物如红霉素、伊曲康唑、维拉帕米和地尔硫䓬。加强环孢素代谢的药物包括利福平、苯妥英钠和卡马西平。

十二、麦考酚吗乙酯（Mycophenolate Mofetil，MMF）

MMF 常被用作治疗银屑病和银屑病关节炎的二线系统性药物，是一种免疫抑制剂，能选择性地抑制活化的淋巴细胞。研究表明，服用 MMF 的患者（2 ~ 3g/d，持续 12 周），在治疗 12 周后，约 2/3 PASI 评分显著降低（50%）。

MMF 的不良反应包括胃肠道不适、骨髓抑制、血液恶性肿瘤和机会性感染。在治疗的第 1 年，应每 1 ~ 2 个月进行一次血液 FBC 检测，在确定继续使用后，3 ~ 4 个月进行一次 FBC 检测。

十三、生物疗法

生物制剂是指最初从生物体中提取的物质，如蛋白质或抗体，旨在从分子水平阻断导致银屑病的生物途径的进程。随着对银屑病病理生理学更深入的理解，目前可针对疾病中失调的特定细胞因子或细胞途径进行治疗。银屑病是一种 T 细胞介导的疾病，细胞因子，如肿瘤坏死因子 – α（TNF-α）和干扰素 – γ（INF-γ）在其发生发展中起着重要的作用。生物疗法目前针对 T 细胞或特定炎症介质，如 TNF 等。

目前用于治疗严重银屑病的主要生物制剂有英夫利昔单抗、依那西普单抗、阿达木单抗、艾克珠单抗、苏金单抗和乌司奴单抗。大多数国家都有临床指南（英国有 NICE 指南）指导银屑病患者使用生物制剂。这些新型药物价格昂贵，可导致慢性免疫抑制，引起致命感染或肿瘤，因此，应由经验丰富的医生在专业医院进行管理。生物制剂通常通过皮下注射或静脉输液，频率从每周 2 次到每月 1 次，可以连续，也可以间歇使用。生物治疗由患者本人在医生指导下在家进行，或在社区 / 当地医院的静脉注射室进行。

NICE 指南（英国）规定，只有 PASI 评分 > 10 分（或明显的局部皮损——手、生殖器或头皮）和 DLQI 评分 > 10 分的患者才能考虑使用生物疗法。另外，患者因药物禁忌、不耐受不良反应或对治疗无反应等，或出现严重的，不稳定危及生命的疾病，而不能使用两种常规系统性药物或光疗治疗时，也可以采用生物疗法。生物疗法在治疗急性不稳定脓疱型银屑病中也有显著效果（图 3.9）。

NICE 关于银屑病关节炎生物制剂的使用指南（英国）指出，生物制剂可用于至少有 3 个关节压痛和 3 个关节肿胀且对其他两种疾病治疗药物反应不充分的患者，也可用于严重的活动性疾病。

许多采用生物治疗的患者，之前都经历了许多年的严重的、广泛且顽固的银屑病或银屑病关节炎，这些患者更难接受生物治疗停药后的病情反复，他们希望能够清除皮肤上可见的皮损，治愈关节疼痛。现在多将 PASI 90/100 作为"治疗有效"的标准，患者和医生对生物制剂的期望值都在增加。

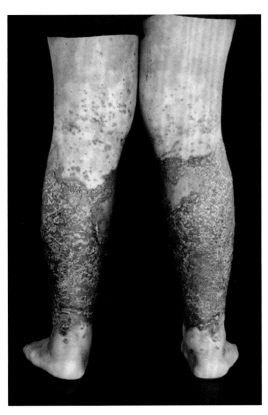

图 3.9   适用于生物治疗的严重的不稳定脓疱型银屑病

十四、依那西普

依那西普（Enbrel®）是一种肿瘤坏死因子拮抗剂，使用剂量为 25mg 或 50mg，每周 2 次，皮下注射。高剂量比低剂量更有效，尤其是对于体重超过 70kg 的患者。依那西普起效相对缓慢，大多数患者 4 ~ 8 周之间出现临床改善。最初疗程定为 12 周，在该阶段，应进行疗效评估（根据患者 PASI 和 DLQI 得分的降低来判断）。然而，由于停止治疗后 3 个月内病情复发严重，最终可能需要继续治疗。每周 2 次 25mg 或每周 50mg 依那西普，患者每年的费用约为 7 500 英磅（2017）。然而，随着各种生物制剂竞相入市，其价格开始下跌。

与依那西普相关的不良反应包括感染风险增加（尤其是潜伏性结核病、乙型肝炎和败血症）、胃肠道症状、过敏和注射部位反应、血液疾病和抗体介导的狼疮样综合征。

十五、英夫利昔单抗

英夫利昔单抗（Remicade®）是一种针对 TNF 的人鼠嵌合单克隆抗体，用于治疗严重银屑病和银屑病性关节炎。英夫利昔单抗起效快，大多数患者通常在两周内见效。根据患者的体重计算给药剂量，在第 0 周、第 2 周、第 6 周静脉注射 5mg/kg，然后每 8 周给药 1 次。治疗 10 周后，近 80% 的患者在疾病的范围和严重程度上有显著改善（PASI 和 DLQI 评分降低），疗效维持至少 6 个月。研究数据表明，连续治疗优于间歇性治疗。20% 的患者对该药产生抗体，可能与小鼠蛋白的存在有关，这可能是疗效降低的原因。但是，当银屑病关节炎患者持续服用英夫利昔单抗，并同时服用甲氨蝶呤时，抗体产生的风险似乎有所降低。在英国，患者使用英夫利昔单抗维持治疗的总费用约为一年 12 500 英磅（2017）。

不良反应同依那西普。还有报道称使用英夫利昔单抗会出现胸痛、呼吸困难、心律失常、脱髓鞘紊乱、睡眠障碍、皮肤色素沉着、胃肠道出血、癫痫和横惯性脊髓炎等。

十六、阿达木单抗

阿达木单抗（Humira®）是一种人抗TNF 单克隆抗体，用于治疗严重的银屑病和银屑病关节炎。它起效快，60% ~ 70% 的患者在 2 周内病情有明显好转。大多数患者每 2 周接受 40mg 阿达木单抗皮下注射（第 0 周负荷剂量 80mg）。在 16 周评估疗效，决定是否继续治疗。一小部分反应缓慢或症状部分缓解的患者可能需要每周接受注射治疗，而不是停药。有证据表明，连续治疗比间歇性的治疗更有效。大约 8% 的患者会对阿达木产生抗体，这与其功效降低有关。一些银屑病关节炎患者联合使用甲氨蝶呤加阿达木单抗，比单独服用阿达木单抗更有效。2017 年，英国使用阿达木单抗治疗的患者 1 年的花费约为 9 300 英镑，2019 年为 3 000 英镑。

不良反应同依那西普，另外还会有口炎、咳嗽、感觉异常、皮疹或瘙痒、心律失常、胸痛、脸红、流感样症状、睡眠障碍、电解质紊乱、脱发和脱髓鞘紊乱等。

十七、乌司奴单抗

乌司奴单抗（Stelara®）是一种针对白细胞介素 –12（IL-12）和 IL-23 的 p40 亚基的人类单克隆抗体，阻止它们与 T 细胞结合，从而阻断银屑病的炎症级联。由于乌司奴单抗只在临床上使用了几年，所以长期的安全性和有效性数据不如其他生物制剂。第 0 周、第 4 周以及第 12 周，乌司奴单抗的推荐剂量为 45mg（患者体重 < 100kg）或 90mg（患者体重 > 100kg）。应在第 16 周时评估疗效，只有在 PASI 评分降低 75% 或 PASI 降低 50% 和 DLQI 评分降低 5 分的患者才能继续使用。由于生产厂家的关系，患者使用 45mg 或 90mg 的花费相同。尽管如此，在英国，使用乌司奴单抗患者每年的总费用约为 9 300 英镑（基于 2017 年的 4.3 次注射 / 年计算）。

不良反应同依他西普，还可能出现过敏反应（风疹、血管性水肿、呼吸困难）、感染、口腔溃疡、血尿、消化道症状、咳嗽、胸痛、癫痫发作和视觉障碍等。

十八、艾克珠单抗

艾克珠单抗以促进角质形成细胞增殖和激活的细胞因子 IL-17A 为靶标，用于传统治疗无效的中度 / 严重性银屑病（PASI > 10，DLQI > 10）。初始剂量通常为 160mg（两个 80mg 的"钢笔式注射器"），然后在第 2、第 4、第 6、第 8、第 10 和第 12 周隔周使用 80mg。通常在第 12 周时评估治疗效果，如果有效（PASI 改善 > 75%），每 4 周注射 80mg。78% ~ 90% 的患者每 4 周或每 2 周的 PASI 评分至少降低了 75%。不良反应与其他生物制剂相似。艾克珠单抗会加剧炎症性肠病，可能引起血管性水肿，机体也会对该药物产生抗体。需要严密监测白细胞和血小板计数。患者每年的治疗费用估计为 17 500 英镑。

十九、苏金单抗

苏金单抗是一种重组人单克隆抗体，可选择性地结合细胞因子 IL-17A，并抑制促炎细胞因子和趋化因子的释放。它获准用于治疗中度至重度银屑病（PASI > 10，DLQI > 10）。通常剂量为第 0、第 1、第 2、第 3 和第 4 周皮下注射的 300mg（150mg 分 2 次注射），然后每月维持 1 次。研究中最常见的不良反应是上呼吸道感染或鼻炎，以及单纯疱疹病毒的复发。第 1 年的治疗费用约为 30 000 英镑，然后维持治疗费用约为 25 000 英镑 / 年（2017）。治疗费用根据当地协商的采购折扣而不同。

二十、阿普斯特

这是一种相对较新的口服药物，用于治疗中重度银屑病，以及常规系统性治疗（如甲氨蝶呤联合环孢素 A，及阿维 A 酸治疗）无效的患者。阿普司特抑制磷酸二酯酶 4（PDE4），从而下调与银屑病相关的细胞因子和介质的表达（包括 TNF 和 IL-23）。初始剂量 10mg/d，5 日后，剂量调整为 30mg/2d，然后维持这个剂量。该药的年费用约为 6 500 英镑。研究表明，仅有 50% 以上的患者在使用该药后 4 个月内达到 PASI 改善 50%。主要的不良反应包括腹泻、恶心和头痛。

延伸阅读

www.bad.org.uk/healthcare/guidelines London, UK.

www.nice.org.uk/guidence/cg153/chapter/1-guidence# topical-therapy.

http://sites.cardiff.ac.uk/dermatology/quality-of-life/ dermatology-quality-of-life-index-dlqi.

Thomas, J.(2016). Textbook of Psoriasis. Jaypee Brothers Medical Publishers.

Sterry, W., Sabat, R., and Phillipp, S.(2014).Psoriasis: Diagnosis and Management. Wiley-Blackwell.

Chapter 4	**Eczema (Dermatitis)**

第4章	# 湿疹（皮炎）

Rachael Morris-Jones
Guy's and St Thomas' NHS Foundation Trust, London, UK

概述
- 湿疹是发生在皮肤的一种炎症反应。
- 湿疹包括特应性皮炎、接触性皮炎、刺激性皮炎、静脉曲张、汗疱疹和盘状湿疹等。
- 5% ~ 25% 的婴儿会发生特应性皮炎，儿童及其家人的发病率也相当高。
- 湿疹的治疗方法包括常规使用润肤剂，或外用皮质类固醇激素。

湿疹和皮炎是指皮肤发炎、干燥、偶尔有鳞片和囊疱，由不同的病因引起。湿疹这个词来源于希腊语，意思是"沸腾"，恰当地描述了细胞水平上表皮产生的水疱。皮炎，正如这个术语所暗示的，意味着皮肤的炎症，与潜在的病理生理改变有关。湿疹和皮炎包括各种各样的皮肤状况，通常根据其特征分布、形态和诱因来分类。

表面缺失、继发感染、渗出物，并最终苔藓化（图4.1）。皮肤炎症影响皮肤色素沉着，导致炎症后色素沉着过度或减退。患者常担心色素减退是由于局部皮质类固醇激素的作用，但在大多数情况下，它是由于慢性炎症造成的。

一、临床特征

湿疹是一种急性或慢性炎性疾病。湿疹急性爆发的特征是皮肤红斑、囊疱或大疱以及渗出物。若出现金黄色结痂，提示存在继发性细菌感染（多为葡萄球菌和链球菌），可加重急性湿疹。慢性炎症导致鳞屑增多、干燥和苔藓化（皮肤增厚，表面斑点变得更加突出）。湿疹通常会引起瘙痒，随之而来的抓挠可改变皮损的外观，导致脱皮、皮肤

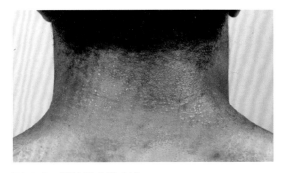

图 4.1　慢性特应性皮炎

二、病理生理学机制

导致特应性皮炎（atopic dermatitis，AD）的主要因素是遗传倾向（个人过敏史或家族史）。在 AD 患者中，辅助淋巴 T 细胞发育不平衡，导致 Th-2 细胞的数量与 Th-1 和 Th-17 相比有所增加。异常的 Th-2 细胞与朗格汉斯细胞相互作用，使得白介素或免疫球蛋白 E（IgE）水平升高，干扰素 – γ 水平降低，并致促炎细胞上调。除此之外，在大多数 AD 患者中存在引起免疫失调的基因缺陷，如丝聚合蛋白基因缺陷，导致皮肤屏障功能受损。这种屏障功能的受损导致经膜水丢失增加，抗原和感染性微生物进入皮肤的风险增加。

三、病理学

皮炎的临床表现反映了细胞层面的改变。表皮水肿，导致海绵样增生（角质形成细胞分离）和水疱形成。表皮角化过度（增厚），血管扩张，炎性（嗜酸性）细胞浸润真皮（图 4.2）。

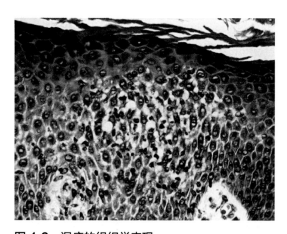

图 4.2　湿疹的组织学表现

四、类型

湿疹大致分为内源性（体质性）和外源性（由外部因素引起的）。

内源性湿疹

AD 通常出现在婴儿期或儿童早期，最初发生于面部（图 4.3），逐渐蔓延至四肢（图 4.4 和图 4.5）。AD 非常痒，即使是婴儿也精通抓挠，影响睡眠（包括患者及家人），导致患儿进食不良和易怒。湿疹的发病模式是爆发性出疹，随后缓解。病情的恶化与合并感染、出牙或食物过敏有关。严重湿疹会导致儿童生长不良。在年龄较大的儿童或成人中，AD 可发展为慢性，分布更广，并经常因压力等原因而加重。AD 很常见，约 3% 的婴儿会罹患 AD；尽管如此，90% 的患者在青春期会自行缓解。成人慢性 AD 患者多有湿疹家族史，儿时湿疹面积广泛，伴有哮喘或对多种食物过敏（图 4.6）。

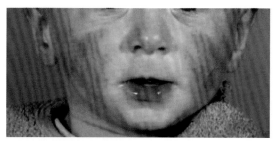

图 4.3　面部特应性皮炎

食物过敏性皮炎　AD 患者中，IgE 介导的食物过敏的发生率为 30% ~ 60%。若是在出生后 3 个月之内发病，对牛奶、鸡蛋或花生过敏的风险更高。总 IgE 升高是儿童 AD 和成人持续性 AD 的已知危险因素。对个别变应原过敏并不一定与临床表现有关。AD 患者发生食物过敏可导致荨麻疹或湿疹加重。AD 的严重程度与食物过敏直接相关。研究表明，轻度 AD 儿童中，1% ~ 3% 的诱因是食物过敏；中度 AD 增加到 5% ~ 10%，

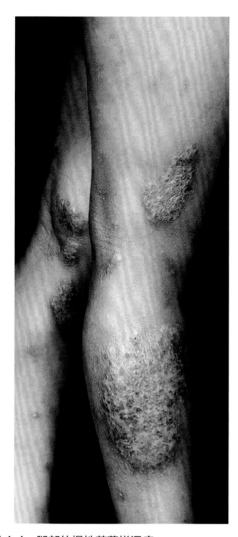

图 4.4 腿部的慢性苔藓样湿疹

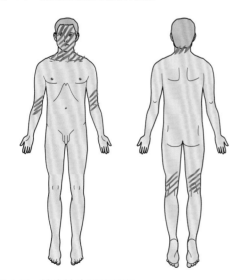

图 4.5 特应性皮炎的分布

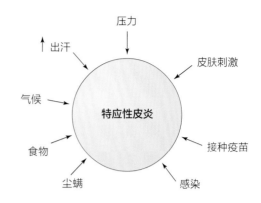

图 4.6 导致特应性皮炎恶化的因素

重 度 AD 增 加 到 20% ~ 33%。据估计，10% ~ 20% 的 AD 患者至少会出现 1 次食物诱发的荨麻疹或过敏反应，而普通人群只有 1% ~ 3% 的发病率。IgE 介导的食物过敏通常在数小时或数日内导致 AD 加重，在非 IgE 介导的食物过敏可能需要数日时间才会出现临床表现，这意味着很难确定导致食物过敏的罪魁祸首。

研究表明，丝聚糖蛋白基因突变的儿童会发生屏障功能受损，更容易因在家庭环境中接触花生蛋白粉尘（如经皮过敏）而发生花生过敏。因此，一些过敏症专家主张在 AD 患儿的饮食中尽早引入花生，以确保首次接触花生蛋白是通过肠道而不是皮肤。一些诊所提倡从 5 个月大开始每周 3 次给婴儿喂食稀软的花生酱，以帮助阻断花生过敏。最常见的致命性食物过敏反应是由花生或树生坚果引起的，多为已知对某食物过敏的患者，在意外接触变应原时发生。

疱疹性湿疹 疱疹性湿疹是指 AD 患者合并单纯疱疹病毒（HSV）感染，多发于面部或颈区。患儿可能接触过患有唇疱疹的成人，即原发性单纯疱疹病毒感染，或者可能是由于自身单纯疱疹病毒的再激活引起的。临床表现为大量的小的"穿孔"状溃疡，尤其是在颈区和眼周（图 4.7）。疱疹性湿疹是

湿疹的一种严重并发症，可影响视力，甚至危及生命。因此需在皮肤科医生的指导下，早期应用阿昔洛韦进行系统性治疗。

    白色糠疹　白色糠疹是一种变应性湿疹，是儿童面部出现的色素缺失斑。青少年足底皮炎是另一种变应性湿疹，表现为儿童前足掌皮肤干裂（图 4.8）。

    单纯性苔藓　单纯性苔藓是由于摩擦造成的，在皮肤局部出现苔藓样改变（图 4.9）。

    干性湿疹　干性湿疹好发于皮肤干燥的老年人，常见于下肢，皮肤纹理类似于干河床或"石子路"（图 4.10）。

    盘状湿疹　盘状湿疹表现为硬币样皮损，伴瘙痒，常见于四肢（图 4.11）。病变也可为疱状，常由金黄色葡萄球菌感染引起。男性比女性更容易受累。

    汗疱疹　汗疱疹是出现在指、趾、手掌或足底的发痒的水疱。水疱体积小，结实，奇痒，偶有疼痛（图 4.12），常见于镍过敏患者。

    淤积性湿疹　淤积性湿疹又称静脉曲张性湿疹，是一种常见的隐匿性皮炎，多发生在下肢静脉功能不全的患者。血液从深静脉回流到浅静脉，导致静脉压增高。在早期阶段，皮肤棕色含铁血黄素色素沉着出现在踝内侧，随着疾病的进展，可延伸至膝区（图 4.13）。患者常伴有周围水肿，并可导致溃疡。治疗方法主要是给血管施加压力（详见第 11 章）。

湿疹的辅助检查

    若怀疑细菌感染（图 4.14）或病毒感染，需取皮肤拭子进行检查。将拭子在保存液中润湿，全面擦拭皮损，拭子的每个面都要接触皮损，以取得更多的样本进行检测。细菌的生长及其药敏结果有助于指导抗生素的选择。年长儿和成人持续发生的面部湿疹应进行鼻拭子检查，以确定是否携带了鼻葡萄球菌。如果怀疑是继发性真菌感染，则可以采取刮片或刷片进行真菌检查。

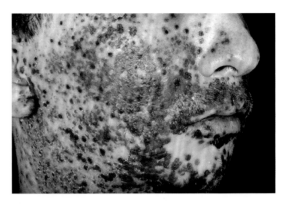

图 4.7　疱疹性湿疹

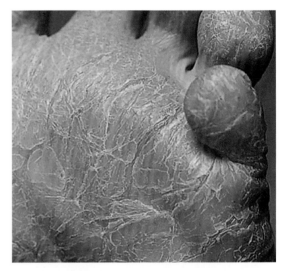

图 4.8　足底皮炎

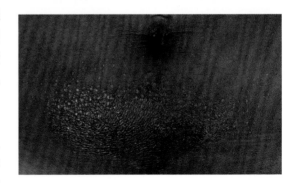

图 4.9　单纯性苔藓

    湿疹患者无须进行血常规检查，但需检查是否有嗜酸性粒细胞增多和 IgE 水平升高。针对可疑变应原可进行 CAP RAST 检测（检测血特异性 IgE），如空气变应原（花粉、尘螨和动物皮屑）和食物（鸡蛋、牛奶、小麦、

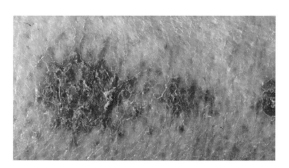

图 4.10　干性湿疹

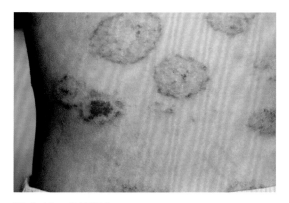

图 4.11　盘状湿疹

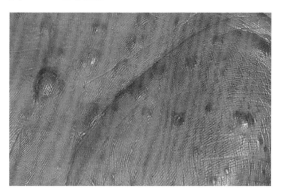

图 4.12　汗疱疹

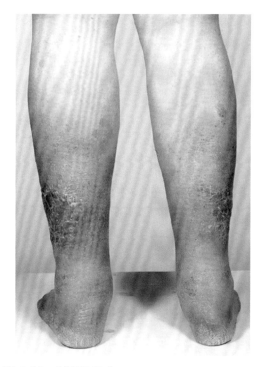

图 4.13　淤积性湿疹

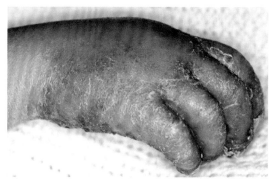

图 4.14　感染性湿疹

鱼、坚果和大豆蛋白）。皮肤点刺试验也可用于确定空气变应原或食物变应原。最终多需要改变食谱。

若不能明确诊断，可皮肤活检（通常是穿刺活检）进行组织学分析。需警惕乳晕的单侧湿疹，这可能是 Paget 病的表现（图4.15）。

静脉曲张性湿疹（腿部溃疡）患者在使用绷带压迫腿部之前，应先测量其踝肱

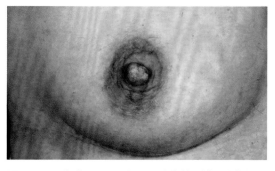

图 4.15　乳头 Paget 病——注意单侧"湿疹"鉴别

压 力 指 数（ankle brachial pressure index，ABPI）。ABPI 是踝动脉和肱动脉之间的血压比值。

五、湿疹的分类

湿疹分类

内源性 （体质性）	外源性 （接触性）	湿疹继发改变
特应性皮炎	刺激性湿疹	单纯性苔藓
盘状湿疹	过敏性湿疹	干性湿疹
汗疱疹	光敏性皮炎	汗疱疹
淤积性湿疹		感染
脂溢性皮炎		

外源性湿疹

接触性皮炎 接触性皮炎可由皮肤的刺激或过敏反应引起。接触性过敏不是固有的，而是由于暴露于某些环境或接触变应原所致（框 4.1）。一般来说，接触到的潜在变应原越多（数量和频率），越容易过敏。皮肤屏障功能异常者（如湿疹患者）比皮肤正常者更容易发生接触性皮炎和刺激性反应。接触变应原后，敏感部位出现皮肤过敏性反应，当其他部位暴露于变应原时，先前的过敏部位同时出现湿疹。

六、临床表现

过敏性皮炎和刺激性接触性皮炎的临床表现相似，但有一些特殊的改变有助于区分二者。急性过敏反应往往瘙痒强烈，并导致红斑、水肿和水疱，慢性病变多为苔藓化。刺激性皮炎可发痒或疼痛，表现为轻微的鳞屑、红斑和裂隙。

皮损的分布有助于确定潜在原因（图 4.16）。例如，足的瘙痒皮疹表明可能对鞋子过敏（图 4.17），例如对重铬酸钾过敏（重

> **框 4.1   常见变应原**
> - 镍 / 钴（珠宝、衣服、手表、剪刀和炊具等）
> - 重铬酸钾（用于鞣制皮革的化学品）（图 4.17）
> - 香水，秘鲁香脂（一种香料）（图 4.20），柠檬烯，氧化芳樟醇
> - 甲醛、对羟基苯甲酸酯、季铵盐、甲基氯异噻唑啉酮、甲基异噻唑啉酮（MCI/MI）（防腐剂）
> - 对苯二胺（PPD）（用于染发剂、纹身和纺织品）（图 4.22）
> - 乙二胺（黏合剂和药物）
> - 铬酸盐（水泥和皮革）
> - 巯基苯并噻唑、秋兰姆类（橡胶手套和鞋）
> - 新霉素、苯佐卡因（药膏）（图 4.21）
> - 羊毛脂（羊毛乙醇、润肤剂和药膏）

铬酸钾是一种用于鞣制皮革的化学品）。对用于治疗腿部溃疡的药物过敏或是术前用于清洁皮肤的碘过敏，是导致小腿持续性皮炎的常见原因（图 4.18）。手部皮炎可由手套过敏（橡胶和乳胶）或接触三聚氰胺甲醛树脂（图 4.19）等职业暴露引起，或手套内汗液刺激引起。香水过敏很常见，会引起对化妆品的反应（图 4.20）。部分患者可对含有新霉素的药物产生过敏反应（图 4.21）。对纹身中的 PPD 过敏会引起非常剧烈的水疱反应（图 4.22）。有些患者也可能对敷在皮肤上的敷料、膏药或经皮药物产生接触性过敏（图 4.23）。有些刺激可引起弥漫性皮疹，如空调引起的对皮肤的物理刺激。

七、过敏性接触性皮炎

过敏性皮炎特征如下：

1. 既往变应原接触史。
2. 接触变应原和产生皮肤变化的时间间

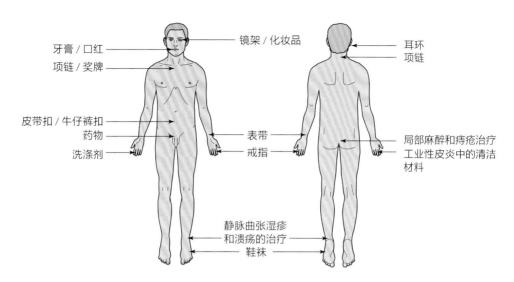

牙膏 / 口红 —— 镜架 / 化妆品
项链 / 奖牌 —— 耳环 项链
皮带扣 / 牛仔裤扣 —— 表带 —— 局部麻醉和痔疮治疗 工业性皮炎中的清洁 材料
药物
洗涤剂 —— 戒指
静脉曲张湿疹 和溃疡的治疗
鞋袜

图 4.16　身体不同部位的常见变应原

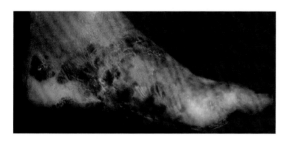

图 4.17　皮鞋中重铬酸钾引起的严重接触性皮炎

隔为 48 ～ 96 小时。

3. 再次接触变应原时，先前致敏的部位产生病变。

4. 过敏状态可持续数年。

免疫机制

过敏性皮炎是由皮肤的 Ⅳ 型变态反应引起的。特异性抗原（通常是蛋白质）穿过表皮，与蛋白质受体结合后，被朗格汉斯细胞摄取，导致局部淋巴结中的 T 淋巴细胞致敏。再次暴露于变应原时，由于抗原部位的致敏 T 淋巴细胞聚集而产生炎症反应，导致过敏。这一过程通常需要 48 小时，并由白细胞介素的放大作用，进一步激活敏感的 T 淋巴细胞（图 4.24）。

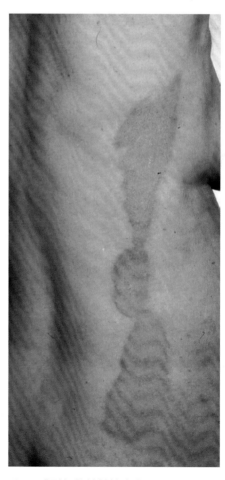

图 4.18　碘引起的接触性皮炎

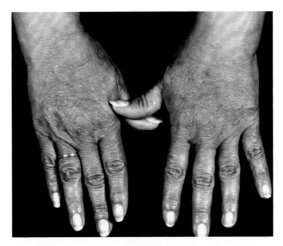

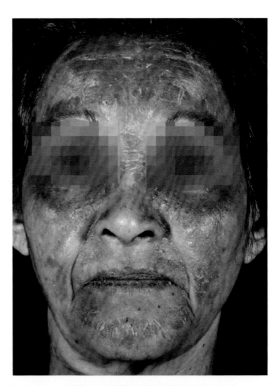

图 4.19　三聚氰胺甲醛树脂过敏性接触性皮炎

图 4.20　面霜中的香精引起的接触性皮炎

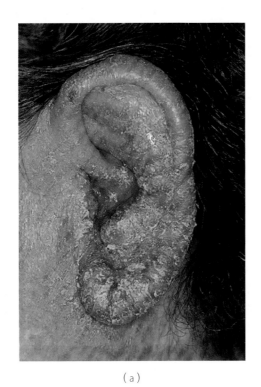

（a）

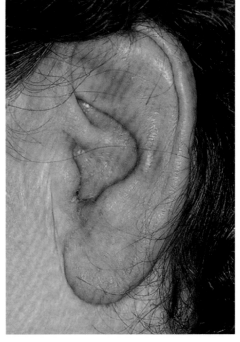

（b）

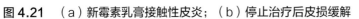

图 4.21　（a）新霉素乳膏接触性皮炎；（b）停止治疗后皮损缓解

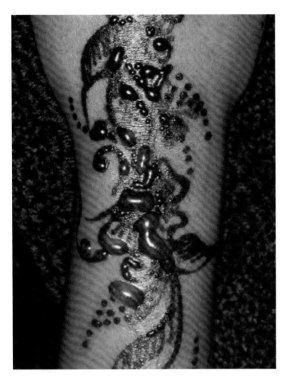

图 4.22　"指甲花"纹身中的急性 PPD 过敏

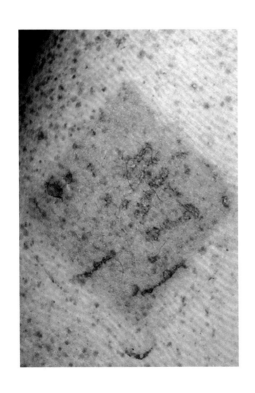

图 4.23　吗啡敷料接触性皮炎

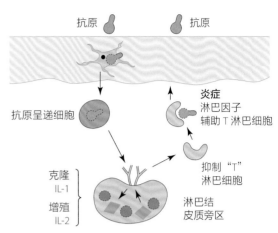

图 4.24　接触性皮炎的免疫反应

八、刺激性接触性皮炎

刺激性皮炎可由多种物质引起，可以是化学的或物理的，临床过程不太明确，从接触刺激物到出现皮疹之间时间间隔也不确定。物理刺激物包括空调、假肢、防护服和重复性机械创伤等。化学刺激物包括洗涤剂、有机溶剂和酸等。接触后很快发生皮炎，严重程度随接触量、浓度和时间的不同而不同。与过敏性皮炎不同之处在于，不需要有既往接触史。

九、光敏性皮炎

光敏性皮炎是由光和皮肤吸收的化学物质相互作用引起的。它可以由内部服用的药物引起，如磺胺类、吩噻嗪类、四环素和伏立康唑等；或与皮肤接触的物质，如外用抗组胺药、局部麻醉药、化妆品和抗菌剂等。植物光敏性皮炎是由于接触阳光和植物材料引起，通常含有补骨脂素（毒橡树、芸香、酸橙汁和芹菜等）。慢性光敏性皮炎患者对阳光过敏，受到日光照射的皮肤产生慢性湿疹（图 4.25），除此之外，他们可能对菊科植物（雏菊和向日葵科）过敏。

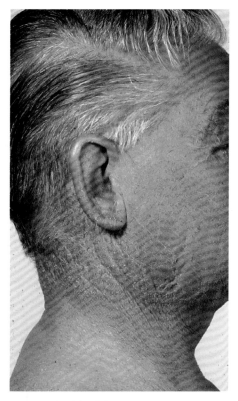

图 4.25　慢性光敏性皮炎

十、职业性皮炎

在工作场所，工人接触到变应原或受到刺激后，会引起皮炎。特应性皮炎患者更易发生职业性皮炎。皮炎易继发细菌感染，使得接触性皮炎、特应性湿疹和感染叠加在一起。例如，护士或理发师接触水、洗涤剂和其他物质，会加剧先前存在的湿疹。皮肤会因为抓挠而破损，发生二次感染。医护人员在医院频繁使用含乙醇的手部凝胶，导致手部刺激性皮炎的发生率增加。

以下情况可考虑职业性皮炎的诊断：

1. 既往无皮炎史，仅在特定工作期间发生。

2. 脱离工作环境时，症状缓解。

3. 接触已知的刺激性或过敏性物质，人员防护措施不充分。

若脱离工作环境后皮炎仍存在，那可能是家里也存在变应原（如手套中的橡胶）、或有继发细菌感染以及皮肤的慢性病变。皮疹本身的形态无法区分其诱因。

职业刺激性接触性皮炎可急性或慢性。急性反应通常有明确化学或物理刺激暴露史。慢性刺激性皮炎由于起病发展隐匿，很难准确评估。经常在潮湿环境下工作的人，如护士、清洁工、厨师和照看小孩的保姆，可能因反复接触水而患上手部刺激性皮炎（图 4.26）。最初，短暂的炎症可以好转，但是随着发作次数的增加，炎症反应升级，损伤变得更严重，最终成为慢性和固定的皮损。一旦形成慢性损伤，皮肤很容易受到进一步刺激。因此，即使排除了致病因素，也可能在将来出现皮损爆发。特应性湿疹患者特别容易发展为慢性刺激性皮炎，继发感染是加重因素。

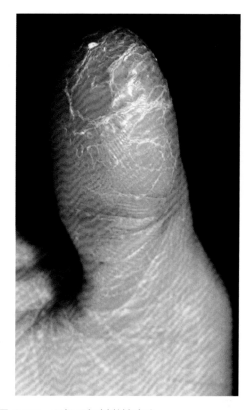

图 4.26　厨师手部刺激性皮炎

职业过敏性接触性皮炎是一种对特定物质的过敏反应。第一次接触时不会立即发病，在反复暴露后，会产生细胞介导的炎症反应。一些物质具有高致敏性，如环氧树脂，而其他物质，如水泥需要长期接触多年后，才会引发过敏。除了变应原导致过敏反应的能力外，个体产生过敏反应的能力也有很大差异。

接触性荨麻疹是一种快速的过敏反应，变应原可以是某些食物蛋白或乳胶手套。厨师可能会对食物蛋白质过敏（通常在非主力手上，因为主力手经常握刀，不接触食物），从而导致接触性荨麻疹或慢性刺激性接触性皮炎。

十一、接触性皮炎的辅助检查

要确定潜在的刺激物或变应原，必须有完整的病史资料。皮肤科医生应特别注意那些疑似职业性皮炎的患者，因为检查和随后的诊断可能会影响患者的未来就业，以及劳动赔偿要求。

对于疑似职业性皮炎，应仔细了解患者工作的具体细节。有时，需要到工作现场走访。例如，一家塑料厂的工人患了严重的手部皮炎，斑贴试验的唯一阳性结果是镍。参观工厂后发现，他每日使用几千次镀镍把手。评估工作环境也很重要，因为暴露于潮湿环境（在石油钻井平台上工作）和接触刺激物（机舱内的干燥空气）会导致皮肤刺激。

十二、斑贴试验

斑贴试验可用于检测引起接触性皮炎的变应原。对浓度的要求非常严格，以确保低假阴性/阳性率。现在，常见的变应原的最佳浓度和最佳载体都已明确。标准斑贴试验针对一系列最常见的变应原，一些皮肤病中心还可以进行特殊的检测（针对牙、药物、金属、香水等）。斑贴试验应由经验丰富的

皮肤科医生实施，以确保针对适当的致敏物，试验操作准确（恰当的时间和浓度），并能正确解读结果（刺激性或过敏性反应）以及与疾病的关联。

试验用贴片通常放置于上背区（标记部位），48 小时后取下，记录阳性反应（图 4.27 和 4.28）。96 小时后进行进一步检查，确定有无延迟反应（图 4.29）。患者需要在 1 周内 3 次就诊，停用系统性免疫抑制剂，并有 1 块干净的皮肤（通常是上背区）进行检查。在斑贴试验中，虽然很少见，但可能会出现由于暴露于变应原而导致过敏。

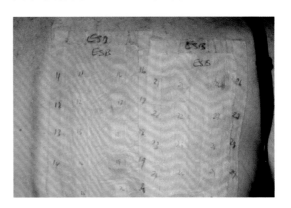

图 4.27 斑贴试验

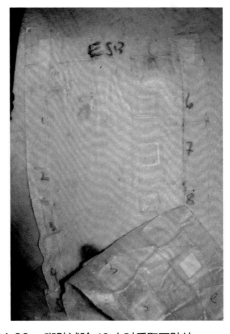

图 4.28 斑贴试验 48 小时后取下贴片

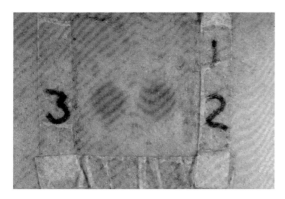

图 4.29 斑贴试验阳性

十三、湿疹的系统性治疗

湿疹患者的整体护理至关重要。对 AD 患者的治疗要充分考虑其遗传因素、病情、治疗目的（缓解而不是治愈）以及如何实施治疗（由专科护士进行示范或教育有助于治疗）。外源性湿疹可以是一过性的，在确定病因后。可通过远离诱因来避免发生。

因为一些局部用药非常黏腻，且有特殊气味，医生要明确患者的治疗预期及耐受能力。患者要有时间并能自主涂抹药剂。

患者可自行采买一些常用药物并自己实施治疗，不需要医生指导。湿疹的治疗通常从简单的润肤剂和温和的外用皮质类固醇激素开始。但对于病情顽固者，需要使用强效的局部皮质类固醇激素，甚至系统性免疫抑制剂。

1. 润肤剂。干性皮肤病患者可以在药店买到各种润肤霜（保湿霜）。一般来说，越油的面霜，其润肤性能越好。但是患者倾向于选择较稀薄的面霜。润肤霜可反复大量使用，有助于恢复皮肤屏障功能，减轻瘙痒。

2. 清洁剂。普通肥皂含有表面活性剂，破坏脂质屏障，导致皮肤干燥。乳膏 / 润肤洗液可以替代肥皂。对感染性湿疹，抗菌保湿洗液非常有用。润肤洗液可直接涂在皮肤上，然后冲洗干净（泡澡或淋浴），无需将洗液倒入洗澡水中。润滑去屑洗发水可用于干燥、有头屑、发痒的头皮。

3. 局部使用皮质类固醇激素的频率和用量。局部使用皮质类固醇激素是治疗活动性湿疹的主要方法。许多患者担心皮肤会变薄，因此对使用皮质类固醇激素持谨慎态度。其实患者大可放心，在医生密切监督下，皮质类固醇激素的应用是安全的，而且效果很好。如果可能的话，应该使用软膏而不是面霜（面霜更容易引起刺激，并且诱发接触性过敏的风险很高）。外用皮质类固醇激素可 1 次 /d 或 2 次 /d，只用于皮损处。1 个指尖单元（从指尖到第 1 个指节处）的量足以涂抹手大小（手掌和手背）的皮损。选择何种强度的外用皮质类固醇激素以及药物的使用频率，应根据病情严重程度和皮损部位进行调整。

4. 外用皮质类固醇激素的效力。弱效皮质类固醇激素（如氢化可的松和丁酸氯倍他松）可在药店自行购买，用于治疗轻度湿疹。对于中重度湿疹，目前的治疗方法是短期使用强效的外用皮质类固醇激素（莫米松、倍他米松和氟轻松），间隔用药，而不是每日使用弱效的皮质类固醇激素，后者对中重度湿疹几乎无效。对于急性皮炎，先使用强效外用皮质类固醇激素，每日使用，直到湿疹消退。对偶发湿疹可用弱效外用皮质类固醇激素来缓解。弱效皮质类固醇激素（氢化可的松和丁酸氯倍他松）还可应用于面部和腹股沟区域。

5. 免疫调节剂。可局部使用，以控制轻度湿疹，免疫调节剂通常是处方药，需在皮肤科专科医生监督下使用。常用 0.03% 他克莫司（2 ～ 15 岁儿童），0.1% 他克莫司（成人）和 1% 吡美莫司，2 次 /d 涂抹在患处皮肤上。在不宜使用皮质类固醇激素治疗的部位，如面部和眼睛周围，可以应用免疫调节剂。

6. 湿敷。用绷带、敷料加药物覆盖患处，外层用紧身衣物固定，对治疗慢性湿疹非常有帮助（详见第 27 章）。在湿敷之前，应该确保皮损无感染。应教会患者和他们的护理人员如何使用湿敷，通常需过夜。湿敷有助于缓解瘙痒症状，使润肤霜能保持在皮肤上，并加速局部皮质类固醇激素穿过皮肤表面。通过湿敷，局部皮质类固醇激素的效力能提高 100 倍，因此，应谨慎实施。

7. 抗生素。有时，需要抗生素来治疗感染性湿疹，可以局部用药或全身给药。可局部使用的抗生素包括夫西地酸、磺胺嘧啶银、多黏菌素、新霉素和莫匹罗星等，也可与局部皮质类固醇激素联合使用。建议局部连续使用抗生素不超过 2 周，以降低耐药风险。可系统性使用的抗生素包括氟氯西林（阿莫西林和青霉素）、红霉素（克拉霉素和阿奇霉素）和环丙沙星（左氧氟沙星和氧氟沙星）等。日常使用抗菌润肤洗液可用于预防及治疗活动性皮肤感染。

8. 光疗。用窄波段 UVB（TL-01）或 PUVA（补骨脂素联合紫外线 A）进行光照治疗对全身湿疹非常有效。每个疗程 6 ~ 8 周，每周 2 ~ 3 次。患者（尤其是皮肤白皙者）可能接受的光疗疗程（累积剂量）有限，以降低皮肤癌发病风险。

9. 系统性治疗。局部治疗不能控制的严重广泛皮损需要系统性免疫抑制治疗。为控制严重的全身性急性湿疹，皮肤科医生会给患者口服泼尼松龙（30mg，5 日，然后每 5 ~ 7 日减量 5mg），以快速缓解症状。但是，长期口服皮质类固醇激素不应用于湿疹的控制。相反，硫唑嘌呤、环孢素 A、麦考酚吗乙酯和甲氨蝶呤可用于长期治疗。开始硫唑嘌呤治疗之前，应检查硫嘌呤甲基转移酶（TPMT）的水平。

十四、特应性皮炎的生物治疗

1. Dupilumab 是第一个被批准用于治疗成人中重度 AD 的生物制剂，针对 IL-4 受体 α 亚单位，阻断 IL-4 和 IL-13 的信号传导。通过皮下注射给药，初始剂量 600mg，然后每隔 1 周注射 300mg。大量研究表明，40% ~ 60% 的患者在治疗 16 周后病情严重程度得分提高 75%。最常见的不良反应包括注射部位反应、眼或眼睑炎症，及单纯疱疹病毒再激活等。在美国，患者年花费约为 30 000 美元，英国的治疗费用已与 NHS 协商，但尚未公布。

2. Nemolizumab 是一种新型生物制剂，目前仍在进行 III 期临床试验，有望用于治疗中重度 AD。它的作用机制是阻断 IL-31。初步研究表明，Nemolizumab 起效迅速，瘙痒评分在一周内下降 30%，到 64 周时下降 80%。成人的最佳剂量是每 4 周 0.5mg/kg。价格目前还不知道，估计为 30 000 英镑 / 年。

3. 口服 JAK 抑制剂正在进行第 3 阶段的临床研究，但初步结果看起来效果很好。使用 Upadacitinib 30mg/d 16 周后，70% 的患者 EASI 评分能降低 75%，瘙痒明显缓解。外用 JAK 抑制剂 Tofacitinib 第 4 周的 EASI 评分降低 82%（安慰剂组为 30%）。而且生物制剂耐受性很好。

4. 口服 Apremilast（PDE4 抑制剂）正在第 2 阶段临床研究中，结果不尽如人意，EASI 在 12 周时减少了约 40%。

十五、瘙痒

皮肤瘙痒，是一种不愉快的体验，触发摩擦或抓挠。瘙痒令人不安，导致睡眠中断甚至抑郁。瘙痒可能是局部的，也可以是全身性的，可能存在于病变皮肤，也可发生于健康皮肤。

十六、皮肤病变引起的瘙痒

瘙痒可以是局部的，也可以是全身性的。

局部瘙痒伴皮肤改变的原因包括湿疹、银屑病、扁平苔藓（不明原因的扁平瘙痒性丘疹）、疱疹样皮炎（面粉过敏导致的皮疹，常见于肘区和臀区）、昆虫叮咬（昆虫叮咬后可形成结节性痒疹，特征为持续瘙痒的苔藓样丘疹和结节）、头虱、接触性皮炎、多发性日光疹（暴露于阳光照射下的皮肤发生急性过敏）、荨麻疹或血管性水肿（特别是面部肿胀）、真菌感染（特别是足癣）、肛门瘙痒（肛周瘙痒，一种常见的情况，可能是由于肛漏，皮肤下垂，痔疮，丝虫病，过度清洗，使用药物湿巾或对含有秘鲁香脂的痔疮膏过敏）和外阴瘙痒（强烈瘙痒可能是由于硬化性苔藓萎缩，念珠菌感染或湿疹）。

全身瘙痒伴皮肤改变常见于广泛的炎症性皮肤病，如广泛的湿疹、银屑病、疥疮、过敏性药疹（抗生素和抗惊厥药）、移植物抗宿主病（骨髓移植后）、大疱性类天疱疮（皮疹出现于水疱前）、皮肤淋巴瘤（局限性的疾病，可从臀区开始）、寄生虫恐惧症（相信皮肤下有寄生虫，可以看到抓痕）、体虱或阴虱（体虱生活在衣服里）、病毒性皮疹（与全身病毒性疾病相关的皮疹）、荨麻疹和干燥症（皮肤干燥，常见于老年人）等。

皮肤瘙痒的检查和治疗应针对可能致病原因进行。

十七、正常皮肤的瘙痒

需要警惕有全身瘙痒症状，但无皮损的患者，因为瘙痒可能是霍奇金病、慢性肾衰竭和糖尿病等系统性疾病的最初表现，或是治疗的不良反应。

系统性原因：

1. 内分泌——糖尿病、黏液性水肿、甲状腺功能亢进、更年期或妊娠。

2. 代谢性——肝衰竭、胆道梗阻或慢性肾衰竭。

3. 血液学——红细胞增多症或缺铁性贫血。

4. 恶性肿瘤——淋巴瘤、白血病、骨髓瘤等。

5. 神经性或心理性——神经性瘙痒、多发性硬化或焦虑。

6. 感染——丝虫病、钩虫或 HIV。

7. 药物——类阿片。

正常皮肤瘙痒的辅助检查：

1. 全血计数、红细胞沉降率、肝功能和肾功能。

2. 血清铁、铁蛋白和总铁结合力。

3. 甲状腺功能和空腹血糖。

4. 血清蛋白电泳。

5. 免疫缺陷性病毒抗体。

6. 尿液分析。

7. 血或粪便寄生虫 / 虫卵。

8. 胸区 X 线。

9. 直接免疫荧光皮肤活检。

十八、瘙痒的治疗

尽可能找到并治疗导致瘙痒的根本原因。患者通过抓挠皮肤能达到暂时缓解，但这会导致进一步的瘙痒和抓挠，即所谓的"瘙痒 – 抓挠循环"。为了打破这种循环，需要抑制瘙痒感，或者通过改变习惯来改变患者的行为。

患者可以自行购买常见的舒缓润肤剂，根据需要涂抹在瘙痒部位。也可将润肤剂放在冰箱中，然后冷敷，可以增强舒缓效果。含有 1% ～ 2% 薄荷醇的润肤霜和炉甘石洗液具有清凉止痒的功效。也可使用樟脑制剂和克罗米通（Eurax）以及外用盐酸多塞平，薄涂 3 ～ 4 次 /d，可缓解局部瘙痒。

含苯佐卡因、利多卡因或丁卡因的局部麻醉药能暂时缓解症状，可自行购买使用，但注意会出现不耐受和过敏反应。

外用和系统性抗组胺药也可以缓解瘙痒。患者可以买到各种剂型的外用抗组胺药（美吡拉明和安他唑啉），能暂时缓解局部症状。一般来说，非镇静口服抗组胺药在白天服用，镇静的在夜间服用。H_1 受体拮抗剂西替利嗪、左西替利嗪、地氯雷他定和非索非那定可在白天使用，在夜间可使用羟嗪。H_2 受体拮抗剂（雷尼替丁和西咪替丁）可在耐药病例中与 H_1 受体拮抗剂一起使用。

肛门／外阴瘙痒的治疗

应每日清洗瘙痒部位，但避免过度清洗。乳化软膏可替代肥皂。患者应避免使用含香精、色素或药物的厕纸或湿巾。液状石蜡或锌霜可以作为屏障软膏，防止肛门漏或阴道分泌物刺激皮肤。弱效外用皮质类固醇激素可以帮助减少炎症和瘙痒。如果症状持续，应该去皮肤科就诊，可行斑贴试验（接触性皮炎）或进行皮肤活检（肿瘤、硬化性苔藓或扁平苔藓）以诊断瘙痒的诱因。

延伸阅读

Rudikoff, D., Cohen, S.R., and Scheinfeld, N. (2014). Atopic Dermatitis and Eczematous Disorders. CRC Press.

第 5 章 | 荨麻疹与血管性水肿

Rachael Morris-Jones
Guy's and St Thomas' NHS Foundation Trust, London, UK

概述

· 定义及病理生理学机制；血管舒张剂的作用。

· 分型。

· 不同类型荨麻疹的临床表现。

· 非物理性荨麻疹的病因和辅助检查。

· 治疗和处理办法。

一、简介

荨麻疹是指短暂的皮肤瘙痒肿胀，常表现为风团或血管性水肿，是由皮肤表层水肿引起的界限清楚的红斑性病变。可能与过敏反应、感染或物理刺激有关，但在大多数患者中找不到病因。荨麻疹可能与血管炎（荨麻疹性血管炎）、类天疱疮或疱疹样皮炎相关，或是这些疾病的最初表现。

相比之下，血管性水肿通常表现为疼痛而不是瘙痒，是影响皮肤深层的弥漫性肿胀。血管性水肿可以迅速发生，并波及黏膜。喉头水肿是最严重的并发症，可能危及生命。遗传性血管水肿是一种罕见病，表现为反复出现严重的皮下水肿、黏膜肿胀和全身症状。

荨麻疹是一种常见的皮肤病，20% 的人一生中总会发生一次。荨麻疹可以是一过性的或慢性反复发作，通常有自限性，抗组胺药能控制病情。预后因病因而异，但慢性自

发性荨麻疹（chronic spontaneous urticaria，CSU）的症状可持续数年。

二、病理生理学

嗜碱性粒细胞和肥大细胞受到刺激后，释放组胺、缓激肽和促炎介质，引起荨麻疹。脱颗粒释放的化学物质会导致毛细血管和小静脉通透性增加，导致组织水肿。荨麻疹可通过免疫球蛋白 E（IgE）和两个相邻 IgE 受体交叉连接介导，或补体介导（导致肥大细胞直接脱颗粒），或外源或未知物质直接刺激肥大细胞产生。在慢性荨麻疹患者中，组胺可以自发释放或未受到特异性刺激后释放，其血管对组胺更敏感。

三、病史采集

详细的病史记录对于荨麻疹和 / 或血管

性水肿患者的诊断非常重要，因为医生常看不到临床症状。要询问病变、皮疹和肿胀的发生、持续时间和病程。荨麻疹可非常痒，血管性水肿通常很痛。荨麻疹患者主诉瘙痒或皮疹持续数分钟或数小时（通常不到 24小时），症状缓解后在皮肤上不留下任何痕迹。血管性水肿患者可能主诉面部肿胀，尤其是眼睑、口唇和舌头，可能持续数小时或数日。

若皮疹持续超过 24 小时，伴疼痛，皮疹消退后有瘀痕，则更可能是荨麻疹性血管炎（图 5.1），而不是普通荨麻疹（图 5.2）。

在出现皮疹或肿胀之前患者可能会感到不适，很少会发生严重的过敏反应。要询问是否有相关的呼吸困难。努力寻找在症状出现之前的诱发因素，特别要询问饮食（是否有恶心或呕吐）、运动、冷热刺激、阳光照射、服药或输液、接触乳胶、昆虫叮咬、动物接触、物理刺激、感染、家族史以及既往身体状况（图 5.3 和图 5.4）。

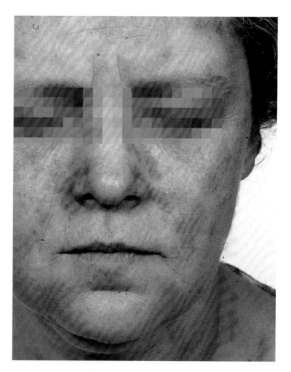

图 5.2　普通荨麻疹

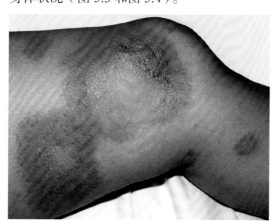

图 5.1　荨麻疹性血管炎伴瘀痕

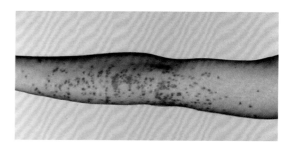

图 5.3　褐毛虫蛾引起的荨麻疹

四、荨麻疹的分类

根据症状持续时间是否少于或超过 6 周，可分为急性或慢性荨麻疹。另一种方法是根据诱因对荨麻疹进行分类，但 50% 的病例没有明确病因（特发性）。因此，荨麻疹可大

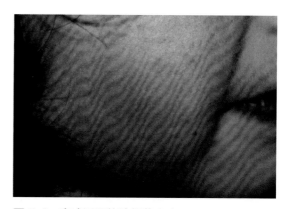

图 5.4　寒冷诱导的脸颊荨麻疹

致分为普通或自发性（急性 / 慢性）荨麻疹、接触过敏性荨麻疹、胆碱能性荨麻疹、物理性荨麻疹或荨麻疹性血管炎（框 5.1 和框 5.2）。

框 5.1　**非物理性荨麻疹的诱因**

- 食物过敏：鱼、蛋、奶制品、坚果和草莓
- 食品添加剂：柠檬黄染料和苯甲酸钠
- 水杨酸盐：药物和食物
- 感染：病毒、细菌和原虫
- 系统性疾病：自身免疫、结缔组织病和癌症
- 接触性荨麻疹：肉、鱼、蔬菜和植物
- 丘疹性荨麻疹：常继发于昆虫叮咬的持续性荨麻疹
- 空气变应原：花粉、屋尘螨和动物皮屑

框 5.2　**物理性荨麻疹的诱因**

- 热
- 阳光
- 冷
- 压力
- 水

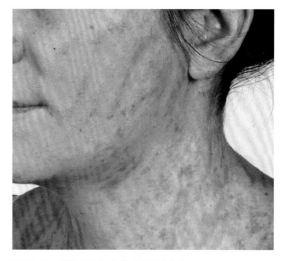

图 5.5　普通荨麻疹伴皮肤划痕症

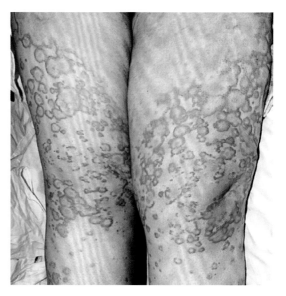

图 5.6　环状荨麻疹

五、普通荨麻疹

这是荨麻疹最常见的形式，其特征是可出现于皮肤任何部位的一过性风团，伴或不伴血管性水肿（图 5.2 和 5.5）。病变可呈丘疹状、环状（图 5.6）甚至丝状。荨麻疹病变本身仅持续数分钟至数小时，并可能在 6 周内复发，是为急性荨麻疹，也可转为慢性荨麻疹（病程 > 6 周）。在 50% 的普通荨麻疹患者中，没有发现潜在疾病。急性荨麻疹的可能诱因包括感染、疫苗接种、药物和食物。一般来说，荨麻疹发作的持续时间越久，越难确定其诱因，这被称为慢性自发性荨麻疹。

六、胆碱能性荨麻疹

胆碱能性荨麻疹患者好发于 10 ~ 30 岁，通常在洗热水澡或运动后出现。患者主诉红斑和烧灼性瘙痒，继而产生大面积荨麻疹。

皮损为针尖大小的风团，周围有红晕。潜在的触发因素尚不完全清楚，但缺乏 α_1-抗胰蛋白酶可能易患荨麻疹，汗液刺激对皮损的出现有一定作用，运动后皮损处血清组胺水平提高后。防止过热出汗有助于减少荨麻疹发生的频率和严重程度。

一种更罕见的胆碱能性荨麻疹是由于暴露在寒冷中引起的。患者主诉在寒冷天气暴露的皮肤上会出现荨麻疹，手握着吃冷饮料后，口唇、舌或手会出现肿胀，在室外游泳池游泳后出现大面积的皮肤反应。患者应避免在冷水中游泳和摄入冰冷饮，以避免过敏反应甚至死亡。

七、日光性荨麻疹

日光性荨麻疹是一种罕见的疾病，是由阳光引起的急性荨麻疹爆发。患者主诉在紫外线或人工光源照射 30 分钟内，皮肤暴露部位有刺痛、灼烧和瘙痒。当光照停止时，病变迅速消失（几分钟到几小时内）。光敏性药疹也可以以类似的方式出现，所以，要详细地了解患者的药物史。日光性荨麻疹需与卟啉症（病灶消退后留下瘢痕）和多形性光疹（病灶需要数日到数周才能消退）鉴别诊断。日光性荨麻疹发生的病理生理学机制尚不清楚，目前认为是由抗原介导产生的，因为血清转移可在无症状对照组中诱发类似症状。光照测试可确诊。日光性荨麻疹的治疗非常有挑战性，但避免阳光照射有助于避免发病。

八、压力性荨麻疹

荨麻疹性风团发生在皮肤受压部位，特征是腰区周围（衣服）、肩膀（背包）、足底（走路）、手部（使用工具或举重）、臀区（坐着）和生殖器（性交）。荨麻疹皮疹可立即发生，也可延迟长达 6 小时（迟发性压力性

荨麻疹），病变可在数日内消退。症状通常多年反复出现。发病原因尚不明确，有些研究认为是组胺的作用，但患者对抗组胺药的反应比其他形式的荨麻疹要小。目前多认为嗜酸性粒细胞和白细胞介素在病变过程中起到一定作用。辅助检查包括压力挑战测试。氨苯砜或孟鲁司特治疗有效。

九、血管性水肿

患者表现为肿胀，伴或不伴荨麻疹，在皮损数小时内发展，需要数日才能缓解。血管性水肿导致皮下组织（图 5.7）和 / 或黏膜处界限清楚的肿胀，其原因是血管通透性增加。应详细记录患者的用药史，因为药物过敏（血管紧张素转换酶抑制剂、非甾体抗炎药、安非他酮、他汀类药物或质子泵抑制剂）可能是致病因素。喉头水肿是最严重的并发症，最好由急诊科专家处理。

遗传性血管性水肿常见于年轻人，表现为反复发生的严重的皮肤和黏膜水肿。炎症、皮肤紧绷和疼痛是其主要表现。患者可能会出现相关的胃肠道症状和危及生命的喉头水肿。遗传性血管水肿是由 C_1（酯酶）抑制剂缺乏引起的。血清补体 C_4 水平在发作后较低。丹那唑可用于降低发作频率和严重程度，可在择期手术前使用新鲜冷冻血浆，以避免水肿。

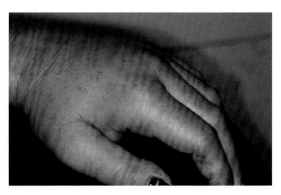

图 5.7　手部血管性水肿

十、系统性辅助检查

详细询问病史和体格检查后，大多数患者不需要进一步的辅助检查。如果怀疑食物过敏，可以让患者记饮食日记，特别是荨麻疹反复发作或不定期发作时。可用坚硬的物体（如笔的末端）用力划皮肤来诱发皮肤划痕症（组胺过度释放导致风疹和红晕），在物理性荨麻疹中多为阳性（图 5.8）。

如果怀疑有荨麻疹血管炎，可行皮肤活检。可用普通利多卡因进行局部麻醉（因为肾上腺素可导致肥大细胞释放组胺）。荨麻疹的组织学表现为皮肤水肿和血管扩张。在荨麻疹血管炎中，有淋巴细胞、多形细胞和组织细胞浸润。

对可疑食物等有较严重反应的患者，应检查变应原特异性 IgE 抗体，或行皮肤点刺试验（不适用于过敏患者），有助于确定特定的变应原。此外，可在专科中心进行 I 型快速超敏斑贴试验，以诊断接触性荨麻疹。

若怀疑遗传性血管性水肿，检查补体 C_3 水平和 C_1 酯酶，通常这两者水平会较低。

若怀疑是冷热刺激引起的荨麻疹，可让患者运动 5 分钟，或将冰块置于皮肤上 20 分钟，看是否引起皮疹。物理性荨麻疹可由皮肤的强烈压力引起（皮肤划痕症）。日光性荨麻疹可以在皮肤中心使用太阳能模拟器进行检查。

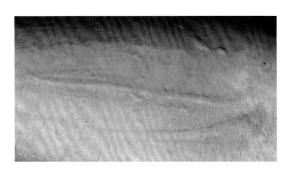

图 5.8　皮肤划痕症

十一、系统性治疗

通常患者可以自己观察到荨麻疹的触发因素，特别是食物、药物和昆虫叮咬，并知道该如何避免。治疗的目的是消除荨麻疹。抗组胺药是治疗和预防荨麻疹及血管性水肿的主要药物。患者可以自行购买抗组胺药（西替利嗪、氯雷他定或氯苯胺）来控制自己的症状。

对于严重顽固的荨麻疹，医生可使用高剂量（常用剂量的 2 ~ 4 倍）单一药物治疗，如 11 岁及以上可用非索非那定 180mg，2 ~ 11 岁患者给与 30mg，2 次 /d。也可使用 H_1 受体拮抗剂（地氯雷他定、左旋西替利嗪、特非那定或羟嗪）加 H_2 受体拮抗剂（雷尼替丁或西美替丁）和白三烯受体拮抗剂（孟鲁司特或扎非卡特）来控制症状。根据症状的发生频率，可以预防性每日用药或间歇服用抗组胺类药物。

在妊娠期间，可使用氯苯那胺、氯雷他定或西替利嗪。

非常严重的皮疹需要口服皮质类固醇激素，尤其是荨麻疹血管炎或血管水肿。但是，研究发现，口服泼尼松龙后，抗组胺药物缩短荨麻疹的持续时间的效能不会增强。

若患者有严重的荨麻疹或血管性水肿，导致呼吸困难并危及生命，可携带预先组装的注射器（Epipen® 或 Anapen®），必要时肌内注射肾上腺素（300 ~ 500μg）。保证患者气道通畅至关重要，确定安全后，可由医生根据患者情况给予氧气，必要时可以进一步使用肌内或静脉注射肾上腺素。

奥马珠单抗的 Ⅲ 期临床试验显示，每 2 ~ 4 周皮下注射 150mg，持续 9 ~ 12 个月，可使 H_1 受体拮抗剂治疗无效的患者症状好转。对于 CSU 和慢性诱导性荨麻疹（CindU），该药物都很有效。治疗 9 个月后，83% 的 CSU 和 70% 的 CindU 患者症状完全缓解，有些患者在第 1 次服药后症状即可缓解，而有些患者是在停药后症状缓解。

延伸阅读

http://www.allergy-clinic.co.uk/urticaria.

Kartal, S.P. and Kutlubay, Z. (2017). A Comprehensive Review of Urticaria and Angioedema. InTechOpen. Angioedema. InTechOpen.

Zuberbier, T., Grattan, C., and Maurer, M. (2010). Urticaria and Angioedema. Heidelberg: Springer.

| Chapter 6 | **Skin and Photosensitivity** |

第6章 | 皮肤的光敏性

John S. Ferguson
St John's Institute of Dermatology, Guy's and St. Thomas' Hospitals, London, UK

概述

· 光皮肤病学是研究非电离辐射对皮肤影响的一门学科。

· 紫外线波长光子可直接损伤 DNA，并产生"活性氧"，对 DNA、RNA、氨基酸、蛋白质和脂质造成间接损伤。这种损伤会引起皮肤的急性和慢性改变。

· 色素较少的皮肤类型更容易被晒伤。如果暴露在足够的紫外线下，任何皮肤类型都可能被晒伤。

· 长期日晒会导致"晒伤"，有时还会导致皮肤癌（详见第 22 章和第 23 章）。

· 遗传性疾病，如白化病和着色性干皮病患者，特别容易受到紫外线伤害。

· 光防护：行为、衣物和使用防晒霜对患有光敏性和光加重型皮肤病的患者来说尤为重要。

一、紫外线辐射

紫外线（UV）占穿透地球大气层的所有光线的 5%，95% 为可见光和红外线（图6.1）。众所周知，紫外线 A（UVA）和紫外线 B（UVB）可引起皮肤损伤，紫外线 C（UVC）被臭氧层过滤掉。在赤道附近和高海拔地区紫外线强度最大。其他环境因素如季节、天气和一日中的不同时间也会影响紫外线的强度。紫外线可被水（15%）、雪（80%）和沙子（25%）反射。

UVA 光子的波长较长（315 ～ 400nm），能量更低，能更深入地渗透到皮肤中。UVA 全年都在恒定水平上持续存在。UVA 可以通过玻璃，使皮肤被晒黑。UVA 能产生

"活性氧自由基"，从而导致 DNA、RNA、氨基酸、蛋白质和脂质损伤。

UVB 光子的波长较短（280 ～ 315nm），携带高能量。当 UVB 照射 DNA 时，可引起突变，从而导致角质形成细胞凋亡。当这种情况同时发生在多个角质形成细胞时，称为"晒伤"。UVB 引起的部分损伤会得到修复，但最终积累的皮肤干细胞突变是导致皮肤癌的主要原因。

在自然界，UVC 光子（100 ～ 280nm）不会出现在地球表面，波长很短，对所有细胞生命的破坏力强，包括人类皮肤。

UVA 和 UVB 可引起的皮肤免疫抑制，用于治疗许多常见的皮肤损伤，如银屑病和湿疹。UVC 用于水的消毒和其他清洁技术。

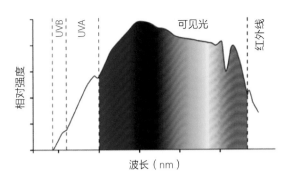

图 6.1 紫外线、可见光和红外辐射

引自：经许可转载（R. Sarkany 2017）。

二、皮肤色素沉着与 Fitzpatrick 皮肤分型

皮肤对紫外线的生理耐受性取决于几个因素，包括紫外线强度、肤色和皮肤硬化。Fitzpatrick 皮肤分型是 1975 年由 Thomas Fitzpatrick 提出的一种对皮肤分类方法，基于高加索人和西班牙裔患者经光照后是产生红斑还是色素沉着而创立，起初只包括 4 种较浅的皮肤类型，但后来增加了较深的皮肤类型 V 和 VI。皮肤类型也与皮肤癌风险相

关，可用于确定接受光疗的患者的起始剂量。红发患者几乎都是 I 型皮肤，VI 型皮肤患者通常是深棕色头发。红色素、黑色素对紫外线和自由基的吸收能力比棕色素差。I 型皮肤者患皮肤癌的风险比深色皮肤病患者高得多。VI 型皮肤具有相当于防晒系数（Sun Protection Factor，SPF）14 的紫外线防护（见框 6.1）。

三、眼皮肤白化病

控制黑色素合成、分布和降解的基因突变可引起一组遗传性疾病，导致皮肤、头发以及眼睛色素丧失。眼皮肤白化病是一种常染色体隐性遗传病，其特征是出生时黑色素很少或缺乏。眼皮肤白化病可影响皮肤、头发和眼色素沉着，导致阳光引起的皮肤变化、畏光、眼球震颤和视力下降。

眼皮肤白化病传统上分为两型：酪氨酸酶阳性和酪氨酸酶阴性，取决于酪氨酸酶是否缺乏或功能失调。根据特定的基因突变还可以分为许多亚型。应由皮肤科医生和眼科医生对新生儿期进行评估。家长也可以咨询

框 6.1　**确定皮肤类型的调查问卷**

问题 1：几个月没有晒太阳，夏天第一次中午的时候在户外待了大约 1 小时，没有防晒霜，你的皮肤会怎么样？会变成粉红色 / 红色、发炎、疼痛或发痒吗？

问题 2：在接下来的 7 日里，会不会出现皮肤晒黑或肤色变暗的情况？

皮肤类型	反应	对 Q1 和 Q2 的应答
I	通常会被晒伤，而不会晒黑	24 小时皮肤烧伤疼痛，7 日无晒黑
II	轻微疼痛，易晒伤，轻微晒黑	24 小时皮肤烧伤疼痛，7 日轻微晒黑
III	轻度灼伤，皮肤刺激、疼痛或发痒，光照部位中度晒黑或皮肤变暗	24 小时皮肤发痒，7 日中度晒黑或稍暗
IV	暴露在阳光下的皮肤会产生轻微的皮肤刺激、压痛或瘙痒，继而变成深褐色或者更黑	24 小时无皮肤刺激、压痛或瘙痒，7 日肤色变深或变黑
V	在温和的气候条件下，阳光照射下的皮肤偶尔会出现皮肤刺激、压痛或瘙痒，会变得更黑	同上
VI	在温和的气候条件下，暴露在阳光下的皮肤没有刺激、压痛或瘙痒，没有明显的肤色变化	同上

遗传学专家。对于这类患者防晒至关重要，可以穿防护服，每日涂抹防晒霜（广谱）阻挡 UVA 和 UVB 光，有些还需要补充维生素 D。应定期进行皮肤检查，以确定是否有日晒损伤或皮肤癌的迹象。

其他与皮肤色素缺失相关的遗传病包括斑驳病、苯丙酮尿症、结节性硬化症、Waardenburg 和 Apert 综合征。

光线性皮肤病

光线性皮肤病包括光敏性皮肤病和光照加重性皮肤病。两者都是紫外线甚至是可见光引起的皮肤异常反应。大多数光敏性皮肤病是由紫外线和可见光引起的异常免疫反应，包括多形性日光疹（PMLE）、光化性痒疹、慢性光化性皮炎（CAD）、日光性荨麻疹和水疱状湿疹；有些光敏反应是由药物、植物或代谢物的光毒性引起的，如卟啉症；有些光线性皮肤病是由遗传缺陷直接引起的，例如色素性干皮病；另一些是光过敏，如光接触性皮炎。

光照加重性皮肤病是指暴露在紫外线下会使皮肤情况恶化的皮肤病。如皮肤红斑狼疮、皮肌炎、单纯疱疹、Darier 病、糙皮病，以及一些酒渣鼻和湿疹病例。其中一些在本书的其他章节也会提到。癌前病变和癌变也会由紫外线引起，这些在其他章节（第 22 章和第 23 章）有详细的讨论。

病史采集和体格检查

如果怀疑患者患有光线性皮肤病，特别要询问既往皮肤病史及其与阳光照射的关系。一部分患者若不暴露在强烈的阳光下，则不会出现症状，而另一些患者即使在低紫外线指数的日子也可能会出现症状。病史采集时要询问季节变化或在窗户玻璃附近是否会引起发病，找出紫外线照射后症状出现的时间、持续时间和频率。更重要的是询问急性发作后是否留下瘢痕，是否有皮肤疼痛、灼热或是发痒，既往是否有皮肤病。

对光线性皮肤病患者体格检查时可见暴露在阳光下的皮肤受损，尤其是面部、颈区、手臂和手背以及小腿。通常不受阳光直射的部位不会产生皮损，如臀区、耳后和下巴下面。另外，如果表带下皮肤正常，也提示光敏性皮肤病。

四、着色性干皮病（XP）

着色性干皮病（xeroderma pigmentosum，XP）是一种常染色体隐性遗传病，是由核苷酸切除修复蛋白功能失调导致的。这些高度保守的基因存在于所有的活细胞中，编码蛋白质用于修复遗传密码。

着色性干皮病患者通常在出生后的 2 年内发病，延迟发病者可能会表现为晒伤反应严重且持久。患者表现出现紫外线加速皮肤损伤的迹象，最初为过早的出现雀斑，继而出现皮疹、皮肤老化和早期肿瘤形成。有些皮肤的癌变在 10 岁之内就已经开始，随着年龄的增长，可发展为多种皮肤癌，如黑色素瘤、鳞状细胞癌和基底细胞癌。患者的寿命会很短。眼科问题包括畏光、角膜炎、干眼症、角膜混浊和翼状胬肉形成。神经系统特征包括智力低下、耳聋和共济失调。XP非常罕见，每 25 万人中仅有 1 人发病。

目前，对这些患者的治疗仍然侧重于早期诊断和严格的防晒，穿戴光防护服、宽边帽、太阳镜和使用广谱防晒霜。对患者父母的支持以及教会他们应该如何与学校合作至关重要。可以从 XP 网站找到有用的信息（http://xpsupportgroup.org.uk）。

未来可以通过基因治疗来纠正 DNA 损伤。

变异性色素性干皮病

这种色素性干皮病的"形式"在晚年出现，没有过度的晒伤反应或神经系统受累。患者也可有多发性皮肤肿瘤，但比典型的 XP 发病要晚得多。该病是由 POLH 基因突变引起的，POLH 基因不是核苷酸切除修

复基因，而是一种"跨损伤合成"基因。与
NER 蛋白不同，POLH 蛋白能够修复复制过
程中被紫外线损伤的 DNA。

Cockayne 综合征和毛发硫营养不良也是
导致 DNA 修复缺陷的常染色体隐性遗传病。
Cockayne 综合征的特征是光敏性、身材矮小、
学习困难、眼和神经系统异常。毛发硫营养
不良表现为慢性光敏性皮肤病和鱼鳞病。患
者的毛发脆弱，在光学显微镜下显示出特有
的"虎尾"条纹。

卟啉症

卟啉症是卟啉异常升高导致的。卟啉是
血红素代谢过程的中间分子，这种卟啉的增
高会导致皮肤、肝脏及脑脊髓交感神经系统
异常。卟啉症是一种遗传病，一般在出生后
不久即发病，但是最常见的卟啉症是由肝脏
损伤引起的，也有遗传倾向。卟啉症患者对
波长 400 ~ 440nm 的紫外光敏感，因此，不
能用传统的防晒霜来防止皮肤灼伤。大多数
卟啉都会发出橙色或红色的荧光，可利用这
一特征在实验室中区分不同类型的卟啉。

迟发性皮肤卟啉病（porphyria cutanea
tarda，PCT）是欧洲最常见的卟啉症类型。
患者表现出典型的光敏性（图 6.2）。光照部
位的皮肤脆弱，产生水疱，水疱愈合后会留
下瘢痕、色素改变和粟粒疹，尤其是面部和
手背。患者可能出现面部多毛和甲剥离。大
多数 PCT 患者并不知道他们的症状是由光引
起的。最常见于 40 岁以上饮酒过量的男性。
PCT 患者罹患肝细胞癌的风险增加。尿样在
用 woods 灯检查时发出红色荧光。

红细胞生成性原卟啉症（erythropoietic
protoporphyria，EPP）是最常见的遗传性卟
啉病，主要特征是疼痛，强烈的阳光照射几
分钟后即可出现皮肤灼痛感或刺痛感，且非
常严重。该病通常在儿童时期发病，询问父
母时，多会陈述婴儿在户外或玻璃窗户附近
哭泣。随着时间的推移，会出现指节皮肤增
厚，患者的脸颊区形成线性瘢痕（图 6.3）。

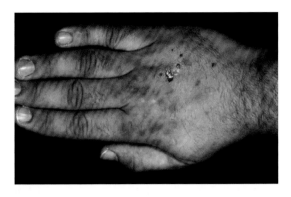

图 6.2　迟发性皮肤卟啉病

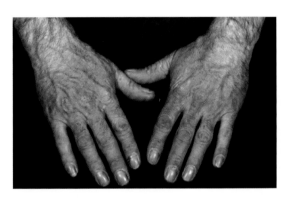

图 6.3　红细胞生成性原卟啉症

所有皮肤卟啉症患者都应做到真正防
晒。可使用反射可见光的防晒霜（Dundee
霜），并在玻璃窗上贴有色薄膜。对于 PCT
患者来说，特别重要的是要避免诱发灼伤。
对于 PCT 血色素沉着症患者，可行静脉切开
放血治疗，避免饮酒和口服避孕药或激素替
代治疗（HRT）。对 EPP 患者，可行 UVB
光疗用于皮肤硬化。黑素肽（Melanotide）
是一种新药，可能对 EPP 患者有效。任何疑
似卟啉症患者都应到专科医院就诊。

五、引起光敏性的药物

局部和系统性药物均可导致光敏性皮疹
（详见第 7 章）（图 6.4）。紫外线或可见光与
化学物质的结合会导致皮肤反应。虽然大多
数药物在紫外线范围内可被吸收，但仍有少
数会对皮肤产生破坏作用。

可能出现的反应包括：光毒性——类似晒伤；光过敏性——皮炎；假性卟啉症——起疱和皮肤变薄；亚急性红斑狼疮——红斑和鳞屑；多形性红斑——靶向性炎症；苔藓样反应——红斑、丘疹和炎症后色素沉着；糙皮病——色素沉着和鳞屑。其中最常见的是光毒性，它占到了光过敏性药物反应的90%。光毒性有多种形式，在波长、发病时间和临床表现方面具有药物特异性。与药物光毒性有关的最常见波长是 UVA，UVB 和可见光波长也可引起。

光过敏是一种罕见的表现，多是由于外用药物直接应用于皮肤后，在紫外线的照射下产生。最常见的光变应原是防晒霜和香水。光过敏患者在存在 UVA 的情况下出现斑贴试验阳性。

在发生严重光敏性药物反应时，应尽快停止用药，并找到无光毒性替代品。在无替代品的情况下，必须采用细致的光防护措施（表 6.1）。

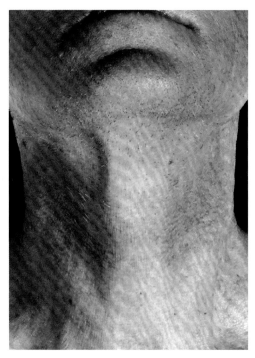

图 6.4 光敏性药疹，表现出典型的"光毒性"或过度晒伤反应，下巴以下无皮损

表 6.1 常见光敏药物及相关特征

药物	初始反应	备注
噻嗪类药物	过度晒伤	急性晒伤，发展为光暴露性皮炎。有时会发生狼疮样反应和假性卟啉症
胺碘酮	急性刺痛，延迟产生红斑	皮肤金棕色或石板灰色。有时会引起假性卟啉症
奎宁	过度晒伤	可发生亚急性皮肤红斑狼疮(subacute cutaneous lupus erythema-tosus, SCLE)；色素缺失
非甾体抗炎药（NSAIDs）	急性刺痛，延迟产生红斑	有时患者会出现假卟啉样反应，尤其是对萘普生
卡马西平	过度晒伤	
维 A 酸	过度晒伤	光毒性病变通常在几周后恢复
四环素（强力霉素）	过度晒伤	可引起灰色素沉着和假斑疹
钙通道阻滞药（硝苯地平）	过度晒伤	暴露部位毛细血管扩张
氯丙嗪	过度晒伤	会导致石板灰色素沉着。很少用于抗精神病
B-Raf 抑制剂（vemurafenib）	过度晒伤	适当避光或用 dabrafenib 替代
呋塞米	过度晒伤	引起假性卟啉症
伏立康唑	过度晒伤	长期使用可能导致皮肤鳞状细胞癌
补骨脂素	红斑延迟产生(3～5日)，偶有水疱及色素沉着	用于 PUVA 治疗
光卟啉 / foscan	急性刺痛，延迟产生红斑	用于光动力疗法，可见光波长引起急性假性卟啉症

植物日光性皮炎

植物日光性皮炎是一种急性起病的水疱性皮疹，由光敏植物材料与皮肤接触加上UVA 照射引起（图 6.5）。这是一种光毒性反应，不需要事先接触植物。好发于儿童与农民，因为他们经常进行户外活动。相关的植物包括蓝草、芸香、毒常春藤 / 橡树、芹菜、峨参、大猪草、佛手柑、酸橙和其他柑橘类水果。皮疹通常在接触植物后几个小时内出现。

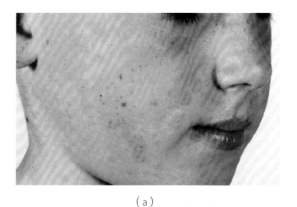

（a）

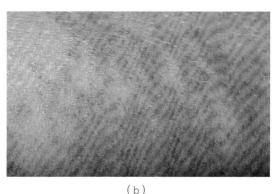

（b）

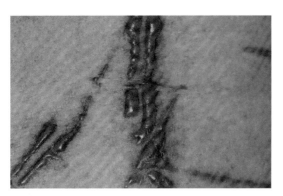

图 6.5 酸橙汁引起的植物日光性皮炎

图 6.6 （a）多形性日光疹（PMLE）；（b）丘疹和红斑疹

六、光敏性疾病

多形性日光疹（polymorphous light eruption，PMLE）

PMLE 常见于早春和夏季，阳光照射后，在暴露部位出现瘙痒性红斑丘疹。皮疹有时会伴有灼热感，常累及颈区、前臂和腿部等。除儿童外，长期暴露的部位通常不会受到影响。皮损形态不同，可为丘疹、斑块、小疱、水肿、多形性红斑，甚至是出血（图 6.6）。皮疹在阳光照射后 30 分钟至数小时内出现，在 1 ～ 14 日内消退，不留瘢痕。

该病在女性中比男性更为常见，好发于30 岁之前。在远离赤道的地区更为普遍，可以累及任何皮肤类型。

有人认为，PMLE 的发病机制可能是日光照射皮肤产生的内源性变应原所致。在正常受试者中，UVB 照射产生潜在的免疫抑制反应以及晒伤，但在 PMLE 中，这种免疫抑制反应不存在。PMLE 多与红斑狼疮有关，部分 PMLE 患者抗核抗体（ANAs）阳性。

PMLE 的治疗包括避免阳光照射，涂抹防晒霜，严重者可局部使用或口服糖皮质激素。在次年阳光照射加强前，可使用 PUVA（口服补骨脂素加 UVA 照射）或 TL-01（窄波段 UVB）进行一个疗程的脱敏治疗。

光敏性荨麻疹

光敏性荨麻疹是一种相对罕见的光过敏性皮肤病，表现为在阳光或人工光源照射皮肤几秒钟至最多 15 分钟后，迅速出现瘙痒、刺痛性红斑和荨麻疹。通常患者可以回忆起光敏性荨麻疹发生的确切日期和时间。皮疹短暂，在避光后几分钟或数小时内就可以消退。多由 UVA 和可见光引发，但 UVB 也可引起反应。该病被认为是由光修饰的皮肤抗原介导的。日光模拟器和单色仪光测试可确诊。光敏性荨麻疹皮肤变得脆弱，且难以治愈。患者需避开阳光，长时间会造成性格孤僻。可使用防晒装备、防晒霜、抗组胺药和 TL-01（窄带 UVB）光疗进行防护和治疗。常规治疗失败者，可使用像奥马苏单抗这样的抗 IgE 药物。

慢性光化性皮炎（chronic actinic dermatitis，CAD）

CAD 好发于中老年男性，表现为皮肤瘙痒、片状剥脱、红斑性皮疹等，常出现于面、脖颈后区和 V 形区以及手背（图 6.7）。CAD 在夏季更严重，但在整个冬季也经常持续存在。单色仪光测试可以检测 UVB，UVA 和可见光中的哪种光源引起皮损。斑贴试验和光斑贴测试可以识别多种相关的接触致敏原，如菊科植物（雏菊科）、香水、防晒霜和树脂（松树）等。除了过敏引起发病者，应鼓励患者全年防晒。除此以外，还可像湿疹一样，使用外用皮质类固醇激素和润肤霜。有些患者可能需要系统性使用皮质类固醇激素治疗，必要时使用甲氨蝶呤、硫唑嘌呤、环孢素 A 等。

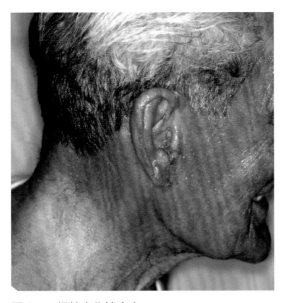

图 6.7 慢性光化性皮炎

防晒装备和防晒霜

应根据患者的 Fitzpatrick 皮肤类型、个人皮肤癌史和相关诊断，制订适当的防晒方案。Ⅰ 型和 Ⅱ 型皮肤的患者比 Ⅴ 型或 Ⅵ 型皮肤更易发生皮肤灼伤和皮肤癌。尤其要注意多发性痣、癌前病变和光敏性皮肤的患者。

防晒不仅仅是涂抹防晒霜，更应养成良好的防晒习惯，如在上午 11 点到下午 3 点之间避免阳光直射，坐在阴凉处，穿防护服（布料细密，颜色越深，越有利于防晒），戴宽边帽和护目镜等。使用防晒霜也可以降低高危人群光线性角化病、鳞状细胞癌和黑色素瘤皮肤癌的发病率。

大多数防晒霜包装上标明的防晒指数（SPF）表示对 UVB 的防护程度。SPF 是指，使用 $2mg/cm^2$ 的防晒霜后，若要达到皮肤损伤需要增加的紫外线倍数。如，SPF 30 能使人在阳光下停留的时间比不涂防晒霜的人长 30 倍而不会灼伤。SPF 的等级为 2 ~ 50。UVA 防护等级用"星级"表示。防护等级以 0 ~ 5 颗星表示，其中 5 颗星表示最高防护等级，0 颗星表示最低防护等级。星级表示的是太阳吸收 UVA 辐射百分比与 UVB 对比。推荐使用 SPF 30，UVA 防护等级为四星或五星的防晒霜。

防晒霜有两种类型：无机型和有机型。无机防晒霜涂抹在皮肤上后不透明，使用者接受度不高，但却是高效和低敏的。无机防晒霜的原理是反射和分散紫外线。它们含有微小的二氧化钛微粒（用于防护 UVB）和氧化锌微粒（用于防护 UVA）。有机防晒霜更易引起皮肤刺激和过敏，但不太明显。传统的有机防晒霜通常含有肉桂酸盐和对氨基苯甲酸（PABA）的混合物，以吸收 UVB 为主，SPF 高。新型广谱的有机防晒霜，如阿伏苯宗（帕索）和双乙基环氧乙烷甲氧基苯酚三嗪（Tinosorb S）可吸收光谱中的 UVB 和 UVA。

建议患者增加涂抹防晒霜的频率及用量

（最好 2 次 /d）。尽管厂商建议使用 2mg/cm^2 左右的剂量，但实际上，我们大多数人使用的剂量只有这个的 1/4。此外，我们发现很难频繁或均匀涂抹防晒霜。同时，防晒霜也会被衣物擦掉。尽管防晒霜的使用有局限性，仍是抵御皮肤癌的重要手段，对光敏性皮肤病患者至关重要。特别是在高危人群中，应鼓励他们更广泛的防晒。

七、维生素 D 水平与防晒

在过去的 10 年里，医生们一直认为维生素 D$_3$ 缺乏可能与多种疾病的发生有关，如多发性硬化症、哮喘、1 型糖尿病和恶性肿瘤，包括黑色素瘤。众所周知，维生素 D$_3$ 缺乏还与儿童佝偻病和老年患者骨质疏松症有关。一些医生认为紫外线还可以带来其他好处，如改善血压。由于 90% 的人体维生素 D$_3$ 是只有在存在 UVB 的情况下在皮肤中产生的，所以对是否应该防晒一直存在争议。如何能既避免晒伤和皮肤癌，又能确保患者获得足够水平的维生素 D 呢？

虽然要维持正常的维生素 D 需要足够的光照，但数据表明，在相对较短的阳光照射后，25– 羟基维生素 D 就可以达到足够的水平。对加那利群岛和西班牙度假胜地度假的患者进行系列研究，结果表明，尽管防晒霜可以降低维生素 D 水平，但减少并不显著，且很容易达到维持健康的水平。虽然完全避光和持续使用防晒霜会限制维生素 D 的产生，但这种细致的行为并不是谁都能做到。事实上，防晒经常是局部的和间断的。冬季需口服维生素 D$_3$ 补充剂，以避免维生素 D 产生过低，但在夏季，防晒霜不太可能阻碍维生素 D 的产生，应该继续鼓励做好防晒。当必须避免阳光照射时（如 XP 患者），并且患者确实出现常年低维生素 D，补充维生素 D 是避免阳光照射的简单方法。

参考文献

Sarkany, R. (2017). Sun protection strategies. Medicine 45 (7): 444–447. https://doi.org/10.1016/j.mpmed.2017.04.009.

延伸阅读

Collignon, L.N. and Normand, C.B. (2010). Photobiology: Principles, Applications and Effects. New York: Nova Science Publishers.

Ferguson, J. and Dover, J.S. (2006). Photodermatology. London: Taylor & Francis.

Lim, H.W., Honigsmann, H., and Hawk, J.L.M. (2007). Photodermatology (Basic and Clinical Dermatology). New York: Informa Healthcare.

Sarkany, R.P. (2008). Making sense of the porphyrias. Photodermatology, Photoimmunology and Photomedicine 24 (2): 102–108. https://doi.org/10.1111/j.1600-0781.2008.00336.x.

第 7 章 | 药疹

Sarah Walsh
Dermatology Department, King's College Hospital, London, UK

概述

- 药物产生的皮肤不良反应很常见，占所有药物不良反应的三分之一。
- 药物可通过多种方式引起皮肤不良反应：改变正常皮肤功能；加重现有皮肤病；引起特发性皮肤病，如荨麻疹；引起特定药疹（苔藓样药疹）；引起严重药物反应（中毒性表皮坏死松解）。
- 要确定导致药疹的罪魁祸首需要仔细询问病史，并了解药物引起某些反应的原因。
- 要仔细检查皮肤，以确定皮疹的形态和药物反应的正确分类。
- 药疹治疗中最重要的步骤是确定和停用导致药疹的药物。
- 某些药物反应轻微，且快速缓解（如黄斑疹）；而有些则非常严重，并具有相当高的发病率和死亡率（Stevens-Johnson 综合征和中毒性表皮坏死松解）。

一、简介

药物的皮肤不良反应非常常见，是重要的医源性疾病。药疹通常有自限性，停药后会完全消失，但少数（＜ 2%）有很高的发病率和死亡率。这不仅具有法医学和经济意义，而且可能会降低患者对处方药的信心，影响未来的依从性。药物性皮肤病的诊断很困难，原因有很多：

1. 几乎所有药物都可能引起皮疹。

2. 不同的药物可能会引起类似的反应。

3. 相同的药物可能会导致不同个体出现不同的皮疹。

4. 患者不能主动提供他们的服药史，因为他们不认为所服药物与皮疹有关（如非处方药和一些补品类药物）。

二、病史采集

必须对怀疑有药物反应的患者进行全面的病史询问，关键是要找到服药和皮疹出现时间的关联。除了注意皮疹出现前 3 个月内首次服用的任何药物外，还应特别询问患者他们长期服用的药物近期有没有品牌、剂量或制备方式的任何变化。患者可能不会主动提供他们认为与之无关的药物信息，如因头痛而服用的对乙酰氨基酚，或因为花粉过敏而服用的抗组胺药。完整的药物史还需要包括一些 OTC 的制备过程。患者也经常会遗忘那些经人推荐使用的替代药物或补药，所以要直接询问有没有这种经历。应记录所有药物的通用名和商标名，并应询问患者的药物过敏史。还要了解患者之前是否接触过可疑的致病药品。

三、体格检查

体格检查时患者要充分暴露，以便对皮肤状况进行完整的检查。记录皮疹的形态，如苔藓样、风团、血管扩张、黄斑性或大疱性。检查皮疹的分布应注意：广泛分布还是局限性的？是否分布在肢体末端（手和足）？是否出现在光照部位？这些特征将有助于对皮疹进行分类，并给出关于致病药物的大概方向。应特别注意黏膜部位，如眼睛、口腔、生殖器，这些部位的皮疹可能提示严重的皮肤不良反应（severe cutaneous adverse reaction，SCAR）综合征。该综合征的早期诊断至关重要，患者可能会出现不适并迅速恶化。还应该仔细检查皮肤附属物，如头发、甲和牙，这些也可能会受到某些药物的影响。

四、可疑药物反应的辅助检查

多数情况下，通过仔细地询问病史和体格检查基本可以诊断药疹。皮肤活检有助于确诊，但会在皮疹急性发作后延迟出结果，因此对药疹的临床处置会先于活检结果而进行。通过血液检查(白细胞计数和 CRP 水平) 排除诸如感染等鉴别诊断。

在患者恢复期，没有一致性好的、可重复的检查方法来确认特定的药物过敏，某些检查，如特异性免疫组织化学的测定球蛋白 E（IgE）、斑贴试验、皮内试验和体外试验（如淋巴细胞转化试验和细胞因子释放试验），对确定致敏药物有一定的帮助。这些应该由专科医生进行，需要高度的专业知识来解读检查结果。怀疑有 SCARs，如中毒性表皮坏死松解症（toxic epidermal necrolysis，TEN）时，也应非常仔细地进行检测。

斑贴试验

皮肤斑贴试验是指将一定量的药物用合适的载体（如凡士林）涂抹在皮肤上。最好在皮疹恢复至少 6 周后进行。该方法检测对阿巴卡韦、抗惊厥药和 β - 内酰胺类抗生素的过敏反应的阳性率较高。然而，单靠斑贴试验的敏感性还不足以完全排除药物反应。

皮内试验

在药疹恢复期，向真皮层注射可疑的致敏药物，可作为斑贴试验的补充检查。联合使用这两种检查可以提高灵敏度，确认致敏药物。

体外试验

在实验室中，采集正在发生药物反应的患者的血液样本，提取其淋巴细胞，与一系列可疑的致敏药物一起孵育。然后检测这些淋巴细胞的活化标志物，以确定机体是否对某种药物产生过敏反应（淋巴细胞转化试验）。患者的淋巴细胞在体外接触一些可疑药物后，会产生 IFN-γ、IL-4、TNF、粒溶蛋白等细胞因子，通过检测这些细胞因子的含量确定药物的致敏性（细胞因子释放试验）。最好在发病过程中尽早采集血样。目前英国还没有标准化的、商品化的体外试验试剂盒。

五、皮肤药物反应的分类

皮肤对药物的反应多种多样，分类方式也不同。按照病因分类，可分为免疫介导型和非免疫介导型。免疫介导的皮疹最常见，包括 I ~ IV 型变态反应。I 型变态反应（即时反应，通常由 IgE 或与肥大细胞和其他免疫细胞膜结合的药物特异性受体介导）往往表现为荨麻疹或血管性水肿；II 型变态反应（细胞毒性反应）导致皮肤紫癜；III 型（免疫复合物介导）反应导致皮肤血管炎；IV 型变态反应是迄今为止最常见的，可导致全身性药疹，光毒性皮疹，以及严重的药物反应如 TEN。

非免疫介导的药物反应包括皮肤中药物

累积（引起色素变化）、肥大细胞不稳定（引起组胺释放）、慢速乙酰化（药物代谢受影响）和光敏反应（对紫外线的敏感性增加）。

皮肤的药物反应也可按临床表现分型，以下将按这一分型方法进行讨论：

1. 改变正常皮肤功能的药物。

2. 加重现有皮肤病的药物。

3. 常见药物引起的皮疹——斑丘疹、荨麻疹、血管水肿、苔藓样药物反应、固定性药疹。

4. 严重药物性皮疹，如 Stevens-Johnson综合征（SJS）和 TEN，急性泛发性发疹性脓疱病（acute generalised exanthematous pustulosis，AGEP）和药物反应伴嗜酸性粒细胞增多症（drug reaction with eosinophilia and systemic symptoms，DRESS）。

改变正常皮肤功能的药物

光敏性药物 药物可能通过两种方式引起反应：光毒性反应和光过敏反应。

光毒性反应（图 7.1）较常见，类似于晒伤，可能会起疱。该反应仅发生于光暴露部位，被遮盖皮肤和未遮盖皮肤之间存在明显的界限。起病较快（服药后 5 ~ 15 小时内并暴露在阳光下即可发病），停药后很快恢复。光过敏反应通常表现为湿疹，也可能是苔藓样变、荨麻疹、紫癜，或大疱。用药后起病可能延迟数周或数月，同样，停药后恢复也可能很缓慢。服用已知会引起光敏感的药物（胺碘酮、四环素抗生素和维 A 酸）的患者应避免过度暴露在阳光下，并坚持使用广谱防晒霜。引起光敏反应的药物参见表7.1。

色素沉着 高色素沉着、低色素沉着和皮肤脱色都可能与某些药物有关（表 7.2）。色素变化需要光照才能显现。常见的包括服用口服避孕药的女性患者出现黄褐斑，或服用胺碘酮引起面部蓝黑色色素沉着。四环素类抗生素也可能导致石板灰色的色素沉着。药物引起色素沉着的机制尚不清楚，但可能

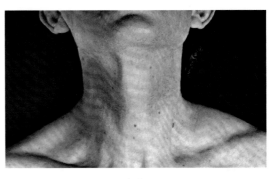

（a）

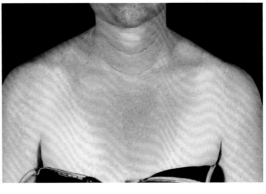

（b）

图 7.1 （a）光敏性药疹；（b）光毒性药疹

涉及药物或其代谢物在真皮中的沉积，或黑色素生成增强。

头发和指甲改变

毛发过多：多毛症是指毛发生长在不正常部位；女性毛发呈现雄性式生长。激素和非激素治疗都可能造成毛发过多。最常见的药物是环孢素 A 和苯妥英钠。

脱发：脱发可急性发生或隐匿进展，后者患者多不会立即注意到。脱发的开始与药物使用之间的时间关系取决于药物干扰头发周期的哪个阶段。细胞毒性药物会影响毛发周期的生长期，因此毛发会迅速而完整地脱落；迟发性、隐匿性脱发通常是由于药物作用于毛发周期的休止期。阿维 A 酸、他汀类药物和抗甲状腺药物具有这种作用。雄激素类药物促进毛囊收缩和生长期缩短，从而导致脱发。常见于用外源性睾酮来治疗低血糖症的男性患者。

表 7.1　常见药物及皮肤反应

皮肤反应	药物
光毒性反应	胺碘酮，非甾体抗炎药，四环素，氯丙嗪
光敏感性反应	胺碘酮、四环素、钙通道阻滞药、利尿药、伏立康唑、伊曲康唑、特比萘芬、利托那韦、沙奎那韦
光过敏性反应	非甾体抗炎药，抗生素，噻嗪类，抗惊厥药，别嘌呤醇，喹诺酮类，奈非那韦
色素改变	氯丙嗪、苯妥英钠、羟基氯喹、环磷酰胺、博莱霉素、胺碘酮、氯法齐明、米诺环素、美帕林
荨麻疹／血管性水肿	非甾体抗炎药、阿片类镇痛药、血管紧张素转换酶抑制剂、抗生素、抗逆转录病毒药物（地达诺新／奈非那韦／齐多夫定）、英夫利昔单抗、质子泵抑制剂、静脉注射造影剂
药物性狼疮	特比萘芬、水杨酸、普鲁卡因胺、质子泵抑制剂、奎尼丁、异烟肼、地尔硫䓬和米诺环素
药物性血管炎	抗生素，非甾体抗炎药，苯妥英钠，雷米普利，质子泵抑制剂，别嘌呤醇，噻嗪类，阿达木单抗，印地那韦
苔藓样药疹	金，美帕林，四环素，利尿药，氨氯地平，卡马西平，普萘洛尔，非甾体抗炎药，血管紧张素转换酶抑制剂，质子泵抑制剂，他汀类药物
结节性红斑	口服避孕药、抗生素、金、磺脲类
固定性药疹	抗生素，非甾体抗炎药，口服避孕药，巴比妥类
SJS 和 TEN	抗生素、抗惊厥药、非甾体抗炎药、抗逆转录病毒药物、别嘌呤醇（双羟嘧啶／吲哚那韦／沙奎那韦）、巴比妥类药物、雷米普利、地尔硫䓬
DRESS	别嘌呤醇、抗惊厥药、抗生素、抗逆转录病毒药物、伊马替尼（格列卫）、非甾体抗炎药、血管紧张素转换酶抑制剂、钙通道阻滞药、特比萘芬、酪氨酸激酶抑制剂
AGEP	抗生素、抗惊厥药、抗结核药

抗生素：最常见的磺胺类，青霉素，氨苄西林，四环素，万古霉素；
抗惊厥药：最常见的是苯妥英钠、卡马西平、丙戊酸钠和拉莫三嗪；
钙通道阻滞药：最常见的是地尔硫䓬、硝苯地平和氨氯地平；
非甾体抗炎药：最常见的阿司匹林和布洛芬。

表 7.2　从开始用药到出现药疹的时间

服药后出现药疹的时间	皮肤药物反应
小时／日	荨麻疹／血管性水肿、接触性荨麻疹、固定性药疹、血管炎／荨麻疹性血管炎
周	中毒性红斑、SJS、TEN、多形性红斑、AGEP、接触性皮炎、红皮病、光敏性皮疹
月	DRESS，SJS，色素变化（图 7.2），接触性皮炎

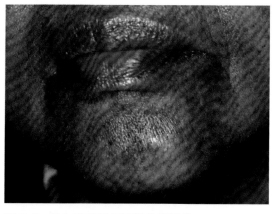

图 7.2　地尔硫䓬引起面部色素沉着

指甲改变：帕林或羟基脲可使指甲变色。甲松离可使甲板与甲床分离，可能是由细胞毒性药物引起的。

加重原有皮肤病的药物

药物可能会加重患者已有的皮肤损伤。以下总结了最常见的药物皮损关联。

银屑病：银屑病是一种常见病，发病率约 2%。已知一些药物会使银屑病恶化，如 β - 受体阻滞药、锂盐和抗疟药物，ACEI（血管紧张素转换酶）等新型药物也会加重银屑病。乙醇对银屑病也有不利影响。

湿疹：他汀类药物和利尿药如氢氯噻嗪可能加重湿疹。

痤疮：一些口服避孕药，特别是孕酮片，可能会加重痤疮。糖皮质激素、环孢素和抗癫痫药物如苯妥英钠也可能有同样的效果。

荨麻疹：非甾体抗炎药（NSAIDs）和阿片类止痛药可加重易感人群的荨麻疹，其机制是降低肥大细胞脱颗粒的阈值。血管紧张素转换酶抑制剂和血管紧张素受体阻滞药可加重血管水肿，这是非过敏性的；过敏性荨麻疹和血管性水肿将在之后章节中讲解。

常见的药物性皮疹

药物性皮疹 对药物最常见的皮肤反应：皮疹，多为广泛的皮疹。这种皮疹可能是麻疹样（类似麻疹）或斑丘疹（由凸起和扁平的混合疹组成）（图 7.3）。患者可能有皮肤灼热、瘙痒或不适等症状。起病时间通常在开始用药后 7 ~ 10 日内，表现为 IV 型变态反应。由于记忆性 T 细胞的存在，意外情况下再次暴露于致病药物后，可能会更快地引发皮肤反应。皮疹覆盖的体表面积（body surface area，BSA）会有所不同，在皮疹超过 BSA 的 90% 时，称为红皮病。停药后，使用有效的外用皮质类固醇激素和润肤剂有助于减轻不适和瘙痒，并加速皮疹消退。多种药物都可能引起药物性皮疹，最常见的是各种抗生素、抗高血压药和降胆固醇药。

荨麻疹 / 血管性水肿 荨麻疹表现为皮肤出现隆起、发红发痒的风团（图 7.4），可单独出现，也可与血管性水肿（即头和颈区软组织肿胀）同时出现。后者可能很严重，当波及到呼吸道软组织时，可能会引起呼吸困难。荨麻疹的发生可以是非过敏性（如上所述），也可以是过敏性；在后者中，药物或其代谢物与肥大细胞相关 IgE 之间发生反应。药物引起的过敏反应可在摄入药物后迅速发生（I 型变态反应），或在接触药物后延迟数日发生（IV 型变态反应）。

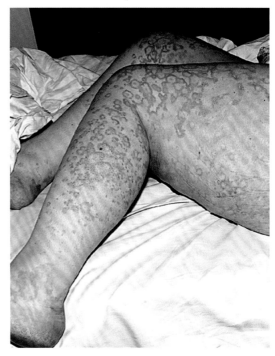

图 7.4 青霉素继发荨麻疹

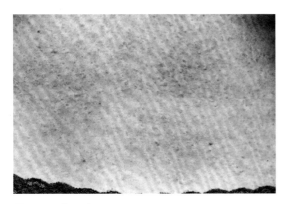

图 7.3 斑丘疹

药物性狼疮　药物治疗可能会引起与皮肤狼疮难以区分的皮疹，特别是亚急性皮肤红斑狼疮（SCLE）（图 7.5）。患者没有任何既往自身免疫性疾病，在停药后皮疹缓解。引起药物性狼疮的最常见药物见表 7.1，最近一项研究将特比萘芬列为最常引起药物性狼疮的药物。95% 以上的病例存在抗组蛋白抗体，但 dsDNA 通常为阴性，补体水平正常。

药物性血管炎　药物可能导致紫癜，与血管炎难以鉴别诊断（图 7.6），多分布在下肢。由于病毒和细菌感染也可能导致血管炎，因此很难确定病因，如在怀疑抗生素引起紫癜的情况下，患者也可能近期有细菌感染。在没有明显的感染迹象时，最好通过停用可疑的药物来确定病因。若停药后血管炎缓解，则为药物诱发。与血管炎发生相关的药物包括抗生素、抗惊厥药和非甾体抗炎药。

苔藓样药疹　苔藓样药疹类似于特发性扁平苔藓，但并不局限于扁平苔藓的典型部位。它们由紫色丘疹组成，其表面有白色蕾丝状边（图 7.7）。好发部位是前臂、颈区和股内侧，也可出现在任何地方。服用致病

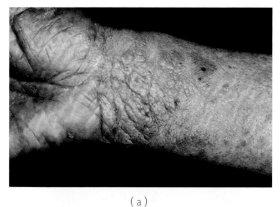

（a）

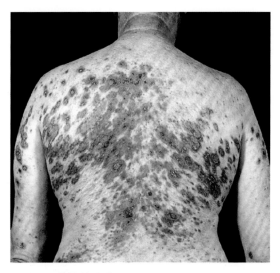

图 7.5　药物性狼疮

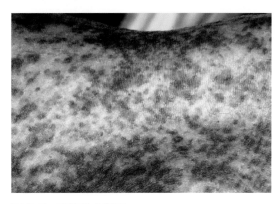

图 7.6　药物性血管炎

（b）

图 7.7　（a）硝苯地平引起的苔藓样药疹；（b）硝苯地平引起的苔藓样药疹；注意踝肿胀，是钙通道阻滞药的不良反应

药物后，皮损可延迟数月出现，导致难以诊断是否为药物引起。停药后皮疹的消退也可能很慢，需要 2 个月，并可出现严重的炎症后色素沉着。最常引起苔藓样疹的药物见表 7.1。

结节性红斑　结节性红斑是表面柔软的结节性皮疹，好发于股前侧。其组织学特征为间隔性脂膜炎（皮下脂肪的炎症）。多由感染或炎症反应引起，如结核病、耶尔森菌感染、类风湿关节炎、狼疮和炎症性肠病等。也可由药物引起。常见的药物包括口服避孕药、青霉素和磺胺类抗生素及水杨酸盐。

固定性药疹　这是一种比较特殊的现象，即每次患者摄入致病药物时，在皮肤或黏膜的同一部位出现一个或多个炎性斑块（图 7.8）。在特征部位发生病变的时间范围为 2 ～ 24 小时。好发部位包括躯干、手、足、面和生殖器。斑块消退后可能会留下炎症后色素沉着。任何药物都有可能引起固定性药疹，最常见的相关药物见表 7.1。

严重的皮肤药物反应

SJS 和 TEN　SJS 和 TEN 是药物引起的皮肤和黏膜过敏反应，虽然罕见，但可危及生命的。这类皮肤黏膜疾病的特征是病变广泛的、疼痛的表皮脱落，伴黏膜糜烂，可发生于眼、口腔、生殖器和呼吸道（图 7.9）。在出现皮疹之前，可能会有发热、不适和咳嗽等前驱症状，皮肤疼痛通常是皮疹出现之前的第一个表现。SJS 和 TEN 病情严重，SJS 常会导致 < 10% 的 BSA 脱落，TEN 则累及 > 30% 的 BSA，SJS–TEN 重叠，可造成 10% ～ 30% BSA 缺失。TEN 的死亡率高达 90%，使用 SCORTEN 工具（表 7.3 SCORTEN 参数）进行估计。

对于疑似 SJS/TEN 的患者，首先要停止使用可疑药物。常见药物包括抗惊厥药、别

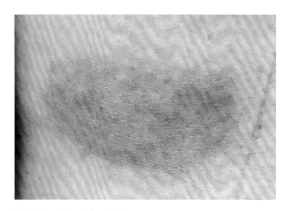

图 7.8　固定性药疹

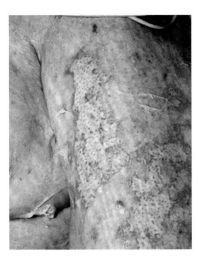

（a）

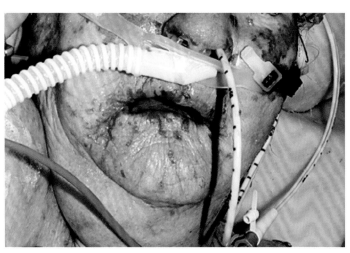

（b）

图 7.9　（a）躯干 TEN；（b）TEN 黏膜受累

表 7.3　SCORTEN 参数

SCORTEN 参数（每项 1 分）	
年龄（＞ 40 岁）	
心率（＞ 120 次 /min）	
癌症 / 血液恶性肿瘤	
体表面积（BSA）受累（＞ 10%）	
血清尿素（＞ 10 mmol/L）	
血清碳酸氢盐（＜ 20 mmol/L）	
血糖（＞ 14 mmol/L）	

SCORTEN 评分	死亡率 / %
0 ～ 1	3
2	12
3	35
4	58
≥ 5	90

嘌呤醇、抗人类免疫缺陷病毒（HIV）药物和抗生素，尤其是磺胺类抗生素。急性期的治疗主要为支持性护理。患者需要在重症监护环境中进行护理，并根据临床状态提供器官支持。除了皮肤科医生和重症监护医生外，还需要眼科、口腔医学、泌尿学和妇科的专家来参与特定部位的治疗。皮肤脱落需要专业的皮肤科护理，不能剪除受损皮肤，不能贴敷料，并注意防止局部和系统性细菌感染。正确处理受累黏膜将有助于防止严重的后遗症，后面会有介绍。

前面介绍了关于 SJS/TEN 的治疗中使用的一些药物，包括静脉注射免疫球蛋白、环孢素 A、皮质类固醇、沙利度胺、英夫利昔单抗和依那西普，但是没有足够的研究数据支持这些药物的使用。

患者度过急性期后，可能会出现一些后遗症，如急性期角膜受累可能导致失明，生殖道受累可能导致其狭窄，患者可能因口腔受累而出现口干等。

药物反应伴嗜酸性粒细胞增多症和系统症状（drug reaction with eosinophilia and systemic symptoms，DRESS）　DRESS 是一种药物引起的疾病，包括一系列临床特征：特征性皮疹（通常为斑丘疹性皮疹，伴头颈区水肿，图 7.10），发热，淋巴结病，嗜酸性粒细胞增多和一个或多个实体器官（通常是肝）受累。死亡率约为 5%，主要是由于少数病例发生暴发性肝衰竭所致。其他实体器官也可能受累，包括胰腺、肾、肺、心脏

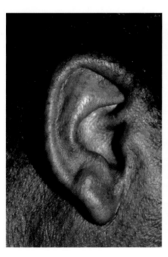
（a）

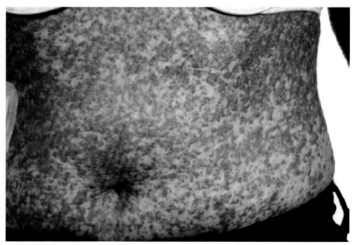
（b）

图 7.10　（a）DRESS 耳肿胀；（b）DRESS 皮疹

和甲状腺等。DRESS 药物暴露后的潜伏期通常比其他药物诱导综合征的潜伏期更长，为 15 ~ 60 日。由于这个原因，往往难以诊断，仅根据皮疹、发热和淋巴结病的症状被错误地归因于感染。DRESS 的治疗包括停止使用致病药物，加用皮质类固醇激素。轻症患者可局部使用皮质类固醇激素，但多数情况下需要口服泼尼松龙或静脉注射甲泼尼松龙。

常见的致病药物见表 7.1，其中抗惊厥药和别嘌呤醇占很大比例。

急性泛发性发疹性脓疱病（acute genera-lised exanthematous pustulosis，AGEP）这是一种罕见的脓疱型药物反应，表现为成片出现的非滤泡型脓疱片，多于服用致病药物后的 3 ~ 7 日内出现，主要分布于褶皱部位（腋窝、腹股沟和颈区）（图 7.11）。

脓疱在 3 ~ 7 日消退，其特征是脓疱后脱皮。皮疹可伴有发热和水肿，少数病例伴有肺部或肝受累及全身不适。外用或口服皮质类固醇可加速恢复。抗生素是最常见的致病药物。

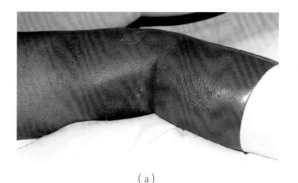

（a）

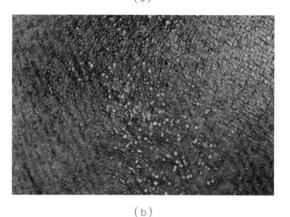

（b）

图 7.11 （a）AGEP - 红斑基部多发脓疱；
（b）AGEP - 非滤泡性炎症性脓疱

延伸阅读

Bastuji-Garin, S., Fouchard, N., Bertocci, M. et al. (2000). SCORTEN: a severity-of-illness score for toxic epidermal necrolysis. Journal of Investigative Dermatology 115: 149–153.

Kardaun, S.H. (2012). Severe Cutaneous Adverse Drug Reactions: Challenges in Diagnosis and Treatment. Groningen: Uitgeverij Boxpress.

Revuz, J., Roujeau, J.-C., Kerdel, F. et al. (2009). Life-Threatening Dermatoses and Emergencies in Dermatology. Berlin: Springer.

第8章 | 免疫性大疱与其他水疱性疾病

Rachael Morris-Jones

Guy's and St Thomas' NHS Foundation Trust, London, UK

概述

- 由于创伤、病毒感染、免疫反应、湿疹性水肿或血管炎等炎症原因造成的表皮细胞破坏或分离而产生水疱。
- 真皮表皮交界处和表皮内的免疫反应引起水疱。
- 有遗传易感性，诱发因素包括遗传因素、药物、面粉、病毒感染、激素和紫外线辐射等。
- 可依据皮损特征进行鉴别诊断，特别是病变的持续时间、持久性和分布。
- 最重要的免疫性大疱性疾病是大疱性类天疱疮、天疱疮、疱疹样皮炎（dermatitis herpetiformis，DH）和线性 IgA 大疱性皮肤病。
- 辅助检查应确定潜在病因以及皮肤中免疫反应的部位和性质。
- 治疗方法包括局部治疗、免疫抑制剂和无麸质饮食。

一、简介

水疱，无论是大疱还是小疱，在各种情况下都可能出现，由表皮细胞的破坏（烧伤或疱疹病毒感染）引起。表皮（天疱疮）或基底膜（类天疱疮）内可发生细胞间黏附丧失。湿疹时，表皮细胞之间有水肿，导致海绵状硬化，多伴炎症改变（多形性红斑／血管炎）或代谢缺陷(如卟啉症)。遗传因素(大疱性表皮松解症)可影响黏附结构，导致皮肤脆弱、起疱和表皮脱落。

正常皮肤的完整性取决于细胞间复杂的黏附结构(图 8.1)。在自身免疫性水疱病中，自身抗体攻击这些黏附结构。表皮细胞在表皮内的分离程度由靶抗原的特定结构决定。

这些黏附结构的分离在临床上表现为可见的浅表部位水疱，可以是脆弱和松弛的（表皮内裂）。也可能是深部完整的水疱（表皮下裂）。皮损的临床特征可用于预测皮肤中潜在靶抗原的水平。

二、病理生理学机制

自身免疫性疾病具有遗传易感性，但是产生损害皮肤的自身抗体的诱因仍然未知。一部分患者可以确定诱因，如某些药物（利福平、卡托普利和青霉胺）、某些食物（大蒜、洋葱和韭菜）、病毒感染、激素、紫外线辐射和 X 射线等。

大疱性类天疱疮是由于自身抗体 IgG

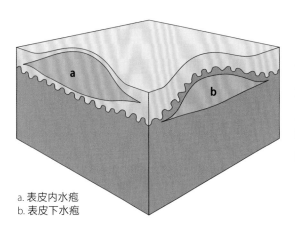

a. 表皮内水疱
b. 表皮下水疱

图 8.1 （a）表皮内水疱和（b）表皮下水疱的皮肤切面示意图

作用于基底膜细胞（半桥粒蛋白 BP180 和 BP230）造成的。研究表明，大疱性类天疱疮患者的循环调节性 T 细胞（Treg）减少，IL-10 水平降低，治疗后可部分纠正。补体激活炎症级联反应，导致皮肤细胞黏附破坏和水疱形成。表皮下裂导致大疱形成。

寻常性天疱疮是由针对桥粒芯糖蛋白 3（Dsg3）的自身抗体引起，这种自身抗体存在于黏膜和皮肤的上皮细胞之间，导致表皮细胞分离，表皮内水泡形成。这种相对表面的分离会导致松弛的水疱和糜烂（水疱顶部脱落）。落叶型天疱疮（pemphigus foliaceus，PF）是一种罕见的自身免疫性皮肤病，其特征是角质下起疱和 IgG 抗体作用于抗桥粒芯糖蛋白 1（Dsg1），常出现在紫外线照射部位。

疱疹样皮炎（DH）是由真皮乳头中的 IgA 沉积引起的，这是由于肠道长期暴露于膳食谷蛋白中，从而触发遗传易感个体的自身免疫反应。IgA 抗体针对谷蛋白组织谷氨酰转移酶（在肠道中发现）产生，与表皮谷氨酰转移酶发生交叉反应，导致皮肤起疱。

三、鉴别诊断

多种皮肤疾病都可表现为水疱形成，可以是单个大疱或多个小囊疱，其成因很难区分（表 8.1）。水疱形成的过程可以为诊断提供重要线索，特别是病变的发展（development）、病程（duration）、皮损的持续性（durability）和分布（distribution）——"四个 D"。

病变的发展

如果在出生时出现糜烂或水疱，那么除了皮肤感染外，还必须考虑遗传性皮肤病（大疱性表皮松解症）。水疱出现前的全身症状可提示感染原因，如水痘或手足口病。刺痛感提示可能为单纯疱疹，若疼痛剧烈，可能为带状疱疹。如果病变伴瘙痒，那么考虑 DH 或汗疱疹。湿疹可能是大疱性类天疱疮的初始表现。

病程

某些类型的水疱起病急（过敏反应、脓疱、多形性红斑和天疱疮），而有些则起病缓慢，易发展为慢性病程（DH、苔藓糠疹、迟发性皮肤卟啉症和大疱性类天疱疮）。罕见的遗传病大疱性表皮松解症出生后马上发病或出生不久就发病，继而发展为慢性过程。

皮损的持续性

水疱本身可完整或容易破裂，这一迹象有助于找出潜在病因。表皮的浅层水疱顶部比较脆弱，容易脱落，脱落后留下缺损，常见于寻常天疱疮、卟啉症、SJS、TEN、葡萄球菌烫伤样皮肤综合征和疱疹病毒感染等。表皮下水疱顶部较坚固，常能保持完整，多见于大疱性天疱疮，线性 IgA 大疱性皮肤病和多形性红斑。抓挠可导致水疱破裂或脱离，干扰诊断。

分布

水疱的分布有利于进行临床诊断（框 8.1 和框 8.2）。一般来说，免疫性大疱分布广泛，常累及黏膜；疱疹病毒感染通常局限于口唇、

表 8.1　免疫性水疱和其他原因引起的水疱的鉴别诊断

其他引起皮肤水疱的原因	主要临床表现	诊断检查	章节
大疱性表皮松解症	新生儿期皮肤脆弱, 出现水疱, 糜烂, 通常发生在受压或创伤部位	皮肤活检, 以确定表皮松解的程度和粘连缺陷	第 8 章
多形性红斑	常见靶形皮损, 多分布于肢端	组织学皮肤活检	第 7 章
SJS/TEN	累及黏膜, Nikolsky 征阳性, 皮肤糜烂	组织学皮肤活检	第 7 章
水痘	数日内陆续出现的散在分布的水疱	病毒拭子检测水痘 - 带状疱疹病毒(VZV); 血清学检查	第 14 章
单纯疱疹 / 水痘 - 带状疱疹病毒	皮肤或黏膜的局限性水疱	疱液病毒检测	第 14 章
葡萄球菌性脓疱	水疱伴金黄色结痂	取拭子做细菌培养	第 13 章
昆虫叮咬	线性或丛集的水疱, 瘙痒剧烈	临床诊断	第 17 章
接触性皮炎	外生型水疱	斑贴试验	第 4 章
植物日光性皮炎	植物或其提取物接触皮肤, 加上阳光照射的部位产生水疱	临床诊断	第 6 章
卟啉症	皮肤脆弱, 阳光暴露部位有瘢痕	尿、血、粪卟啉检测	第 6 章
固定性药疹	每次服用药物时, 固定部位出现紫色水疱	组织学活检	第 7 章

框 8.1　**广泛分布的水疱皮疹**

- 大疱性类天疱疮
- 寻常性天疱疮
- DH（有些分布局限）
- 多形性红斑
- 药疹：SJS，TEN
- 水痘

框 8.2　**局限性水疱皮疹**

- 大疱性表皮松解症（手、足、臀区）
- DH（膝区、肘区、臀区）
- 妊娠性类天疱疮（腹区）
- PF（上躯干、面部和头皮）
- 卟啉症（日晒部位）
- 汗疱疹（手和足）
- 接触性皮炎
- 固定性药疹
- 昆虫叮咬反应（通常呈簇状或线性分布）
- 感染：单纯疱疹、带状疱疹和葡萄球菌性（脓疱病）

生殖器或神经节上；光敏性水疱出现在阳光暴露的皮肤。

四、免疫大疱性疾病的临床特点

不同免疫大疱性疾病的临床特征（表 8.2）将在以下小节中讨论。

表 8.2　免疫大疱性疾病的临床特征

免疫大疱性疾病	好发人群	皮疹分布	皮损形态	黏膜受累	伴随症状
大疱性类天疱疮	老人	广泛	完整水疱	常见	无
黏膜类天疱疮	中年人或老年人	多种多样	糜烂，松弛的水疱，瘢痕	严重且持久	自身免疫性疾病
妊娠性类天疱疮	孕妇	脐周	完整的水疱，荨麻疹	少见	甲状腺疾病
寻常性天疱疮	中年人	皮肤褶皱部位、头	松弛的水疱、糜烂	常见	自身免疫性疾病
疱疹样皮炎	青年	肘区、膝区、臀区	水疱，丘疹，划痕	少见	小肠病（谷蛋白敏感）、淋巴瘤
线状 IgA 大疱性皮肤病	儿童及成人	面和会阴（儿童）躯干	水疱，丘疹，划痕	少见	小肠病（谷蛋白敏感）、淋巴瘤
	四肢（成人）	环状荨麻疹斑块伴周围小疱	常见	淋巴增生性病变	
副肿瘤性天疱疮	老年患者	黏膜（口/眼）皮肤部位	严重糜烂性口炎，多形皮肤病变	少见	淋巴增生性疾病，癌，胸腺瘤，肉瘤

大疱性类天疱疮

好发于 65 岁以上患者，伴有张力性水疱和皮炎或正常皮肤的糜烂（图 8.2），可急性起病或隐匿发病，但大多进入慢性期，病程约 5 年。有些患者有一些大疱前期表现，持续时间比较长，出现水疱之前有持续性瘙痒性荨麻疹斑块（图 8.3）或湿疹。典型的大疱性类天疱疮病例中，水疱好发于四肢和躯干的褶皱部位。大约 20% 的病例出现黏膜受累（图 8.4）。水疱愈合后无瘢痕。该病诱因包括疫苗接种、药物（如 NSAIDs、呋塞米、ACEI 和抗生素）、紫外线和 X 射线辐射等。儿童大疱性类天疱疮通常发生在疫苗接种后，多见于面部、手掌和足底。

妊娠性类天疱疮

这是一种罕见的自身免疫性疾病，通常发生在妊娠中晚期。孕母可能有其他相关的自身免疫性疾病。该病表现为急性发作的剧烈瘙痒性丘疹、斑块和水疱，从脐周向外扩散（图 8.5），黏膜可受累。婴儿可能早产或出生体重过低，也可以出现一过性水疱皮疹，但可迅速缓解。母亲皮疹通常在分娩后数周内消退，但也可在产后立即发作。

黏膜类天疱疮（瘢痕性类天疱疮）

患者常表现为口腔、鼻腔和生殖器黏膜有痛的溃疡，并可能主诉眼有砂砾感。约 30% 的患者出现皮肤损害。水疱表面紧张，可伴出血，愈合后会留下瘢痕（图 8.6）。头皮受累可导致瘢痕性脱发（图 8.7）。黏膜部位的症状可能非常严重，伴有慢性疼痛性糜烂和溃疡，愈合后留下瘢痕。

眼损伤（图 8.8）包括睑球粘连（结膜上皮粘连）、前粘连（虹膜与角膜粘连）和泪道纤维化（眼干燥症），导致角膜混浊、眼球固定，最终导致失明。

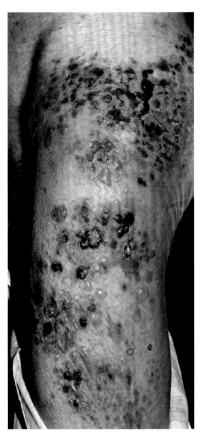

图 8.2　大疱性类天疱疮

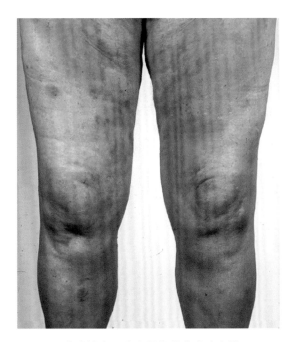

图 8.3　大疱性类天疱疮前期的荨麻疹斑块

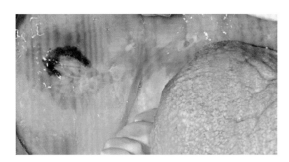

图 8.4　大疱性类天疱疮黏膜糜烂

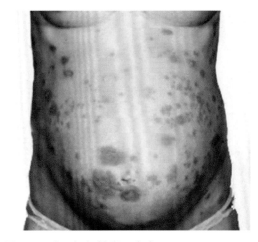

图 8.5　腹区妊娠性类天疱疮

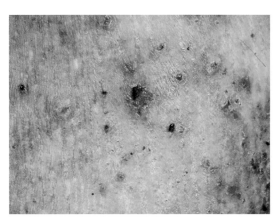

图 8.6　黏膜类天疱疮：瘢痕性皮疹

寻常性天疱疮

这是一种罕见病，好发于德系犹太人，以及印度、东南欧和中东的人群。70% 的患者在慢性进行性寻常性天疱疮病程中出现口腔病变。黏膜受累可能先于皮肤症状数月发

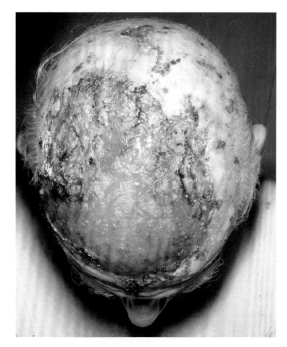

图 8.7   头皮黏膜类天疱疮

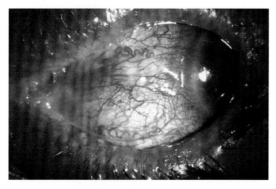

图 8.8   眼部黏膜类天疱疮

生。大多数患者会出现皮肤损伤，其特征是在正常皮肤上出现有痛性松弛的水疱和糜烂（图 8.9）。大疱很容易破裂，表面正常的皮肤受到摩擦也会导致表皮脱落（Nikolsky 征阳性）。

口腔出现疼痛性糜烂，愈合缓慢，常见于软腭、硬腭和颊黏膜，喉也可受累。口腔病变可非常严重，患者难以进食、饮水和刷牙（图 8.10）。公认的引发寻常性天疱疮的药物包括利福平、ACEI 和青霉胺。副肿瘤

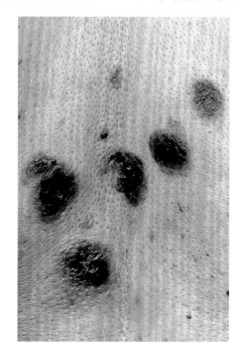

图 8.9   躯干的类天疱疮

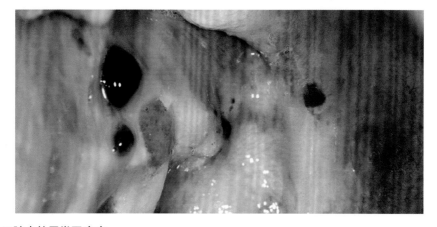

图 8.10   口腔中的寻常天疱疮

性天疱疮在临床上与寻常性天疱疮相似，但与非霍奇金淋巴瘤或慢性淋巴细胞白血病等潜在恶性肿瘤相关。

　　PF 好发于中年患者，其特点是躯干、面部和头皮上的松弛小水疱，迅速糜烂和结痂。药物可诱发 PF，最常见的是青霉胺、硝苯地平、卡托普利和 NSAIDs。

疱疹样皮炎（DH）

　　这是一种强烈瘙痒的自身免疫性水疱性疾病，好发于北欧地区的中青年，与潜在的谷蛋白敏感肠病有关。在 DH 患者中发现了几种人类白细胞抗原（HLA）类型，大多数患者携带 HLA-DQ2 或 HLA-DQ8 单倍型，10% 的患者报告有亲属发病。皮肤病变的特点是间歇性的，主要影响臀区、膝区（图 8.11）和肘区。强烈的瘙痒导致搔抓，使水疱脱落，因此临床医生很少能完整地看到皮损。除非被询问到，大多数患者不会主诉肠道症状，但可能会有腹胀和腹泻。患者可伴有吸收不良引起低铁蛋白和低叶酸。小肠检查显示 90% 的患者有异常（绒毛萎缩，淋巴细胞计数增加）。肠病患者小肠淋巴瘤的发生率增加。

　　应鼓励 DH 患者严格遵守无麸质饮食，以控制皮肤和胃肠道症状，并降低患小肠淋巴瘤的风险。患者应避免使用小麦、黑麦和大麦。如果饮食管理不成功，可用氨苯砜和磺胺吡啶来控制症状。DH 是一种慢性疾病，因此需要终身治疗。

线状 IgA 大疱性皮肤病

　　线状 IgA 大疱性皮肤病在儿童和成人均可发病，是一种自身免疫性表皮下水疱性疾病。临床表现多样，可为急性水疱，或慢性隐匿性瘙痒后出现张力性大疱。在儿童中，水疱常见于耻区和会阴，而在成人中，四肢和躯干最常受累（图 8.12）。水疱多完整，典型的是环状病变（串珠征）或簇状（"宝石征"）。常见黏膜受累。已报道的能引起线状 IgA 大疱性皮肤病的药物包括万古霉素、

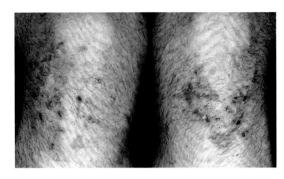

图 8.11　膝部疱疹样皮炎

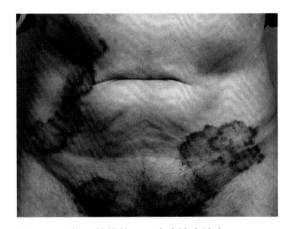

图 8.12　躯干的线状 IgA 大疱性皮肤病

氨苄西林和胺碘酮。治疗方法与 DH 相似，患者对氨苯砜和磺胺吡啶敏感。

五、免疫大疱性疾病的辅助检查

　　诊断免疫大疱性疾病的金标准是皮损周围皮肤的直接免疫荧光分析。对水疱或糜烂处进行皮肤活检，病变部位送组织病理学检查，邻近皮肤送直接免疫荧光检查（表 8.3）。组织学特征可以诊断或支持诊断。直接免疫荧光法的免疫球蛋白染色水平和类型可作为诊断依据。间接试验包括采集患者血清并将其应用于喉食管底物或盐裂人体皮肤底物中（图 8.13～图 8.16）。在天疱疮患者中可检测到循环细胞间抗体，并可进行滴度测量，有助于辅助治疗。

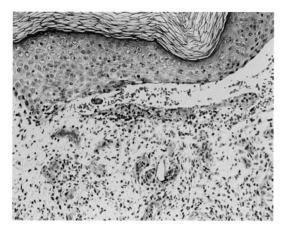

图 8.13　大疱性类天疱疮的组织病理学

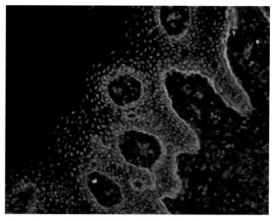

图 8.15　大疱性类天疱疮的免疫荧光

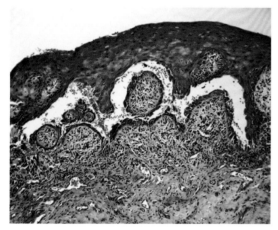

图 8.14　寻常性天疱疮的组织病理学

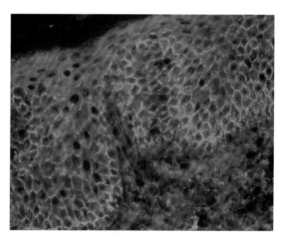

图 8.16　寻常性天疱疮的免疫荧光

表 8.3　免疫大疱性疾病的皮肤活检结果

疾病	组织学特征	免疫荧光坚持特征
大疱性类天疱疮	含有嗜酸性粒细胞的表皮下水疱	基底膜区 IgG 线性沉积
妊娠性类天疱疮	含有嗜酸性粒细胞的表皮下水疱	基底膜区 C_3 线性沉积
黏膜类天疱疮	表皮下水疱伴多种细胞浸润	基底膜区 IgG 或 C_3 线性沉积
寻常性天疱疮	基底上裂（基底细胞附着于基底膜，呈"墓碑"样）	IgG 丝网样沉积于角质形成细胞表面
疱疹样皮炎	上层真皮含有中性粒细胞和嗜酸性粒细胞的小疱	真皮上部（毛乳头）有颗粒状 IgA 沉积
线状 IgA 大疱性皮肤病	表皮下水疱伴中性粒细胞或嗜酸性粒细胞浸润	基底膜区 IgA 的线性沉积
副肿瘤性天疱疮	基底上裂导致棘松解伴皮肤苔藓样变，皮损特征多变	基底膜上 IgG 或 C_3（间接 IgG 大鼠膀胱）血清 ELISA 检测发现环磷酰胺和培拉奎抗体

六、免疫大疱性皮肤病的治疗

可以使用无菌针头给完整的张力性水疱放气（应保留泡顶，保存"自然伤口覆盖"）。可使用非黏附敷料或紧身衣覆盖疼痛性糜烂部位。定期在糜烂部位使用液状石蜡，保持表面湿润，防止继发感染。

大多数免疫大疱性疾病需要免疫抑制治疗。老年患者出现大疱性类天疱疮时，可局部使用强效皮质类固醇激素。短程的系统性类固醇治疗有助于减轻瘙痒和减少新病灶的产生，大多数患者需长期使用强力霉素或硫唑嘌呤。其他治疗药物包括甲氨蝶呤、环磷酰胺、麦考酚吗乙酯和抗 CD20 生物制剂利妥昔单抗。

严重的妊娠性类天疱疮需要大剂量使用系统性皮质类固醇激素，产后要迅速减量。如果母亲正在哺乳，用药应该小心，因为大部分药物可进入母乳。

黏膜类天疱疮多为慢性，对许多药物耐药，治疗困难。口腔疾病可使用局部皮质类固醇激素和四环素漱口水。眼科疾病应小心处理，因为瘢痕可能导致失明。可使用局部皮质类固醇滴眼液和丝裂霉素，但常需要系统性的免疫抑制，如麦考酚吗乙酯。

利妥昔单抗的问世改变了对寻常性天疱疮的治疗。这是一种具有抗 CD20 活性的生物制剂，能够消耗产生抗体的 B 细胞。在治疗的第 1 日和第 15 日给予 1g 的利妥昔单抗，70% 的患者在治疗 70 日时病情缓解，86% 的患者在治疗 6 个月时症状明显改善。大约 40% 的患者使用利妥昔单抗治疗后（通常在数月后）会复发。研究表明，这些复发患者再次输注 500mg 的利妥昔单抗后，病情缓解。在大多数情况下，应用利妥昔单抗治疗时可停用其他免疫抑制药物，从而降低药物引起的长期发病率和死亡率。

无麸质饮食是控制 DH 皮疹、缓解胃肠道症状和降低小肠淋巴瘤风险的有效方法，氨苯砜或磺胺吡啶都有助于改善病情。

副肿瘤性天疱疮（paraneoplastic pemphigus，PNP）通常在肿瘤的治疗后有好转。但是胸腺切除后，皮损仍可持续长达 2 年。大剂量口服泼尼松龙 1mg/（kg·d）有助于减轻皮肤损伤，但其造成的口腔病变往往难以治疗。利妥昔单抗在 PNP 治疗中的效果不佳，但对一些非霍奇金淋巴瘤患者确实有效。

延伸阅读

Burge, S. and Wallis, D. (2011). Oxford Handbook of Medical Dermatology. Oxford: Oxford University Press.

Groves, R. (2016). Immunobullous Diseases. In: Rook's Textbook of Dermatology, 9e (ed. C.M. Griffiths, J. Barker, T. Bleiker, et al.). Chichester: Wiley.

Hertl, M. (2011). Autoimmune Diseases of the Skin: Pathogenesis, Diagnosis, Management. New York: Springer-Verlag/Wein.

第 9 章 | 结缔组织病、血管炎和相关疾病

Rachael Morris-Jones

Guy's and St Thomas' NHS Foundation Trust, London, UK

概述

- 许多结缔组织病会造成皮肤损伤。
- 结缔组织纤维化是系统性硬化、系统性硬化病、CREST 综合征和硬化性苔藓的特征。
- 红斑狼疮可仅仅引起皮肤病变，也可是严重的系统性疾病。
- 皮肌炎表现为皮损和肌无力，提示内部脏器恶性肿瘤可能。
- 扁平苔藓是一种常见的慢性皮肤炎症性疾病，病因不明，可影响口腔、眼和耳。
- 血管炎由毛细血管和小动脉的变化引起，除皮肤外，还可能累及内脏器官。
- 皮肤血管炎的病因包括炎症、病毒感染和血液病，需进一步检查。

一、简介

皮肤是免疫细胞转运的界面，免疫细胞可能停留于皮肤局部，对附近的刺激做出反应，也通过皮肤进行迁移，以对较远的刺激做出反应。皮肤被称为"机体的免疫战场"，免疫细胞可参与炎症反应，造成局部免疫，也可由于远处的抗原刺激而迁移到皮肤上。复杂的人体免疫系统紊乱可导其致攻击自身组织，也就是说，无法区分"敌"和"我"。这些自身免疫反应可针对特定器官（如甲状腺）中的组织，或针对器官内和器官间的组织而产生，从而导致结缔组织疾病。

二、结缔组织病

结缔组织疾病很难界定，涉及组织连接和周围器官。

结缔组织包括细胞间质和支持蛋白质，如胶原蛋白和弹性蛋白。目前认为获得性结缔组织疾病与自身免疫相关，其中许多有独特的临床表现和实验室特征，但有时也不容易区分。引发免疫系统失调的原因尚不明确，目前公认的因素包括光照、感染和一些药物。患者可能有潜在的遗传易感性，易发展为自身免疫性疾病，某些情况有特定的 HLA（人类淋巴细胞抗原）。

在自身免疫性疾病中，免疫细胞可被局部皮肤内的特定靶点吸引（天疱疮和类天疱疮——第 8 章）或积聚在多个器官的结缔组织部位（系统性红斑狼疮和皮肌炎）。一旦到达目的地，这些免疫细胞就会触发一连串的化学反应，导致炎症。

如果患者主诉有皮肤损伤（尤其是面部

和手指）、关节痛、肌肉酸痛、不适、虚弱、光敏性、雷诺现象和脱发等，应考虑潜在结缔组织疾病的可能性。将临床症状和体征与最适当的实验室检查（框 9.1）联系起来，以便得出系统性的诊断，这即使对最有经验的医生也是一个挑战。

三、血管炎

皮肤毛细血管和小动脉发生的复杂反应可导致皮肤红斑（发红），也可表现为黄斑或丘疹，皮损可短暂或持续数周。血管渗漏导致红细胞流出（外渗）到组织中，伴或不伴炎症。血管壁的炎症称为血管炎，可累及动脉和 / 或静脉。血管炎也可导致血管狭窄、闭塞，最终导致缺血。

血管炎症状包括皮肤疼痛、全身不适、发热、腹痛和关节病等。临床上，患者的非烫伤性皮疹最常见于下肢（图 9.1）。有些皮损表现为黄斑或可触及的紫癜、水疱、溃疡和坏死（图 9.2）。局限于皮肤的血管炎可导致疼痛等不适，系统性血管炎可能危及生命。

血管炎有许多可能的诱因，包括感染、药物、结缔组织疾病、潜在恶性肿瘤、血管损伤或凝血障碍、炎症性肠病和结节病。框 9.1 列出了对病因不明的血管炎患者应进行

框 9.1   **结缔组织病的辅助检查**

- 全血计数（FBC）
- 抗核抗体（antinuclear antibodies, ANAs）
- 抗 ENA 抗体（ENAs），（Ro, La）
- 抗肌炎抗体（Jo-1, SRP, Anti-Mi-2）
- 红细胞沉降率（ESR）
- 肝肾功能
- 抗中性粒细胞抗体（antineutrophil cytoplasmic antibodies, ANCA）
- 肝炎标志物
- 抗链球菌抗体（ASOT）
- 类风湿因子
- 血管紧张素转化酶（ACE）
- 抗磷脂抗体
- 凝血筛查，狼疮抗凝血因子
- 抗心磷脂抗体
- 凝血因子 V、抗凝血酶 III、蛋白 S 和蛋白 C
- 尿液常规及镜检
- 血压
- 胸区 X 线检查

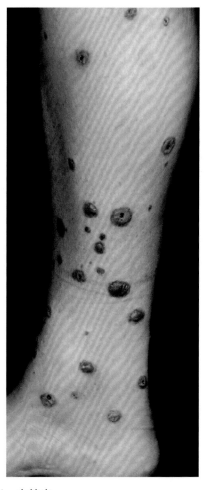

图 9.1   血管炎

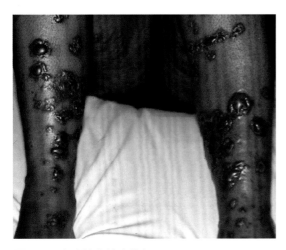

图 9.2　大疱性血管炎伴坏死

的检查。

血管炎的病理生理学机制复杂，缺乏特征性，目前多认为是由抗体或免疫复合物介导，血管内皮细胞由于免疫复合物沉积、抗体靶向作用以及随后的炎症级联反应而受损。炎症可以由补体的激活引起，也可以是炎症介质的释放，使得血管扩张和多晶型物的积聚引起，由此造成血管渗漏和闭塞，导致缺血。

取皮肤组织进行组织学和免疫荧光（immunofluorescence，IMF）检查可确诊皮肤血管炎，但不能诊断潜在诱因（框 9.2）。Henoch-Schönlein 紫癜（IgA 血管炎）皮肤活检的 IMF 常显示 IgA 沉积。

框 9.2　皮肤血管炎的可能诱因

- 药物过敏
- 肝炎
- 心内膜炎
- 肠炎
- 结缔组织病
- 凝血异常
- 贝赫切特综合征
- Kawasaki 病
- 结节病

四、结节性多动脉炎（PAN）

结节性多动脉炎（polyarteritis nodosa，PAN）是一种由中小型动脉病变引起的系统性血管炎，最常见于皮肤和关节处，由免疫复合物介导，激活补体级联反应，导致血管炎症损伤。血管分叉部位常受累，形成微动脉瘤，使得血管闭塞和出血。ANCA 可能阳性。患者表现为全身不适、发热、体重减轻、虚弱、关节痛、神经痛和皮肤损伤。60% 的患者发生肾损害，可导致肾衰竭。皮肤表现包括轻微的花边样皮损（网状青斑）、紫癜、皮下结节、溃疡和坏死，尤其是在下肢（图 9.3）。可行血管造影和组织活检（皮肤、腓肠神经或肌肉）等辅助检查帮助诊断。治疗主要依靠口服皮质类固醇激素，病情严重者加用环磷酰胺。

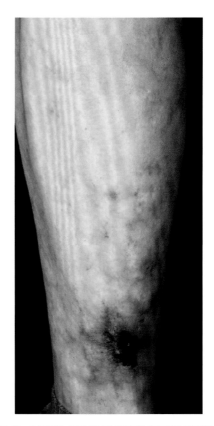

图 9.3　结节性多动脉炎伴皮肤坏死的网状青斑

五、Henoch-schönlein 紫癜（IgA 血管炎）

该病好发于儿童（75%）或年轻人，男性多于女性。病因不明，但高达 50% 的患者有上呼吸道症状和抗链球菌溶血素 O 滴度（ASOT）阳性。主要累及皮肤、肾（IgA 肾病）、胃肠道和关节。IgA、补体和免疫复合物沉积在小血管（小动脉、毛细血管、小静脉）中，导致系统性血管炎。Henoch-Schönlein 紫癜的特征表现是臀区和小腿出现血管炎性皮疹（可能与阴囊、手、耳水肿有关）、腹痛和呕吐、膝关节或距小腿关节痛和血尿。取皮肤和肾组织进行活检，IMF 提示有 IgA 沉积，为诊断提供依据。该病的治疗主要是支持性治疗，大多数患者在几周内康复。某些情况下，病情持续存在，可使用皮质类固醇激素治疗皮肤、胃肠道和关节炎的症状，但未发现使用皮质类固醇激素可以预防或治疗肾疾病。

六、皮肤血管炎的治疗

首先要治疗原发疾病。对于轻度到中度的皮损，可局部使用强效皮质类固醇激素。如果小腿受到影响，则应使用压力袜，坐位时双腿抬高。

对于病情严重者，通常需要系统性使用皮质类固醇激素（30 ~ 60mg）。同时需要肝素或华法林抗凝。如果血管炎持续存在，则需要使用免疫增强剂替代治疗，如硫唑嘌呤或甲氨蝶呤。

七、冻疮

易感个体长期暴露在寒冷环境中，皮肤小动脉收缩，最初导致发痒，继而出现痛性红斑或紫斑，最终可导致受累部位的皮肤坏死（图 9.4）。冻疮好发于手、足、股、鼻和耳，危险因素有周围血管疾病、吸烟、糖尿病、营养不良和结缔组织疾病（狼疮、系统性硬化症和肢体动脉痉挛症）。急性期可外用皮质类固醇激素，并建议加强防护措施，如戴手套，穿羊毛袜，戒烟，必要时可使用硝苯地平。

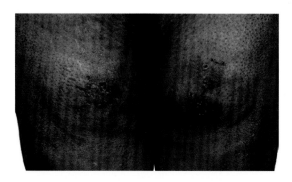

图 9.4　冬季户外作业造成的膝关节冻疮

八、雷诺现象

雷诺现象是指暴露于寒冷环境下引起的外周小动脉反复可逆性血管痉挛，导致指端短暂缺血，多与潜在自身免疫性疾病相关（肢体动脉痉挛症症状相同，但是没有任何潜在全身性疾病）。雷诺现象常与系统性硬化、混合性结缔组织病（mixed connective tissue disease，MCTD）、系统性红斑狼疮和冷球蛋白血症有关。寒冷时，受累的手指出现特征性改变，先变白（血管痉挛），然后变蓝（发绀），最后变红（充血），颜色变化的同时可伴有疼痛或麻木。雷诺现象最常见于双侧手指，对称分布，也可影响脚趾、鼻和耳。患者可检查 FBC、肝肾功能、凝血情况、甲状腺功能、血糖、肌酐激酶、肝炎血清学和 ANAs。治疗方法包括外周保暖，必要时使用硝苯地平和伊洛前列素（前列环素类似物）。

九、系统性硬化病（systemic sclerosis，SS）

系统性硬化病是指皮下组织广泛硬化（胶原过度沉积和纤维化），多累及指和趾以及口腔周围（系统性硬化症），内脏器官也会发生类似的变化，特别是肺和肾。血管受到影响则导致雷诺现象（手指）和毛细血管扩张（口腔和指）。SS 的主要类型有局限型（limited SS，lSS）和播散型（disseminated SS，dSS），前者主要影响女性。约 90% 的 SS 患者至少有一个 ANA 阳性。约 30% 的患者中发现抗拓扑异构酶 I -DNA（Scl-70）抗体，这些患者中 70% 患有 dSS 和间质性肺病。约 38% 的 SS 和皮肤受累患者抗着丝粒抗体阳性（最常见于 lSS）。其他阳性 ANA 包括抗 SSA/Ro/RNA 聚合酶Ⅲ。具有诊断意义的检查包括 CRP/ESR（升高）、肺区高分辨率 CT 扫描（肺泡壁增厚）、肺功能检查（通气 – 灌注受损）和皮肤活检（组织学上可见纤维化改变）。临床上，指或趾的皮肤有相当大程度的硬化，变得非常紧密，外观呈蜡状，运动受到极大的限制。系统性硬化还有许多其他形式，包括未分化结缔组织病和所谓的"CREST 综合征"（框 9.3）。

硬斑病是一种良性的局限性系统性硬化病，局部硬化伴有非常轻微的炎症，伴上皮萎缩。在早期阶段，皮肤可能会暗沉，随着病情发展，皮肤会褪色变硬（图 9.5）。前额顶的局部硬斑病会造成脱发和硬化性皮肤凹陷。

CREST 综合征患者常首先出现雷诺现象，继而由于硬皮病（进行性纤维化）引起的指皮肤增厚，导致硬化性指关节炎。皮肤中的钙沉积，可见到白粉笔样物质，可引起疼痛（图 9.6）。患者随后出现多发性毛细血管扩张，最先出现于面（图 9.7），黏膜和胃肠道也可受累。疾病晚期常进展为食管运动障碍。

框 9.3　**CREST 综合征**

C: 皮肤钙质沉着症
R: 雷诺现象
E: 食管运动障碍
S: 肢端硬化
T: 毛细血管扩张

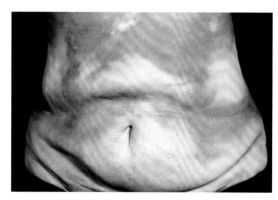

图 9.5　硬斑病，表现为躯干色素沉着硬化斑块

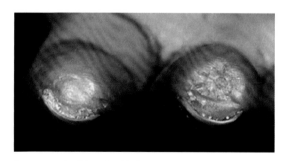

图 9.6　皮肤钙质沉着症

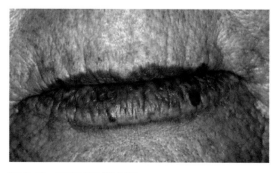

图 9.7　CREST 综合征

辅助检查应包括 FBC、ANA、抗着丝粒抗体和抗 Scl-70。

CREST 综合征通常需要多学科联合治疗，包括心理支持。患者应注意保暖，尤其是手。钙通道阻滞药和前列腺素 / 前列环素有助于预防和治疗雷诺现象。骨化三醇可软化硬结，脉冲染料激光可治疗面部毛细血管扩张。

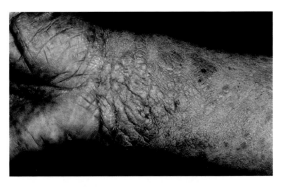

图 9.8　腕扁平苔藓

十、扁平苔藓（lichen planus，LP）

临床上，患者表现为瘙痒性皮疹，为扁平紫红色丘疹，表面有光泽，常出现在腕（图 9.8）和踝上。任何部位的病灶表面都可能出现纤细的白线，称为 Wickham 纹。皮损可簇状分布，或在抓痕或外科手术瘢痕周围呈线状分布（同形反应）。造成扁平苔藓的机制未明，但可能与免疫性疾病有关。扁平苔藓的组织学特征是淋巴细胞侵袭基底部角质形成细胞，导致水肿、表皮下裂和一些角质形成细胞死亡。在深色皮肤患者中，扁平苔藓（LP）异常增生肥大，愈合时有明显的炎症后色素沉着。口腔（尤其是颊黏膜）（图 9.9）和生殖器（小阴唇糜烂）也可能受累，甲可出现明显的纵嵴。头皮病变常伴有毛囊滤泡堵塞，导致瘢痕性脱发。严重的急性扁平苔藓可表现为大疱性病变（图 9.10）。大多数 LP 在 1 ～ 2 年内缓解，肥厚性 LP 可持续数 10 年。局部使用皮质类固醇激素可缓解扁平苔藓的瘙痒症状。对于肥厚性苔藓，可使用皮质类固醇激素封包，效果较好。严重的扁平苔藓可口服皮质类固醇激素、麦考酚吗乙酯、甲氨蝶呤或硫唑嘌呤治疗。

苔藓样药疹在临床表现上与 LP 相似，但病变通常更广泛，罕见口腔黏膜受累（详见第 7 章）。停药后皮损慢慢消退，一般需要 1 ～ 4 个月才能完全消失，皮肤上常会留下色素沉着。

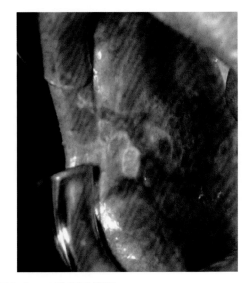

图 9.9　口腔扁平苔藓

十一、红斑狼疮（LE）

红斑狼疮（lupus erythematosus，LE）有 4 种主要的临床分型：系统性、亚急性、盘状和新生儿（框 9.4）。

系统性红斑狼疮是一种自身免疫性疾病，其特征是存在针对细胞核各种成分的抗体，可由氯丙嗪、奎宁和异烟肼等药物引起。系统性红斑狼疮是一种多系统疾病，75% 的患者有皮肤受累，最常见的是面部的"蝴蝶"形红斑。可伴光敏性、脱发和皮肤血管炎。一些患者出现抗磷脂综合征，导致四肢血管闭塞（图 9.11）。随着疾病的进展，皮肤损伤变得广泛，尤其是在面（图 9.12）。系统

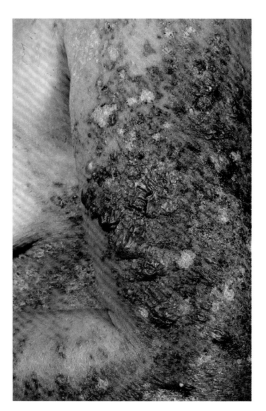

图 9.10 大疱性扁平苔藓

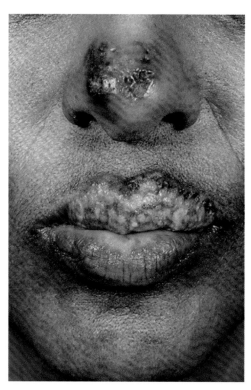

图 9.12 系统性红斑狼疮

框 9.4 **红斑狼疮的临床类型**
- 系统性红斑狼疮
- 亚急性皮肤病红斑狼疮
- 盘状红斑狼疮
- 新生儿红斑狼疮

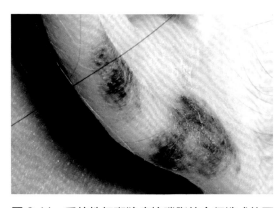

图 9.11 系统性红斑狼疮抗磷脂综合征造成的耳郭皮损

性病变包括发热、关节炎和肾受累，也可能累及多种器官脏器。

系统性红斑狼疮的诊断需包括以下至少四项：

1. 颊区皮疹。
2. 浆膜炎。
3. 盘状斑块。
4. 神经系统疾病。
5. 光敏性。
6. 血液学改变。
7. 关节炎。
8. 免疫系统变化。
9. 口腔溃疡。
10. ANAs。
11. 肾改变。

亚急性皮肤红斑狼疮（SCLE）是一种变异 LE，表现为皮肤上出现环状红斑和丝状红斑，可由药物引起（图 9.13）。全身受累比系统性红斑狼疮少见，病情较 SLE 轻。

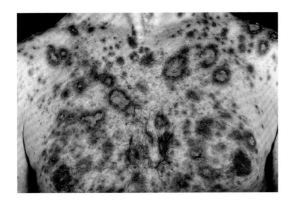

图 9.13　特比萘芬引发的亚急性皮肤红斑狼疮

目前认为它与新生儿红斑狼疮的高发病率有关。ENA 试验阳性率为 60%，抗细胞浆抗体阳性率为 80%。

盘状红斑狼疮（discoid lupus erythematosus，DLE）是一种光敏性疾病，好发于面部、头皮（脱发、毛囊堵塞）（图 9.14a）的明显的红斑性病变，伴有萎缩、鳞屑和瘢痕形成，偶尔在臂（图 9.14b）出现。该病罕有循环中的 ANAs 阳性，只有 5% 的患者发展为 SLE。DLE 可应用强效局部类固醇药物治疗，以减少瘢痕的产生。

新生儿红斑狼疮是由母体狼疮抗体（尤其是 Ro/La）经胎盘传至新生儿而引起的。新生儿有皮肤损伤，其特征是头面部环状鳞片和炎性病变（图 9.15）以及先天性心脏传导阻滞（可能需要安置起搏器）。皮肤损伤需用外用皮质类固醇激素以减少瘢痕和皮肤变色。皮疹可随着自身抗体水平的降低而消退。

系统性红斑狼疮治疗的关键是防止内脏病变的发生，或治疗已发生的内脏器官病变。常用泼尼松龙治疗，必要时加用免疫抑制剂，如硫唑嘌呤和麦考酚吗乙酯。DLE 的治疗通常是外用皮质类固醇激素和防晒霜，羟氯喹 200mg，1 ~ 2 次 /d。羟氯喹很少引起眼毒性，但仍应要求患者报告任何视觉障碍。

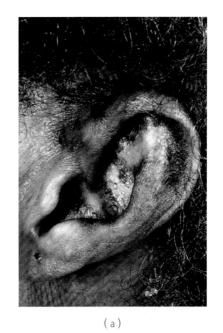

（a）

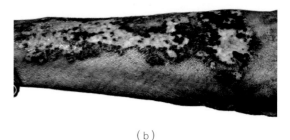

（b）

图 9.14　（a）盘状红斑狼疮典型的耳郭皮损；
（b）暴露在阳光下的皮肤出现盘状红斑狼疮

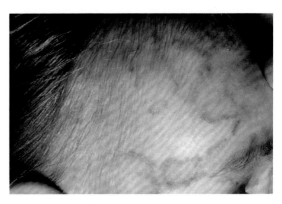

图 9.15　新生儿红斑狼疮

十二、皮肌炎

皮肌炎是一种罕见的疾病，影响皮肤，肌肉和血管。目前原因不明，但与免疫紊乱有关。有研究表明，皮肌炎可能是由体液免疫系统的改变引起的血管壁损伤介导，导致皮肤和肌肉的细胞毒性 T 细胞损伤。在早期阶段，真皮表皮交界处有 IgG、IgM 和 C_3 的沉积，以及 $CD4^+$ 细胞和巨噬细胞的淋巴细胞浸润。在高达 70% 的患者中分离出循环免疫复合物以及自体抗体。成人皮肌炎可能先于潜在肿瘤（最常见的是乳腺、肺、卵巢或胃肠道肿瘤），因此应对患者进行全面检查。

临床表现　皮疹主要呈光敏性分布，好发于上眼睑、颊区和额区，及颈区的前 "V"（图 9.16）和后侧面（披肩征），呈紫色（或淡紫色）。指背皮肤也可受累，指背关节上出现红斑或紫色（Gottron）丘疹（图 9.17）。角质层参差不齐，甲襞毛细血管扩张（图 9.18）。肌肉不适和无力主要发生在近端肢体，延髓和呼吸肌也可能受到影响。

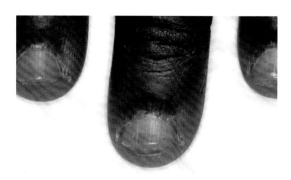

图 9.17　手皮肌炎

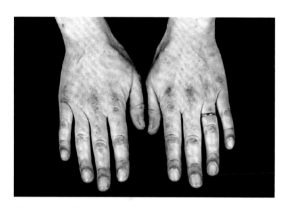

图 9.18　皮肌炎：角质层参差不齐

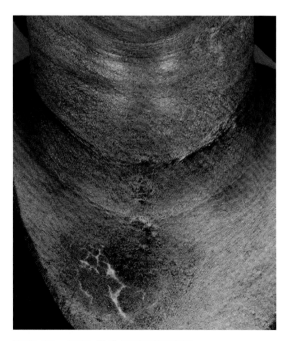

图 9.16　颈区 "V" 形皮肌炎皮疹

辅助检查包括肌炎相关和特异性抗体，如抗 Ro、抗 Jo-1、抗 PM/Scl、抗 Ku、抗 U1RNP、抗 Mi-2、抗 NXP-2、抗 MDA5、肌酸磷酸激酶（CK）和 ESR 可能升高。皮肤和肌肉活检有助于支持诊断。肌电图和磁共振成像（MRI）可以提示肌炎。

皮肌炎的治疗

需用大剂量系统性皮质类固醇激素（60 ~ 100mg/d）或甲泼尼松龙冲击治疗（1g/d，持续 3 日），有助于快速控制症状。冲击性使用环磷酰胺、硫唑嘌呤、甲氨蝶呤和麦考酚吗乙酯也可用于控制病情。潜在的恶性肿瘤的治疗通常会使皮肤症状缓解。

十三、混合性结缔组织病

混合性结缔组织病（mixed connective tissue disease，MCTD）具有系统性狼疮、系统性硬化症和肌炎特征性，且自身抗体阳性。该病常见于年轻女性(年龄 15～25 岁)，临床上通常有雷诺现象、硬化性指关节炎或肿胀、关节炎和关节痛、Sjögren 综合征、肌炎、无力、食管运动障碍、三叉神经痛和肺动脉高压等。患者 U_1-核糖核蛋白（RNP）和小核核糖核蛋白（snRNP）抗体常呈阳性。治疗的目的是减轻疼痛和维持功能，使患者保持活跃。常使用传统的非甾体抗炎药（NSAIDs）用于减轻疼痛和炎症。目前，新型的环氧化酶-2（COX-2）抑制剂如塞来昔布越来越多地使用，可帮助减轻关节炎和肌炎，也可服用羟氯喹。对于难治性疾病，可口服低剂量皮质类固醇激素和甲氨蝶呤。

延伸阅读

Mack, C.P. (2017). Dermatomyositis: Diagnosis, Risk Factors & Treatment Options. Nova Science Publishers.

Roccatello, D. and Lorenzo, E. (2016). Connective Tissue Disease: A Comprehensive Guide, vol. 1. New York: Springer.

Chapter 10 | The Skin and Systemic Disease

第 10 章 | 皮肤和系统性疾病

Rachael Morris-Jones

Guy's and St Thomas' NHS Foundation Trust, London, UK

概述

- 皮肤病变可能是潜在系统性疾病的最初表现。
- 广泛的反复发作的皮疹可能由潜在的感染、药物、结缔组织疾病和恶性肿瘤引起。
- 特征性皮肤反应，如多形性红斑和结节性红斑，常与潜在基础疾病有关。
- 黑色素细胞数量减少可能是遗传性的，也可能与自身免疫疾病或激素变化有关。
- 皮肤色素沉着可能与激素变化或潜在的肿瘤有关。
- 全身瘙痒但无皮疹，可能存在系统性疾病，如肾 / 肝功能不全。
- 胃肠道疾病可能与皮肤疾病有关，如疱疹样皮炎和坏疽性脓皮病等。

一、简介

皮肤是潜在系统性疾病的窗口，可以为潜在疾病提供可见的诊断线索（框 10.1）。系统性疾病的皮肤表现多种多样，可能是潜在疾病的首要指征之一。因此，识别这些与系统性疾病相关的皮肤反应和典型病变为快速准确诊断疾病提供有价值的帮助（框 10.2）。系统性疾病对皮肤的影响可能与其他内脏器官的方式相同，例如结缔组织疾病（详见第 9 章），也可通过不同机制作用于皮肤，如黑棘皮病（acanthosis nigricans，AN）、皮肌炎和多形性红斑（erythema multiforme，EM）。

许多广泛的反应性皮疹是服用药物的结果，表现为毒性红斑（详见第 7 章）。HIV 相关的红肿皮损可以是常见皮肤病的严重恶化，或罕见的皮肤感染，再或者是对药物的过敏反应（详见第 15 章）。药疹和获得性免疫缺陷综合征的表现是重要的议题，分别在第 7 章和第 15 章详细论述。

框 10.1　潜在系统性疾病的诊断线索

- 与关节痛、体重减轻、发热、虚弱、呼吸困难和肠功能改变等其他症状相关的皮疹
- 局部治疗无效的皮疹
- 由于血管周围炎症引起的皮肤红斑，可能是移行性或固定性的
- 血管炎，非烫伤样，可触及的紫色固定病变，伴疼痛和起疱
- 皮肤色素沉着或质地改变
- 继发于肉芽肿、转移瘤、淋巴瘤或淀粉样蛋白沉积等的可触及的皮肤病变

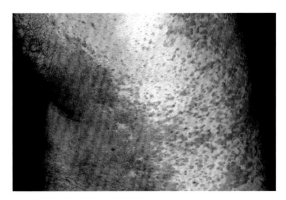

图 10.1　中毒性红斑的麻疹样皮疹

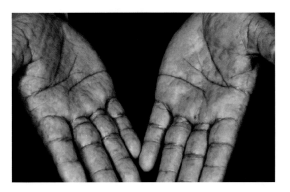

图 10.2　多形性红斑

二、炎症引起的皮肤反应

中毒性红斑　是对广泛的对称性反应性皮疹的统称，主要是红色斑丘疹（图 10.1），看起来像"麻疹样"。皮疹通常始于躯干，逐渐蔓延到四肢，伴发热和轻微的瘙痒。中毒性红斑最常由病毒引起，包括麻疹病毒、风疹病毒、EB 病毒（腺热病患者给予阿莫西林治疗后）、细小病毒 B19、西尼罗病毒、寨卡病毒、人类疱疹病毒 6 型（婴儿玫瑰疹）、黄病毒（登革热）、柯萨奇病毒 4/5 和斑疹伤寒（伤寒沙门菌）；也可由细菌感染引起，如猩红热（A 组链球菌）、立克次体病（落基山斑点热）和寄生虫感染（锥虫病——昏睡病）。除了使用润肤剂，这类中毒性红斑通常不需要特别处理，如果症状加重，偶尔使用弱效的外用皮质类固醇激素。需要治疗的是引起红斑的潜在疾病。

多形性红斑（EM）　其临床表现为凸起的红斑，常发展为典型的"靶形病变"（图 10.2），即中心暗红色或紫癜或有水疱产生，周围为苍白硬化区，最外围有一圈红疹。

EM 多无症状（偶有疼痛），可为散发或多发，弥漫性或对称性的，常出现在肢端部位（手掌、足底、指、肘区、膝区和面部），可持续数日。目前认为 EM 是由免疫介导的过敏反应引起。潜在感染的系统性症状通常先于 EM 皮疹 2 ~ 14 日出现。黏膜（口腔、结膜、生殖器）受累伴典型的皮肤 EM 皮疹（＜体表面积的 10%），称为大部分 EM。引起 EM 最常见的感染是单纯疱疹病毒（HSV Ⅰ 或 HSV Ⅱ），常表现为唇疱疹、生殖器疱疹或溃疡，指端疱疹比较罕见。其他引起 EM 的病原体还有肺炎支原体（呼吸急促、咳嗽、胸片相对正常）、溶血性链球菌（上呼吸道感染）、腺病毒、柯萨奇病毒、EB 病毒、细小病毒 B19、病毒性肝炎、orf 病毒、疏螺旋体和脑膜炎球菌。药物不良反应也是 EM 的常见诱因（详见第 7 章）。EM 的治疗主要是治疗引发皮疹的潜在疾病（使用阿昔洛韦、青霉素等），如果疼痛或起水疱，外用皮疹类固醇激素治疗皮损，病情严重可口服皮质类固醇激素。EM 可随着 HSV 的每次再激活而复发，在这种情况下，需要使用阿昔洛韦和硫唑嘌呤进行二级预防。

儿童丘疹性肢端皮炎——Gianotti-Crosti 综合征（GCS），是一种病毒性皮炎，好发于幼儿（年龄＜12 岁），多为细小的丛集性红色斑疹，可形成水疱，最初分布在四肢（肘区、膝区、手、足），并可发展至面部（躯干除外）。个别红斑丘疹可能合并成一簇较大的红斑，表面像砂纸一样粗糙，通常持续数周。引起儿童丘疹性肢端皮炎的病毒包括肠道病毒、埃可病毒、呼吸道合胞病毒、轮状病毒、风疹细小病毒 B19、乙型肝炎病毒和 EB 病毒。儿童丘疹性肢端皮炎也可能由疫苗接种（脊髓灰质炎、白喉、乙型肝炎、麻疹、流行性感冒、百日咳、猪流感 H1N1）引发。儿童丘疹性肢端皮炎多见于特应性皮炎（AD）患儿。用简单的润肤剂几周后，皮疹即可痊愈。

结节性红斑（EN）　主要为小腿的张力性、疼痛性皮下红斑结节组成（臂也可受累），多继发于导致炎症性脂膜炎（脂肪组织炎症）的变态反应（图 10.3）。小腿病变通常在全身症状（如发热和不适）后的几日内发展，诱因不同，持续时间不同，可数周或数月。EN 的感染原可能是链球菌、肺炎支原体、结核分枝杆菌、组织胞浆菌、球孢子菌和芽生菌。其他非感染性诱因包括药物、炎症性肠病、结节病、妊娠、贝赫切特综合征和霍奇金病。在大约 50% 的病例中，没有确定明显的原因。对 EN 的处理主要是治疗或消除潜在原因、下肢抬高和压迫以及使用非甾体抗炎药（NSAIDs）。

离心性环状红斑（erythema annulare centrifugum，EAC）　由单个或多个扩张性红斑（环状 / 几何状 / 螺旋状）组成，好发于股或躯干，多无症状。EAC 病变慢慢扩大，形成完整或不完整的可触及的黄斑或红斑环，环内边缘可有轻微鳞片（图 10.4）。目前认为 EAC 与过敏反应有关，致病病原体可能是 EB 病毒、人类免疫缺陷病毒、大肠埃希菌、链球菌、毛癣菌属感染（癣）、白念珠菌，结核分枝杆菌和阴虱。其他非传染

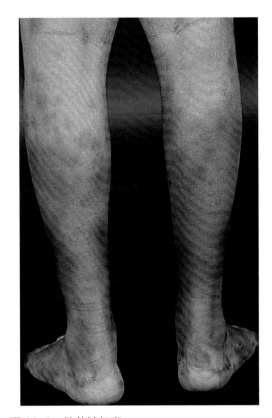

图 10.3　结节性红斑

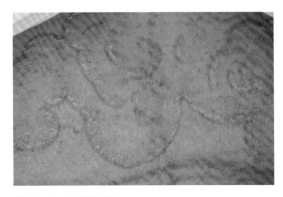

图 10.4　环状红斑

性原因包括潜在的白血病或淋巴瘤、实体瘤（乳腺癌、卵巢癌、肺癌）、药物和其他潜在的系统性疾病，如 Graves 病和肉瘤。

慢性游走性红斑　是由伯氏疏螺旋体（莱姆病）感染引起的皮肤炎症反应（详见第 17 章）。

三、结节病

结节病的潜在病因尚不清楚，目前越来越多的研究认为非典型分枝杆菌可能是其诱因。结节病可仅出现在肺区和其他系统，而无皮肤损伤。但约 40% 的患者中，皮肤病是潜在结节病的常见表现。最常见的皮肤变化是：

1. 结节性红斑，常是早期肺区疾病的特征。

2. 与急性和亚急性疾病相关的无症状丘疹、结节和斑块（图 10.5）。

3. 瘢痕结节病，伴丘疹。

4. 红斑狼疮，鼻和指有暗红色浸润性病变。

如果怀疑结节病，辅助检查应包括血清血管紧张素转换酶（ACE）水平、血钙、全血计数、肝肾功能、红细胞沉降率（ESR）、甲状腺功能、催乳素、睾酮、生长激素、FSH/LH、促肾上腺皮质激素释放激素、胰岛素样生长因子和雌二醇，还应拍胸片以检查双侧肺门淋巴结是否有病变。

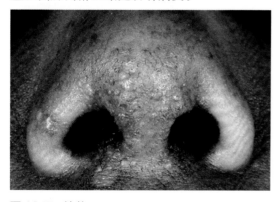

图 10.5　结节

四、与激素失衡相关的皮肤变化

色素沉着过度　可能是由于甲状腺功能亢进症、艾迪生病（Addison disease）和肢端肥大症患者体内循环激素水平增加，激活黑色素细胞造成的。妊娠期或口服避孕药时，额区和颊区局部黑色素细胞增加，导致色素沉着，称为黄褐斑（图 10.6）。如果坚持使用防晒霜，避免紫外线照射，可慢慢消退。

色素缺失　皮肤颜色的缺失，是由缺乏黑色素细胞刺激素引起的部分黑色素细胞功能丧失，伴有垂体功能减退。

黑棘皮病（AN）　是一种无症状的天鹅绒样皮肤增厚，常影响颈后区侧面、腋窝和臂褶皱处（图 10.7），肤色变暗，对称分布。最常见的相关疾病是肥胖，随着体重的减轻，AN 逐渐消失。AN 综合征分为 A 型和 B 型，A 型好发于年轻黑人妇女，伴有与多毛症和多囊卵巢综合征相关的胰岛素抵抗；B 型与糖尿病、甲状腺疾病和狼疮等自身免疫疾病有关，在 B 型糖尿病患者中可检测到胰岛素受体抗体。广泛分布和迅速发展的 AN，特别是口唇、舌或手掌处的 AN，提示可能存在恶性肿瘤，特别是胃肠道的恶性肿瘤。当根本原因得到治疗后，皮肤症状通常会消退。

糖尿病导致糖脂代谢改变　小血管病变和神经受累可引起皮肤病变，如微血管病引起的"糖尿病性皮肤病"，表现为红色斑丘疹，这些丘疹慢慢消退，在四肢留下鳞屑斑。糖尿病使外周循环受损，导致动脉粥样硬化。神经病变（营养性溃疡）或血液供应受损会引发溃疡，尤其是在足上。糖尿病患者易发生皮肤感染，致病菌包括葡萄球菌、链球菌、大肠菌群、假单胞菌和白念珠菌。

脂质渐进性坏死　40% ~ 60% 的脂质渐进性坏死患者可能会发展成糖尿病，但实际在糖尿病人群中并不常见脂质渐进性坏死（0.3%）。但是，仍建议这些患者检查空腹血糖。脂质渐进性坏死表现为下层结缔组织坏

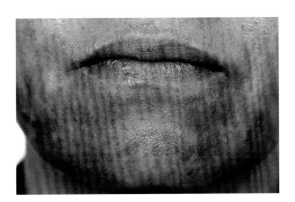

图 10.6　黄褐斑

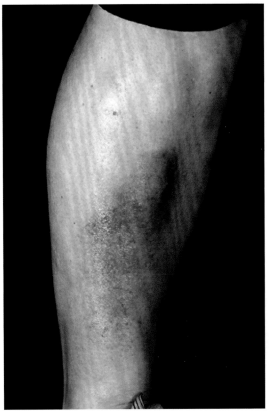

图 10.8　胫骨脂质渐进性坏死

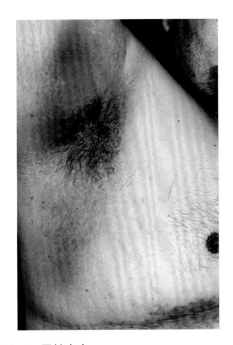

图 10.7　黑棘皮病

死，伴有淋巴细胞和肉芽肿浸润。退化的胶原纤维被脂类物质替代。该病常发生在胫骨，也可能出现在其他任何部位（图 10.8）。

　　环状肉芽肿　表现为手、足和四肢的局限性丘疹样病变（图 10.9），但也可发生在其他部位。病变可部分或全部呈环状，可单发或多发。有一定程度的坏死，组织细胞以及巨细胞和淋巴细胞形成"栅栏"。该病常见于 30 岁以下的女性，与胰岛素依赖型糖尿病有关。该病伴有瘙痒或无症状，通常具有自限性，但可能复发。

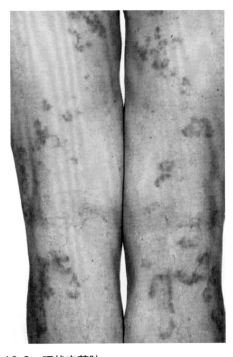

图 10.9　环状肉芽肿

五、甲状腺疾病

甲状腺疾病常与皮肤、头发和甲的变化相关，这些变化可能是潜在甲状腺功能障碍的最早迹象之一（表 10.1）。促甲状腺激素浓度增高可导致胫前黏液性水肿（图 10.10）。自身免疫性甲状腺疾病患者可有白癜风以及其他自身免疫性疾病的表现。

表 10.1　甲状腺疾病的临床表现

甲状腺功能减退	甲状腺功能亢进
干皮	皮肤变软，增厚
眼睑和手水肿	胫前黏液性水肿
少汗	多汗（手掌和足掌）
头发稀疏；阴毛、腋毛和眉毛脱落	头发稀疏
皮肤呈"象牙白"	弥漫性色素沉着
甲生长不良，易碎	甲生长加快
紫癜、瘀伤和毛细血管扩张	手掌红斑，面潮红

六、与消化系统和肝疾病相关的皮肤变化

皮肤改变可作为系统性疾病的一部分发生，涉及多个器官，如与结节性多动脉炎（中血管血管炎）和结缔组织疾病（如系统性硬化症）相关的血管炎，或作为代谢性疾病的一部分发生，如卟啉症、吸收不良或营养不良和炎症。

吸收不良可造成铁、锌、维生素等营养物质的缺乏，进而导致皮肤干燥、过敏和瘙痒，皮肤表面不规则，呈湿疹样改变，此外，色素沉着增加、头发和甲变脆也可能与吸收不良有关。

维生素 C 缺乏症（坏血病）常见于吸收不良或饮食不良的患者，也可见于老年人和酗酒者，表现为易疲劳、虚弱、毛囊周围角化过度丘疹，看起来类似于腿部的瘀伤，通

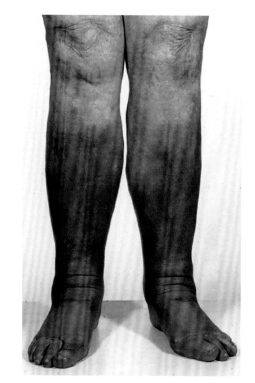

图 10.10　胫前黏液性水肿

常有卷曲的毛发。也可表现为牙龈出血和肿胀，大多数患者伴有贫血。这类患者最初常需要补充 1g 左右的维生素 C，随后连续几周补充 0.5g/d。随着维生素水平的正常化，患者症状和体征会逐渐消失。

锌缺乏症（肠病性肢端皮炎）常见于新生儿，可由遗传疾病（锌转运蛋白缺陷）引起，或由母乳缺锌（母亲缺锌）或吸收不良（可出现于母乳喂养、配方奶或断奶时）造成。皮肤变化通常在出生后数周内出现，表现为口腔、肛门和眼周以及肢端部位（手、足、肘区和膝区）出现炎性红斑，可有鳞屑（图 10.11）。红斑与湿疹类似，但并不痒，界限清楚。如果这种情况得不到及时的发现和治疗，皮肤就会结痂，糜烂，并继发感染。婴儿可出现易怒，进食不良，腹泻，发育不良等。血清锌水平会很低。对这类患儿应持续补锌 [1mg/（kg·d）]，直到锌水平恢复正常（或终生服用），皮肤改变需要数周才能缓解。

香菇鞭笞样皮肤病发病率约 2%，由于摄入存在于生的或未煮熟的香菇中的多糖毒素（香菇多糖）导致的。食用香菇后 1～5 日出现皮肤变化，皮损呈线状，鞭笞样，瘙痒性点状丘疹（图 10.12）。几日后皮疹开始消退，3 周内痊愈。

肠道炎症可能导致皮肤问题和瘙痒皮疹。

坏疽性脓皮病是一种快速发作的坏死性皮肤溃疡，伴疼痛，边缘增生呈紫红色（图 10.13）。多与炎症性肠病、类风湿关节炎、异常丙种球蛋白和血液恶性肿瘤密切相关（框 10.3）。

克罗恩病（区域性回肠炎）引起肠道的斑片状炎症（从口唇到肛门的任何部位均可出现），可能与黏膜、皮肤或回肠结肠造口部位的糜烂、溃疡和窦形成有关。还可能发生舌炎、唇和口腔黏膜的肉芽肿性增厚以及血管炎。

疱疹样皮炎是一种严重瘙痒的慢性皮肤病，其特征为红斑和疱疹，好发于肘区、膝区和臀区（图 10.14），常与谷蛋白敏感型肠病相关，伴有一定程度的绒毛萎缩，有小肠淋巴瘤的风险。

先天性肠道疾病可导致各种皮肤改变。

加德纳综合征（遗传性肠息肉综合征）是一种常染色体显性遗传疾病，其特征是在婴儿期口腔黏膜、唇面区、手足出现色素斑（鉴别诊断包括艾迪生病和纤维性骨营养不良综合征）。多与发生于回肠和空肠的良性肠息肉有关，这类息肉很少发生恶变。但也可能与发生在肝、胰腺、乳腺等部位的癌变有关。

其他可出现皮肤改变的疾病还有先天性结缔组织疾病和影响肠道功能的血管病变，如埃勒斯-当洛综合征和弹性假黄色瘤（胃肠道动脉出血）、紫癜性血管炎（胃肠道病变出血）和神经纤维瘤病（肠神经纤维瘤）。

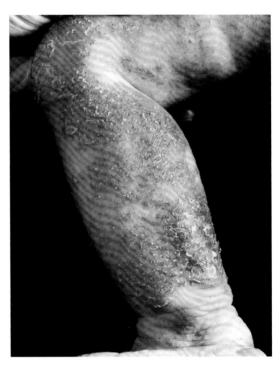

图 10.11　锌缺乏症

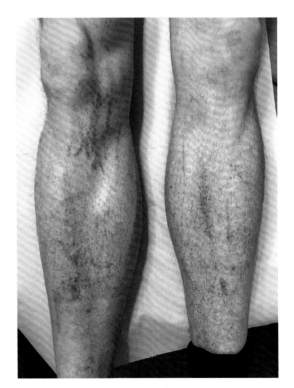

图 10.12　香菇鞭笞样皮肤病

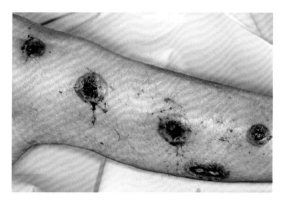

图 10.13 坏疽性脓皮病

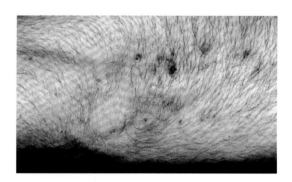

图 10.14　疱疹样皮炎

七、肝病引起的皮肤改变

肝疾病能对皮肤、头发和甲造成不同程度的影响（框 10.4）。阻塞性黄疸常伴有瘙痒，目前认为是由于胆汁盐沉积在皮肤上所致。服用与胆盐（如消胆胺）结合的药物可以改善某些患者的瘙痒症状。黄疸是胆盐在皮肤中沉积的物理表现。

肝衰竭可引起许多皮肤症状，特别是血管病变，弥漫性毛细血管扩张，引起多发性蜘蛛痣和手掌红斑。女性躯干部位的蜘蛛痣并不罕见，但若男性出现大量蜘蛛痣，应该警惕肝疾病。

慢性肝病可导致迟发性皮肤卟啉病（porphyria cutanea tarda，PCT），表现为阳光照射的皮肤区域产生大疱、瘢痕和色素沉着（图 10.15）。PCT 通常见于有遗传倾向的男性，因过量饮酒而导致肝受损。在血红素合成途径中尿卟啉原脱羧酶缺乏，导致皮肤脆弱和光敏性（面、手背），并伴有水疱和糜烂。一种称为假性卟啉症的疾病在临床表现上与 PCT 相似，但在尿液或血液中没有发现卟啉。假性卟啉症发生在血液透析的慢性肾衰竭患者中，可由多种药物（非甾体抗炎药、利尿药、抗生素和口服避孕药）引发，并与潜在的肝疾病有关。

血红素合成代谢途径中的中间代谢物积累也可导致卟啉症，可分为几种类型。在肝卟啉症中，皮肤脆弱，导致光照后产生水疱或轻微皮肤损伤。在红细胞生成性卟啉病和红细胞肝性光卟啉病患者中，存在很严重的光敏性，对穿透窗户玻璃的长波紫外线敏感。

黄瘤是含脂巨噬细胞沉积在皮肤中造

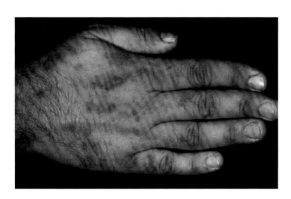

图 10.15　迟发型皮肤卟啉病

成的，可能与肝疾病有关，如原发性胆汁性
肝硬化和先天性肝内胆管发育不良征（图
10.16），并与高脂血症有关（原发性或继发
于糖尿病、肾病综合征或甲状腺功能减退）。
糖尿病可能与发疹型黄瘤有关。

多发性蜘蛛痣，表现为中心血管和放射
状分支，常见于妇女（尤其是在妊娠期间）
和儿童（详见第 21 章）。如果皮肤表面出现
大量蜘蛛痣，提示可能有肝或结缔组织疾病。
肝衰竭时也可出现掌心红斑和黄指甲。

八、色素沉着病

色素减退

白化病是一种隐性遗传病，表现为皮肤、
头发和眼的色素减少或丧失（详见第 6 章）。
皮肤色素缺失的其他遗传病包括斑驳病（图
10.17）、苯丙酮尿症和结节性硬化症。

白癜风最常表现为局部皮肤色素缺失，
约 1/3 的患者有家族史。表现为边界清晰、
对称分布的黑色素细胞和黑色素丢失（图
10.18）。器官特异性抗体及其相关疾病的发
病率增加（框 10.5）。

引起色素减退的其他原因包括炎症后疾
病，如银屑病、湿疹、扁平苔藓和红斑狼疮；
感染，如花斑癣和麻风病；化学物质，如对
苯二酚、羟氯喹和砷，以及对色素痣的反应，
见于晕痣（痣周围形成一个苍白的环）和遗
传性疾病，如结节性硬化症（"灰叶"斑）。

色素沉着

由于遗传因素和在阳光下暴露的情况不
同，色素沉着的表现有很大的不同。皮肤变
黑可能是由于正常黑色素增加，或肝病导致
的胆盐沉积、铁盐沉积（血色素沉着症）（图
10.19）、服用某些药物或摄入的金属盐沉积

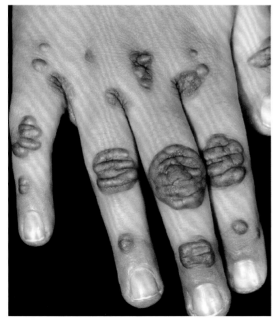

图 10.16　先天性肝内胆管发育不良征的黄瘤

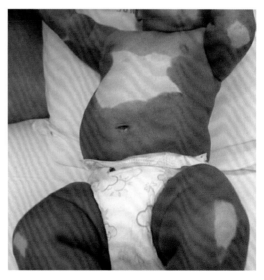

图 10.17　斑驳病

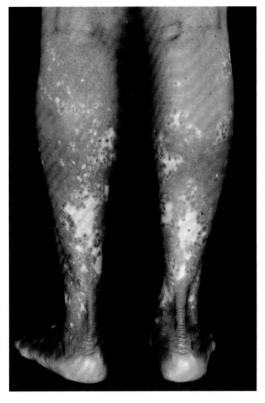

图 10.18 白癜风接受光疗（TL-01）后

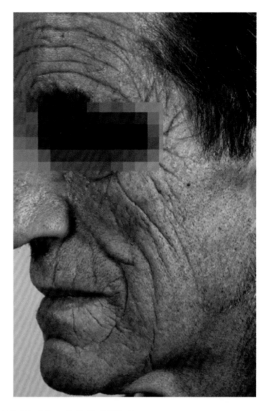

图 10.19 血色素沉着症

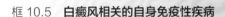

框 10.5 **白癜风相关的自身免疫性疾病**

- 甲状腺疾病
- 重症肌无力
- 恶性贫血
- 斑秃
- 甲状旁腺功能减退
- 晕痣
- 艾迪生病
- 硬斑病和硬化性苔藓
- 糖尿病

所致。在银质沉着症，摄入的银盐沉积在皮肤中。氯丙嗪、其他吩噻嗪和米诺环素等药物可导致暴露在阳光下的皮肤色素沉着增加。苯妥英钠可导致面部和颈区局部色素沉着。AZT 可引起皮肤和甲色素沉着。

AN 的特征是腋窝、颈区、乳头和脐周皮肤变暗和增厚（详见上文）。垂体瘤患者可有肢端肥大症，皮肤色素沉着也会增加。

炎症后色素沉着很常见，多发生在急性湿疹、固定性药疹和扁平苔藓之后。皮肤摩擦引起的苔藓化区域通常肤色变暗。在吸收不良综合征、糙皮病和坏血病中，也存在皮肤色素沉着增加。

九、潜在恶性肿瘤的皮肤表现

潜在的系统性恶性肿瘤可能导致皮肤出现特征性表现，如皮肌炎，或表现为继发性沉积结节（转移瘤）（框 10.6 和框 10.7）。淋巴瘤可以发生在皮肤或侵犯皮肤。皮肤瘙痒可能与霍奇金病有关。

蕈样肉芽肿 源于皮肤的 T 细胞淋巴瘤。最初表现为边界清晰的红色斑块，好发

框 10.6　**潜在恶性肿瘤的皮肤表现**
· 黑棘皮病可能与胃腺癌有关
· 疲劳性红斑（Figurate erythemas）可与支气管癌、食管癌、乳腺癌相关
· 瘙痒可能与淋巴瘤有关
· 皮肌炎可与肺、乳腺、卵巢、睾丸癌相关
· 后天性鱼鳞病可能与霍奇金病、肉瘤、淋巴瘤有关

框 10.7　**恶性肿瘤相关的非特异性皮肤变化**
· 继发性瘀斑
· 继发性激素效应
· 痤疮（肾上腺肿瘤）
· 潮红（类癌）
· 色素沉着（垂体瘤）
· 全身瘙痒（淋巴瘤）
· 疲劳性红斑
· 浅表血栓性静脉炎

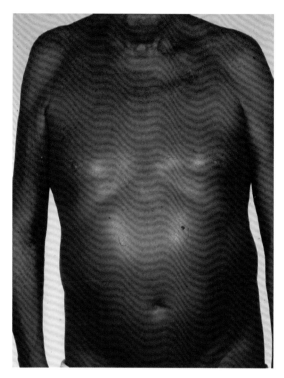

图 10.20　塞扎里综合征（红斑伴外周血塞扎里细胞）

于躯干部位，可伴轻度瘙痒。病情逐渐进展，发展成浸润性病变、结节和溃疡，偶尔出现塞扎里综合征，表现为红皮病皮损（图 10.20），外周血中可见不典型的塞扎里细胞。在另一些病例中，肿瘤可先于全身红斑出现，原发性皮肤 B 细胞淋巴瘤也偶有发生（图 10.21）。

副银屑病　表现为红斑、鳞屑和斑块，与银屑病类似，好发于中老年人躯干侧缘，呈"指状"。有些病例会发展成蕈样肉芽肿，需对外用皮质类固醇激素治疗无效的斑块进行活检。

皮肤异色症　表现为毛细血管扩张、网状色素沉着（图 10.22）、萎缩和色素丧失，可能是蕈样肉芽肿的先兆，放疗后也可见到，与结缔组织疾病有关。

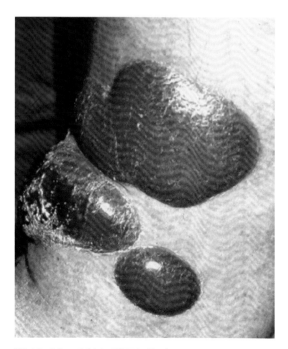

图 10.21　皮肤 B 淋巴细胞瘤

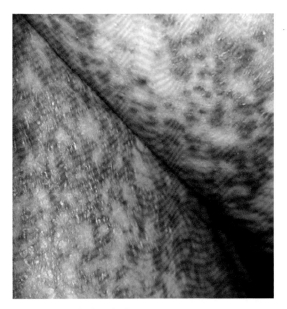

图 10.22 皮肤异色症

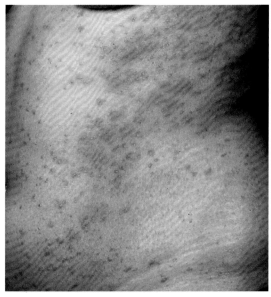

图 10.23 多形性妊娠疹

十、妊娠和皮肤病变

妊娠可伴发瘙痒，其中 15% ~ 20% 的妇女皮肤无异常（妊娠瘙痒）。通常在妊娠的头 3 个月比较严重。

多形性妊娠疹（polymorphous eruption of pregnancy，PEP）过去称为瘙痒性荨麻疹丘疹和妊娠斑（pruritic urticarial papules and plaques of pregnancy，PUPPP）（图 10.23）是一种瘙痒性红斑皮疹，通常在妊娠晚期开始于腹区褶皱处，并可广泛扩散。这种情况对胎儿无影响。通常在产后缓解，很少在与同一伴侣的后续妊娠中复发。可使用局部（偶尔全身）皮质类固醇激素缓解症状。

妊娠期类天疱疮（pemphigoid gestationis，PG）是一种罕见的疾病，最初表现可与 PEP 相似，但会形成类天疱疮样小疱，扩散到腹区和股（图 10.24）。PG 是一种自身免疫性疾病，是胎盘组织和皮肤之间的交叉反应，与 HLA-DR3/4 密切相关，大多数患者产生抗 HLA 抗体。PG 患者发生早产和低体重儿的概率较高，偶有胎儿死亡。

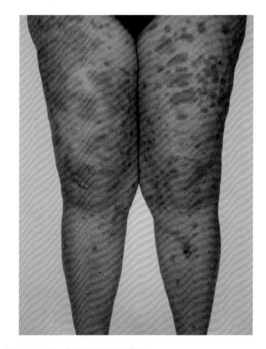

图 10.24 妊娠期类天疱疮

十一、遗传因素与皮肤病变

2003 年，多国科学家共同完成了人类基因组计划，对人类基因组（30 亿对碱基）进行了测序。人类基因组数据库的建立使得与特定疾病有关的基因研究变为现实。如从事皮肤病基因研究的科学家，在研究特殊的皮肤疾病时，可以观察各种结构、功能的改变，有害的基因突变，与其他基因的相互作用以及与该基因位点对应的其他疾病。最初，人们根据临床表现对皮肤病进行分类，现在根据基因水平上的分子缺陷对皮肤病进行分类，更科学，更合理（表 10.2）。目前，在分子水平上已鉴定出约 500 种单基因遗传疾病，有明显的皮肤损伤表现。这些疾病很罕见，通过研究这些疾病，可以得到特定的受基因缺陷影响的蛋白质或黏附分子的信息。此外，基因研究也带来了对遗传模式更深刻的理解，对新生儿疾病更准确的诊断（适用于产前诊断），以及未来基因治疗的希望。

　　一般来说，常见的家族性皮肤疾病，如银屑病、特应性湿疹和痤疮等，有复杂的遗传模式，因此很难从基因上定义。这些疾病被称为多因素疾病，是指除了环境改变（空气变应原、食物过敏、药物、感染）外，还有多个基因参与疾病的表达。

最近的研究发现两种丝聚糖蛋白基因缺陷，可导致角化蛋白合成失调，临床表现为寻常性鱼鳞病（Ⅳ型）（每 250 人中有 1 人发病）（图 10.25）。这是一种影响皮肤屏障功能的遗传性疾病。丝聚糖蛋白是一种重要的结构屏障功能分子。丝聚糖蛋白的异常导致跨膜失水增加。许多患有Ⅳ型鱼鳞病的患者也同时罹患 AD，在一些 AD 患者中发现类似的丝聚糖蛋白突变。

　　基因疗法在基因缺陷相关疾病中具有广阔的应用前景。基于以皮肤作为治疗靶点的新的治疗方法正在开发过程中，用于对皮肤和其他组织进行“基因校正”。遗传性水疱性疾病，如大疱性表皮松解症，是实验性基因疗法的前沿，例如某患有交界性 EB 的儿童，成功地接受了转基因干细胞的全身移植治疗。在该技术中，要取患者正常皮肤组织，培养表皮细胞（包括一些干细胞），然后用

表 10.2　某些遗传性皮肤病的潜在异常

皮肤疾病	潜在异常
Ehlers-Danlos 综合征	胶原蛋白与细胞外基质
营养不良性大疱性表皮松解症	Ⅶ 型胶原
弹性假黄瘤	弹性组织
色素性干皮病	DNA 修复
单纯大疱性表皮松解症	角蛋白 5 和角蛋白 14
表皮松解性角化过度	角蛋白 1 和角蛋白 10
掌跖角化病	角蛋白 9 和角蛋白 16
结节性大疱性表皮松解症	层粘连蛋白 X
性连锁隐性鱼鳞病	类固醇硫酸酯酶
寻常性鱼鳞病	角质层中的丝聚糖蛋白
Darier 病	表皮细胞黏附
白化病（酪氨酸酶阴性）	酪氨酸酶

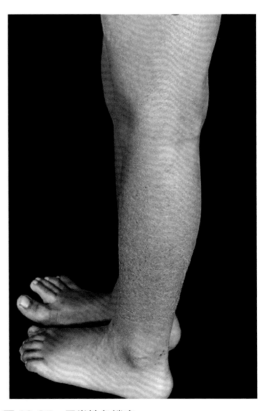

图 10.25　寻常性鱼鳞病

携带受损基因（在本例中为 LAMB3）的正常拷贝的逆转录病毒感染这些细胞。在实验室中培养出 50 ~ 150cm^2 的转基因表皮，移植到常规治疗无效的受损皮肤部位。这个特殊案例的成功意味着孩子可以重返学校，又可以快乐地踢足球。

十二、单基因疾病

单基因遗传病多是以孟德尔定律遗传的罕见疾病：常染色体隐性遗传、常染色体显性遗传和 X 连锁隐性或 X 连锁显性遗传。这些疾病大多是单一基因突变引起的，造成蛋白质的增加、丢失或被修饰。并非所有这些遗传性疾病在出生时都有明显表现，许多疾病可能在出生数年后出现，如 2 型神经纤维瘤病。当患者存在 1 个突变基因时，"二次击中"原则被认为是导致遗传性疾病后期出现的原因，即发生第 2 个刺激因素之前，其对应基因是正常的。当发生 2 次基因突变时，疾病就会表达。

单基因突变可影响皮肤中特定的分子结构，如半桥粒（BP180），导致遗传性交界性大疱性表皮松解症。相同的 BP180 蛋白也可能是后天性疾病如大疱性类天疱疮的靶向因子。临床上，由于表皮下分裂，这两种疾病都表现为皮肤脆弱。

嵌合体是指两个或两个以上基因型不同的细胞群表达在同一个体中。皮肤嵌合体可能是由于发育过程中少数特定皮肤细胞的基因突变所致，导致皮肤线状异常，通常在出生时出现。嵌合缺陷通常遵循 Blashko 线（图10.26），这是一种特殊的线条和螺纹分布，目前认为其代表了皮肤的发育生长模式（图10.27）。在局部嵌合细胞中发现的遗传异常可能与在全身性遗传性皮肤病中发现的遗传异常相同。例如，在全身性表皮松解性角化过度和局部疣状线状痣中，可以有同样的控制角蛋白 1 和角蛋白 10 产生的基因突变。

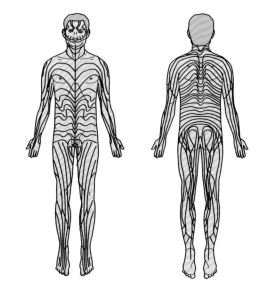

图 10.26   Blashko 线

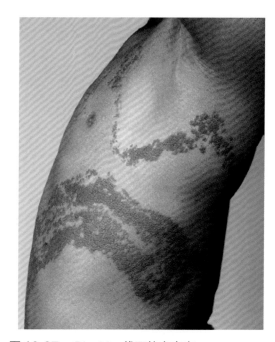

图 10.27   Blashko 线下的表皮痣

延伸阅读

English, J.C., Huen, A.C., Patton, T.J., and Grandinetti, L.M. (2015). Skin and Systemic Disease a Clinician's Guide. CRC Press.

Sarzi-Puttini, P., Doria, A., Girolomoni, G., and Kuhn, A. (2006). The Skin in Systemic Autoimmune Disease. Amsterdam: Elsevier Science.

第11章 | 腿部溃疡

Rachael Morris-Jones

Guy's and St Thomas' NHS Foundation Trust, London, UK

概述
- 大多数溃疡的根本原因是皮肤血液灌注不足。
- 大多数腿部溃疡是由于水肿和细胞间隙压力升高造成的,阻碍毛细血管灌注并导致小静脉反压。
- 静脉溃疡的危险因素包括年龄增长、不活动、肥胖、小腿创伤、水肿、静脉曲张和血栓形成等。
- 动脉溃疡的危险因素包括高血压、动脉粥样硬化、外周血管疾病、红细胞增多症、冷球蛋白血症、血管炎和结缔组织疾病等。
- 静脉溃疡的临床特征:最常见于内踝,凹陷性水肿,静脉曲张。溃疡界限清晰,边缘倾斜,中央蜕皮。
- 动脉溃疡的临床特征:最常见于小腿、足背,疼痛,腿部皮肤苍白无毛发,周围脉搏差,溃疡边缘有"穿孔"。
- 治疗:尽可能纠正潜在病因,清洁溃疡处,使用非黏附敷料和适当的压迫绷带。

一、简介

在普通人群中,腿部溃疡的患病率在 0.3% ~ 1.0% 之间,在 80 岁以上人群中患病率上升到 2%,随着肥胖率的上升,腿部溃疡的发病率也会升高。腿部溃疡严重影响患者的生活。在英国,每年国家卫生服务(National Health Service,NHS)用于治疗腿部溃疡的费用约为 6 亿英镑,NHS 每年治疗所有创伤的总费用约为 45 亿英镑。许多患者溃疡反复发作,需要经常性使用绷带和敷料,其中 80% 的患者可在社区接受治疗。如果不能通过手术或医疗干预来解决溃疡的根本原因,则需要经验丰富的专业护理人员来评估和处理难治性溃疡。

对溃疡的评估应包括以下几方面:溃疡的部位、大小、边缘、基底、周围皮肤、腿部形状、持续时间、症状、潜在的全身或皮肤疾病、外周脉搏及感觉、用药史以及当前和过去的溃疡治疗方法。辅助检查包括踝的检查,如踝肱动脉压力指数(ABPI),静脉和/或动脉双重扫描,微生物拭子,溃疡活检(常通过溃疡边缘取活检标本),和斑贴试验。

对溃疡的发病机制有一个基本的了解对于临床诊断和制订不同的治疗方法是至关重要的。大多数(95%)的溃疡本质上是"静脉性"(淤滞)(图 11.1),因此应首先对这方面进行详细地检查。

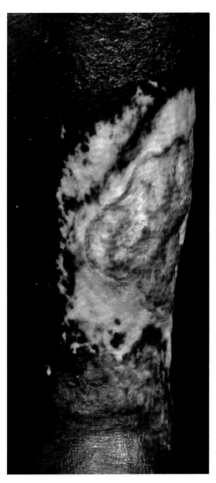

图 11.1　下肢静脉溃疡

二、静脉溃疡

病理机制

皮肤　溃疡的产生是因为皮肤（表皮和真皮）因营养不良和氧气供应不足而死亡。这是由于（i）淋巴管和毛细血管引流不良，导致皮下组织水肿和（ii）从血管泄漏的纤维蛋白物质在血管外积聚所致。其结果是毛细血管周围形成一个坚硬的袖带，阻碍氧气和营养物质通过血管壁扩散到周围组织，从而导致纤维化。

血管　腿部的血管和动脉灌注多为正常或有所增加，小静脉内有淤血。静脉回流不足是由于浅静脉和小腿肌肉"泵"作用的深

静脉之间瓣膜功能不全造成的。正常腿部有浅表低压静脉系统和深部高压静脉系统（图11.2 和图 11.3）。如果从浅静脉到深静脉的血流逆转，那么浅静脉中的压力增加，妨碍静脉引流（图 11.4）。由此产生的反压导致

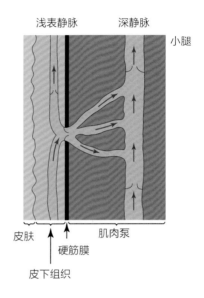

图 11.2　腿部健康瓣膜

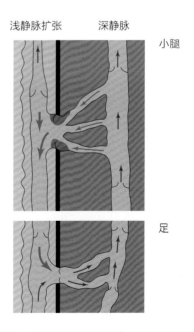

图 11.3　腿部瓣膜功能不全

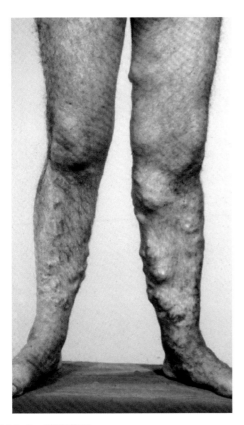

图 11.4　静脉曲张

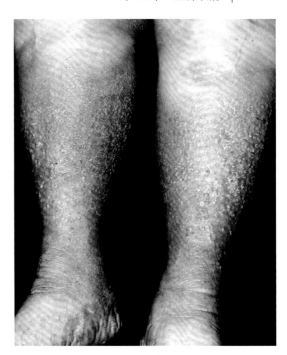

图 11.5　静脉湿疹

静脉曲张并伴有淤滞和水肿，皮肤的血流量减少，导致溃疡。慢性静脉功能不全和由此引起的静脉高压导致静脉溃疡。

瓣膜功能不全

下肢静脉　瓣膜功能不全导致重力性溃疡的先兆：

1. 与妊娠、损伤、静止或梗死相关的深静脉血栓（deep vein thrombosis，DVT）。

2. 原发性大隐静脉功能不全。

3. 早期出现的家族性静脉瓣膜功能不全（约 50% 的患者）。

4. 深静脉阻塞。

静脉溃疡的危险因素

女性比男性更易发生静脉溃疡。其他危险因素包括静脉疾病家族史、年龄增长、不活动、肥胖、小腿创伤、周围性水肿、深静脉血栓、静脉曲张和既往下肢静脉溃疡史。

在溃疡形成之前，患者可能会出现严重的静脉湿疹（图 11.5），如果早期采取有效措施，可以预防溃疡形成。

临床特征

静脉溃疡好发于踝周围（绑腿区），最常见于内踝。患者常有小腿肿胀和明显的凹陷性水肿。慢性凹陷性水肿和纤维蛋白渗出物常导致皮下组织纤维化，造成局部色素丢失和毛细血管扩张，这种现象称为"白色萎缩"（图 11.6）。这种情况发生在脚踝周围，伴有水肿和下部扩张的迂曲浅静脉，可导致"倒香槟瓶"形腿。淋巴水肿是由浅表淋巴管闭塞引起的，并伴有纤维化（图 11.7）。通常伴有表皮肥厚，称为脂类皮肤硬化症，这是静脉功能不全患者腿部的硬皮病样硬化，其特征是皮肤硬化、色素沉着和凹陷（图 11.8）。

第一次溃疡常发生在轻微损伤后。溃疡边缘清晰，中央凹陷。周围的皮肤可发生湿疹（红斑、发炎和瘙痒），即所谓的静脉曲

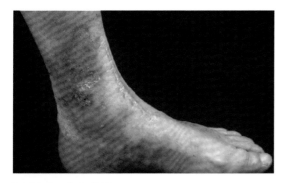

图 11.6   白色萎缩

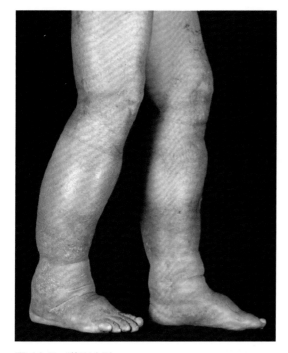

图 11.7   淋巴水肿

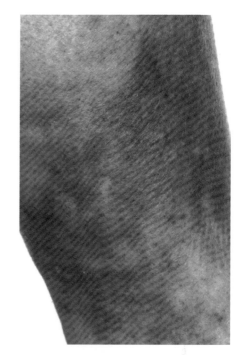

图 11.8   脂肪性皮肤硬化

框 11.1   **腿部静脉溃疡的治疗**

- 腿部抬高和压迫是治愈腿部溃疡的关键。
- 切勿将皮质类固醇激素制剂用于溃疡本身，会导致溃疡不愈合。
- 警惕因外用药物（抗生素、皮质类固醇激素、敷料和绷带）引起的接触性过敏。
- 只有在有感染（蜂窝织炎）的临床表现或微生物检查结果的情况下才可使用抗生素。
- 踝和足跟周围的血管"耀斑"伴有静脉曲张、硬化或水肿，表明即将发生溃疡的风险很高。
- 确保存在动脉脉搏。可以用多普勒来测量 APBI。

张性湿疹。静脉溃疡可有轻微疼痛，浆液性液体渗出，并可能因继发感染而有特殊气味。

对腿部进行加压包扎可能会损伤血流，导致缺血和坏死，因此检查腿部和足的脉搏非常重要。比较少见的长期存在的溃疡会发生恶性改变（Marjolin 溃疡），其边缘堆积，并且由于转化为鳞状细胞癌而变得不典型。

局部 / 表浅治疗

局部治疗的目的是为表皮生长创造环境，使其能够覆盖溃疡表面，为此可采取以下措施（框 11.1）。

1. 可尝试通过以下方法消除水肿：①利尿药；②坐位时保持双腿抬高；③尽量避免站立；④步行有助于激活"小腿肌肉泵"，⑤在踝关节施加比股更大压力的绷带（详见第 25 章）（图 11.9）。

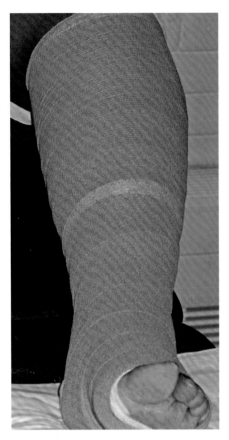

图 11.9 加压包扎

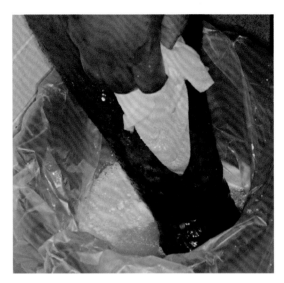

图 11.10 清理腿部溃疡

和结晶苷）；④吸水性敷料，由水凝胶贴片或粉末组成，有助于治疗较小的溃疡（详见第 25 章）；⑤尽量保证患者晚上睡在床上而不是在椅子上休息。

4. 黏性绷带，浸有氧化锌和防腐剂或鱼石脂，有助于固定敷料位置，保护溃疡不受挤压。但是这些防腐剂可能会损伤皮肤，并引起过敏反应。

5. 感染的治疗并不像通常认为的那么重要。大多数溃疡某种程度上都有细菌定植，常为条件致病性葡萄球菌。出现脓性渗出物时需使用广谱抗生素并进行细菌学拭子检查。若溃疡周围有红斑、水肿和压痛，提示乙型溶血性链球菌感染，需要较长疗程的抗生素治疗。高锰酸钾是一种非常有效的抗菌剂，把腿浸泡在含有高锰酸钾的桶里，可以减少渗出物和皮肤脱落。拭子培养和药敏检查能确定定殖菌并指导用药。

6. 溃疡周围的湿疹样改变应使用中效外用皮质类固醇激素治疗，但要注意避免将激素涂抹到溃疡本身。15% 氧化锌中加 1% 鱼腥草酚软膏、白色凡士林软膏或鱼腥草膏绷带可作为保护层，必要时可外用抗生素。切记，任何常用的外用制剂都可能引起过敏反

2. 清除溃疡渗出物和脱落的皮肤，用冲洗液清洁溃疡表面，冲洗液可选择 0.9% 的氯化钠注射液、次氯酸钠溶液或 5% 的过氧化氢（图 11.10）。现代敷料，如海藻酸钠，水凝胶，和亲水性纤维敷料®能有效吸收渗出物。研究表明，防腐溶液和含氯溶液能延迟胶原蛋白的产生，并引起炎症，应尽量避免使用。含酶制剂有助于消化脱落的皮肤。为防止肉芽组织过度增生，可使用 0.25% 的硝酸银，硝酸银"棒"用于更坚实的增生组织，必要时可行刮除术。

3. 用于溃疡的敷料包括：①简单的没有黏性的石蜡纱布敷料（敷料中加入抗生素时可能引起过敏反应）；②用 0.9% 的氯化钠注射液或硝酸银溶液湿敷渗出血病变；③磺胺嘧啶银（Flamazine）或双氧水乳膏（羟苯基

应：新霉素、羊毛脂、甲醛、焦油和氯碘羟喹（许多类固醇激素的成分）。

7. 皮肤移植是治疗溃疡的有效方法。作为移植物的皮肤必须健康，有充足的血液供应。溃疡边缘的自然再上皮化是皮肤移植成功的重要指征。可以使用点状移植或部分厚移植。从患者健康皮肤中提取的自体角质形成细胞悬液是最佳手术方法。

8. 保持身体健康，保证充足的营养和减轻体重，对小腿溃疡的治疗都很重要。

9. 一些相关静脉异常可能需要进行手术矫正。

治疗静脉溃疡的其他方法如下：

1. 研究表明，现代的"活性"敷料能治愈 80% 以上传统方法治疗无效的溃疡。这些活性敷料含有促生长因子，如血小板生长因子或成纤维细胞衍生物生长因子（详见第 25 章）。

2. 一些医疗机构使用低强度超声刺激治疗小腿溃疡，通过局部激活血管生成、白细胞黏附和生长因子的产生来帮助伤口愈合。

3. 研究表明，使用间歇式气压包扎治疗慢性静脉溃疡具有良好的疗效，是传统加压包扎的一种可行的替代方法。

三、动脉溃疡

腿部溃疡的发生可有以下 3 种诱因：

①动脉粥样硬化造成外周循环不良，常见于老年患者；②皮下大动脉的血管炎；③巨球蛋白血症、冷球蛋白血症、红细胞增多症和"胶原"疾病，特别是类风湿关节炎的动脉阻塞。

动脉溃疡边界清晰（图 11.11），并伴有疼痛，疼痛可非常严重，尤其是在夜间。好发于小腿、足背和趾。需要简单的血管造影或磁共振血管造影来绘制动脉树图，寻找阻塞和狭窄。压迫包扎会使动脉溃疡恶化，并导致腿部缺血坏死。

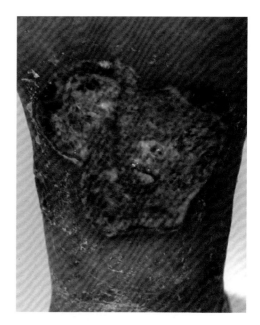

图 11.11　动脉溃疡

高血压患者（尤其是病程长且血压控制不良）的小腿可发生溃疡（Martorell 溃疡），伴有剧痛。这种高血压相关性溃疡在女性中更为常见，好发于 50 ～ 60 岁的人群。腿部可无毛发，皮肤苍白，周围脉搏搏动差，但患者不会出现休息痛或间歇性跛行。溃疡边缘可伴有炎症，溃疡形状不对称，位置可能很深（图 11.12a）。使用特定的 β_1 受体阻滞药和血管紧张素转换酶抑制剂充分控制患者的高血压对于促进溃疡愈合和减轻疼痛至关重要（图 11.12b）。

四、糖尿病性溃疡和神经性溃疡

高达 15% 的糖尿病患者在其病程的某个阶段会出现足或腿部溃疡，其中很大一部分患者痊愈后会复发，导致截肢的风险增高。糖尿病患者易罹患周围血管疾病和周围神经病变。外周感觉的丧失或减少会导致皮肤和皮下组织的损伤。许多创伤很轻微，未曾被注意到，尤其是压力点的创伤，但仍然会导致溃疡。穿不合足的鞋子以及过热或过冷也会导致严重的动脉损坏。糖尿病溃疡临床表现界限清楚，并有"穿孔"，偶尔有深窦道产生，可用无菌探头探查（图 11.13）。对患者动脉系统的检查可以通过感觉足背脉搏（位于足背侧，拇长伸肌肌腱的外侧）来粗略评估。利用体积描记法可以对小腿的血流动力学状态进行更精密的测量。糖尿病患者由于血管钙化，ABPI 测量可能不准确，读数可能会错误升高。糖尿病溃疡的治疗需要穿专门定制的鞋子或一段时间内限制负重，减轻溃疡区域的压力。治疗还包括清洁伤口，使用非黏附性敷料，处理方法同静脉溃疡的治疗。

五、溃疡和炎症

下肢溃疡可发生于结节性多动脉炎和血管炎（图 11.14）。坏疽性脓皮病（图 11.15）是一种迅速发展的坏死性溃疡，周围有硬结，可能与溃疡性结肠炎或类风湿血管炎有关（图 11.13 和 11.14）。对于坏疽性脓皮病的严重病例，常需要使用系统性皮质类固醇激素外加环孢素治疗，顽固性病例甚至需要输注英夫利昔单抗。要寻找并治疗造成坏疽性脓皮病的根本原因。结节病可导致小腿皮肤溃疡，取溃疡边缘的皮肤进行活检，组织学分析可见特征性非坏死性肉芽肿。可选用泼尼松龙和 / 或小剂量甲氨蝶呤治疗结节病，结节病缓解后，溃疡也会愈合。

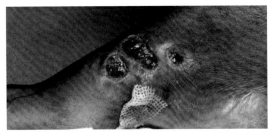

图 11.13　糖尿病足的溃疡

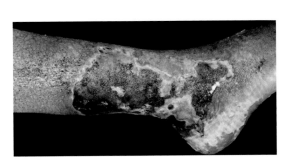

（a）

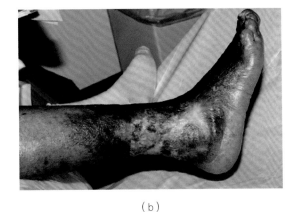

（b）

图 11.12　（a）未控制血压引起的 Martorell 溃疡；（b）血压控制后，Martorell 溃疡愈合

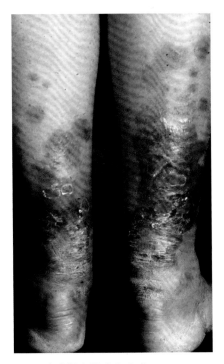

图 11.14　溃疡前血管炎和冻疮

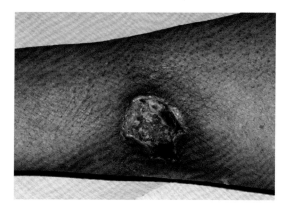

图 11.15　坏疽性脓皮病

六、感染性溃疡

　　溃疡的致病菌可以是葡萄球菌或链球菌感染、结核分枝杆菌（在英国很少见，但在新移民中可能会发现，可能与结核性骨髓炎有关）和炭疽杆菌。利什曼病可表现为沙蝇叮咬皮肤部位的溃疡（详见第 18 章）。

　　溃疡分枝杆菌引起的 Buruli 溃疡常见于非洲热带地区，但最近在澳大利亚沿海地区的病例增加了 400%（又称 Daintree 溃疡）。常是由于接触了受污染的水引起的，所有年龄段都可能被感染。Buruli 溃疡的常见感染部位是四肢，初始病变较小，迅速溃烂，并伴有广泛的皮肤和软组织破坏（图 11.16）。治疗需要联合使用利福平［10 ~ 至 600mg/（kg·d）］和克拉霉素（500mg /d）等抗生素，必要时在后期进行手术清创。在使用抗菌药物的初期，可能发生临床症状的反常恶化，如果出现这种情况，一些专家主张加用口服泼尼松龙（减少疗程超过 8 周）。

七、恶性肿瘤导致的溃疡

　　鳞状细胞癌可表现为溃疡，比较罕见由长期存在的溃疡（Marjolin 溃疡）进展而来（图 11.17）。基底细胞癌和黑色素瘤也可能发展成溃疡，如卡波西肉瘤。

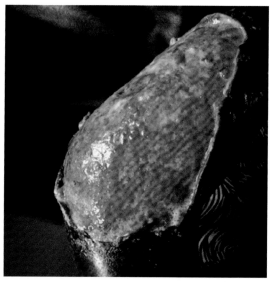

图 11.16　后臂的 Buruli 溃疡

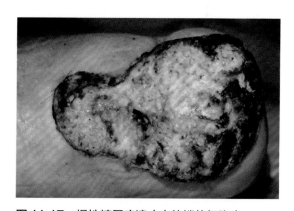

图 11.17　慢性糖尿病溃疡中的鳞状细胞癌

八、创伤

　　糖尿病或神经病患者出现营养性溃疡溃烂。有一种罕见的情况，溃疡可能是一种自我损害："人为因素皮炎。"患者损坏自己的皮肤，导致可腐蚀和溃疡（图 11.18）。

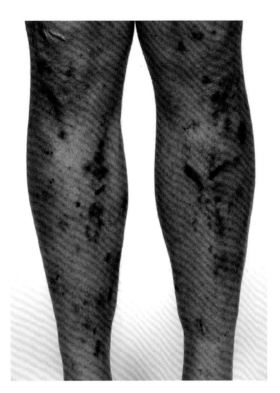

图 11.18　人工皮炎

延伸阅读

Ousey, K. and McIntosh, C. (2007). Lower Extremity Wounds: A Problem Based Approach. Chichester: Wiley-Blackwell.

Wright, K. and Neil, A. (2017). The Doctor's Guide to: Venous Leg Ulcers: Prevention and Treatment. Mediscript Communications, Inc.

Ryan, K. (2013). Nursing and Health Survival Guide: Wound Care. Harlow: Pearson.

Acne, Rosacea, and Hidradenitis Suppurativa

第12章 痤疮、酒渣鼻与化脓性汗腺炎

Rachael Morris-Jones

Guy's and St Thomas' NHS Foundation Trust, London, UK

概述

- 在发达国家中，约80%的人在一生中的某个阶段会罹患痤疮。
- 痤疮可表现为脓疱和疼痛，最终留下瘢痕，导致心理和情绪不安。
- 雄激素增加能刺激皮脂分泌，导致痤疮丙酸杆菌的数量增加。
- 雌激素、睾酮、皮质醇和生长激素水平的升高会诱发痤疮。
- 促进痤疮产生的药物包括皮质类固醇激素、口服避孕药、苯妥英钠、异烟肼、环孢素和锂等。
- 酒渣鼻的特征包括面部朝红、持续性红斑、毛细血管扩张、炎性丘疹、脓疱和水肿。
- 结膜炎、眼睑炎和眼睑水肿都可能与酒渣鼻有关。
- 酒渣鼻慢性水肿可导致鼻腔增厚和肥大，称为肥大性酒渣鼻。
- 化脓性汗腺炎表现为腋窝和腹股沟区反复出现的皮下脓肿，愈合后留下瘢痕。
- 化脓性汗腺炎的治疗比较困难，除药物治疗外，一些病例也需要手术切除受损皮肤。

一、简介

在发达国家中，大多数青少年患有痤疮，许多人认为痤疮是一种"正常的"现象。然而，其发病率之高，经常对人们的生活产生负面影响。痤疮，来自于希腊语"acme"，意思是"生命的黄金期"，意味着该病主要在青春期发生。但其实这是带有误导性的，下至小婴儿，上至四五十岁的中年人都会受痤疮困扰。事实上，在过去20年中，年长者罹患痤疮的人数一直在增加。据估计，在45岁以上人群中，仍然有5%会患有痤疮。无论其严重程度如何，痤疮对患者都可以造成重大的心理影响。严重的痤疮也可能非常疼痛，造成不可逆转的瘢痕，并可带来一些全身症状，如发热、关节疼痛、虚弱不适等。

二、什么是痤疮？

痤疮是由与毛囊相关的皮脂腺发展而来，好发于面部、背区、胸区和肛门生殖器区域（图12.1）。皮脂腺也存在于在眼睑和黏膜，阴茎包皮和子宫颈，这些部位的皮脂腺与毛囊无关。皮脂腺是全浆分泌腺，可分泌甘油三酯、脂肪酸、蜡酯和甾醇（皮脂）。痤疮的主要病变包括：

1. 角蛋白层增厚，阻塞皮脂腺导管，致闭合性粉刺（"白头"）（图12.2）或开放性

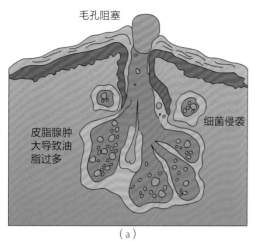

毛孔阻塞

细菌侵袭

皮脂腺肿大导致油脂过多

（a）

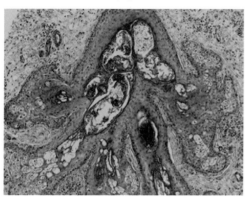

（b）

图 12.1 （a）皮脂腺：痤疮的病理学机制；
（b）痤疮组织学表现

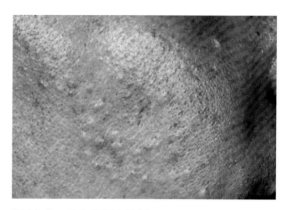

图 12.2 痤疮的闭合粉刺

粉刺（"黑头"，其颜色是由黑色素而非污垢引起）（图 12.3）。没有粉刺就不能诊断痤疮（酒渣鼻中没有粉刺）。

2. 皮脂分泌增加。

3. 皮脂腺导管内的痤疮丙酸杆菌增加。

4. 皮脂腺周围炎症。

三、痤疮的诱因

痤疮的产生可由多种原因引起（框 12.1）。

激素作用

雄激素可以使青少年男女的皮脂腺增大，皮脂分泌增加。虽然雄激素水平可能是

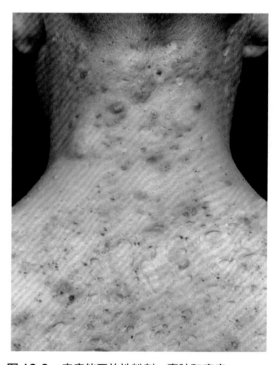

图 12.3 痤疮伴开放性粉刺、囊肿和瘢痕

正常的，但腺体对雄激素的敏感性增加。在一些患有痤疮的女性中，性激素结合球蛋白浓度降低，游离睾酮水平随之增加。这种激素水平的不平衡可以出现在患有多囊卵巢综合征（PCOS）的女性患者中，表现为持续性或难治性痤疮，月经不调，可伴多毛（超声扫描可见卵巢囊肿）。多囊卵巢综合征可带来生育问题，增加晚年代谢综合征和子宫

框 12.1　导致痤疮的因素

内在因素

- 激素水平改变
- 多囊卵巢综合征
- 男性肿瘤
- 先天性肾上腺增生
- 皮质醇升高（库欣综合征）
- 生长激素增加（肢端肥大症）

药物因素

- 局部和系统性使用皮质类固醇激素
- 口服避孕药（雄激素含量较高，或仅含孕酮的药物）
- 苯妥英钠
- 巴比妥类药物
- 异烟肼
- 环孢素
- 锂

外在因素

- 油或润发油
- 煤和焦油
- 氯化苯酚
- 滴滴涕和除草剂

内膜癌的风险。乙炔雌二醇含量为 $50 \mu g$ 以上的口服避孕药可加重痤疮。仅含有黄体酮的避孕药（"小药丸"）会增加皮脂的生成，因此会加重那些易患痤疮的女性的病情。约 15% 的使用 Mirena® 避孕环（含有左旋炔诺孕酮，一种人工合成孕酮）的妇女在植入避孕环后会出现痤疮恶化或新发痤疮。

婴儿痤疮发生在出生后最初几个月。少部分由先天性肾上腺增生或男性肿瘤引起，但最常见的原因是母体激素通过胎盘刺激肾上腺，导致肾上腺分泌雄激素增加。

体液潴留

经前期痤疮加重被认为是由于体液潴留引起，导致水化增加和皮脂腺导管肿胀。出汗也会使痤疮恶化，可能是由于相同的机制。

压力

通过长期观察发现，痤疮患者在压力增加时病情恶化。目前已有证据支持这一临床发现。压力增加会造成皮脂腺炎，导致痤疮发生或病情恶化。研究表明，皮脂细胞内有一个完整的促肾上腺皮质激素释放激素系统，该系统导致脂质和类固醇合成增加，并与睾酮和生长激素相互作用。

四、饮食

许多患者摄入某些食物时，痤疮会加重，最常见的食品包括乳制品、巧克力、坚果、咖啡和汽水等。一些流行病学研究表明，西方饮食中含有大量的精制糖和淀粉，这可以解释为什么在不同人群中痤疮发病率有显著差异，而这种差异并不是由遗传因素或体重因素造成的。研究表明，当西方人被给予低糖饮食后，他们的体重指数和痤疮皮损数量都会减少。另一些研究表明，痤疮与牛奶或可可粉之间的潜在联系很弱。最好建议患者正常饮食。但是，如果有某些食物会使他们觉得痤疮加剧，则应该避免进食这些食物。

季节

痤疮通常会随着暴露于自然光下而改善。使用可见蓝光或与红光联合使用的人工光源进行光疗，对相当一部分痤疮患者治疗有效。但热和汗水又会使痤疮加重。

外部因素

油类，无论是厨房中烹调用的植物油还是工程中用到的矿物油，都会引起"油性毛囊炎"，通过与皮肤接触导致痤疮样病变。其他能导致或加重痤疮的物质包括煤焦油、DDT、切削油和卤代烃等。化妆品引起痤疮见于成年女性，多发生在常年使用含有致粉刺的油类化妆品后。经常使用发油的人可能会患上"发油痤疮"，多分布在发际线附近。

医源性因素

皮质类固醇激素，不论是局部使用或系

统性用药，均可导致毛囊皮脂腺导管角化增加，出现痤疮。雄激素、促性腺激素和促肾上腺皮质激素可在青春期诱发痤疮。口服复合型或单一成分型（小药丸）的避孕药，以及抗癫痫药物也会引起痤疮。但是，高雌激素结合低雄激素的 OCP 可以用来治疗女性痤疮。一些患者在脸上涂抹皮质类固醇激素后，可能会出现口周皮炎（图 12.4），其特征是口周和眼周出现丘疹和脓疱，与痤疮相似，但没有粉刺。此时，应停止使用皮质类固醇激素，并口服四环素或红霉素 6 周，以改善症状。

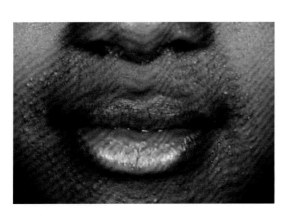

图 12.4　口周皮炎

五、痤疮的分类

寻常痤疮

寻常痤疮，是痤疮的常见类型，好发于青春期，多于面部、背区和胸区出现粉刺，有家族倾向。寻常痤疮在男孩中更常见，30% ~ 40% 的男孩在 18 ~ 19 岁出现痤疮（图 12.5）。在女孩中，发病高峰出现在 16 ~ 18 岁。成人痤疮是寻常痤疮的一种变异，在 40 岁以上成人中的发病率约为 3%（男性）和 5%（女性）。痤疮瘢痕疙瘩是一种瘢痕痤疮，常见于男性颈区（图 12.6，框 12.2）。

痤疮患者常主诉皮肤过于油腻，出现"斑点""黑头"或"粉刺"。这些与炎性丘

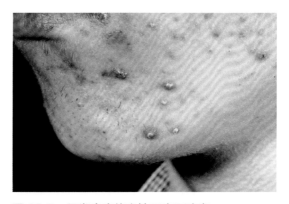

图 12.5　寻常痤疮伴炎性丘疹和脓疱

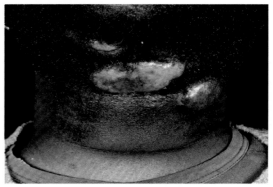

图 12.6　痤疮瘢痕疙瘩，颈区肥大瘢痕，影响后颈区及头皮

疹和脓疱有关，可能发展成更大的囊肿和结节。痤疮的治疗目的是要减少炎症后结痂和瘢痕，减少色素改变。瘢痕（图 12.7）可萎缩，可凹陷，也可很深，呈冰锥样（图 12.8）、车厢样或圆形，还可能增生肥大，甚至形成瘢痕疙瘩（图 12.9）。瘢痕既可表现为色素沉着，也可表现为色素减退，还可能出现红斑。

痤疮瘢痕的治疗方法取决于瘢痕的严重程度和类型。一般来说，浅表的处理方法可用来改善浅表型痤疮瘢痕（化学剥离、磨皮和填充），而更深的瘢痕可能需要侵袭性的治疗方法（dermaroller、穿孔切除、斑点部分重建、飞梭镭射磨皮和强脉冲光照射）。

剥脱性痤疮

在这种类型的痤疮中，患者会经常性的挤压皮损（图 12.10）。痤疮本身比较轻，但

框 12.2　痤疮的治疗阶梯

避免加重症状

- 避免使用刺激性的肥皂、强烈的阳光照射、油基化妆品和热水淋浴
- 避免饮酒和辛辣食物

药物治疗

- 水性润肤剂
- 甲硝唑凝胶或面霜
- 含 1% 伊维菌素的乳膏
- 壬二酸
- 他克莫司 / 吡美莫司乳膏

系统性治疗

- 四环素类抗生素：米诺环素 100 mg MR 1 次 /d，莱姆霉素 408 mg/d
- 低剂量异维 A 酸

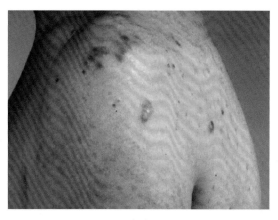

（a）

（b）

图 12.9　（a）和（b）痤疮继发瘢痕疙瘩

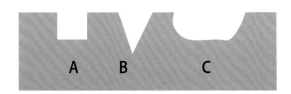

图 12.7　萎缩性痤疮瘢痕（A. 车厢样；B. 冰锥样；C. 圆形）

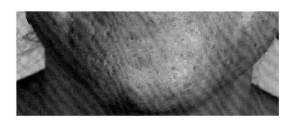

图 12.8　"冰锥"样瘢痕

往往持续存在，因为很难使患者改变挤痘痘的习惯。

婴儿痤疮

　　婴儿痤疮是指在出生后几个月内，婴儿面部出现的局部痤疮病变。虽然会自行消退，但可能会持续 5 年左右，并导致瘢痕，所以需要局部或全身治疗。婴儿痤疮与严重的青少年痤疮有关联性。

丛集性或暴发性痤疮

　　这是一种严重的痤疮，多见于热带气候地区的男孩。皮损表现为广泛的结节性痤疮和脓肿形成，尤其好发于躯干、面部和四肢（图 12.11）。暴发性痤疮非常严重，常伴有全身不适、发热和关节痛等症状（图 12.12）。罹患此症的患者对痤疮杆菌有易感性。该病也可表现为面部脓皮病，皮损为红斑和坏死性病变，好发于成年女性。

六、痤疮的治疗

　　有些痤疮可能会非常疼痛，并可导致色素改变和瘢痕形成，也可给患者带来很大的心理负担。以前，医生往往低估了痤疮对患

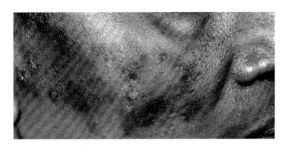

图 12.10　剥脱性痤疮

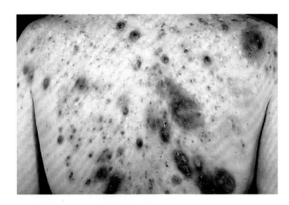

图 12.11　背区聚集性痤疮

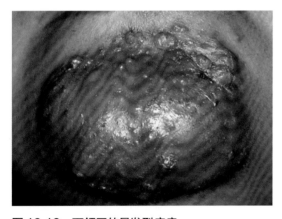

图 12.12　下颌区的暴发型痤疮

者生活的影响，因而不会对患者采取心理疏导，而是认为患者能自己"成长起来"，接受痤疮带来的困扰。虽然大多数痤疮会随着时间的推移而消退，但根据皮肤病生活质量指数（DLQI，一种评估皮肤病对生活质量影响的有效问卷）的测定，对寻求医疗建议的患者进行早期干预可显著改善其生活质量得

分。痤疮的 DLQI 评分与银屑病相似。早期干预也有助于降低永久性瘢痕和炎症后色素变化的发生（表 12.1）。

当为痤疮患者选择外用药时，一定要考虑到患者的皮肤类型：对于干燥或敏感皮肤，可使用乳霜；对于油性皮肤，使用乳液或凝胶；对于混合性皮肤和毛发部位的皮肤，可选用乳液。

对痤疮患者进行治疗时，一定要提醒患者，可能治疗数月痤疮也不会有明显改善，疗程可能会很长，经年累月。

清洁剂

轻度痤疮简单处理后即可有明显缓解，如使用去角质的药物清洁皮肤，可以溶解粉刺的角质。使用清洁剂需要小心，稍有不慎会导致皮肤干燥和脱屑。

局部治疗

使用过氧化苯甲酰治疗痤疮已有多年的历史，对痤疮杆菌有抑菌作用，能温和地消除粉刺。它可以应用在许多配方中，包括洗液、乳膏、啫喱和洁面用品，浓度为 1% ~ 10%。过氧化苯甲酰可能会导致轻度刺激性皮炎，尤其是患者正在进行其他的抗痤疮治疗时。过氧化苯甲酰还可能会造成衣物和床上用品漂白。

水杨酸能促进毛囊上皮脱落，从而抑制粉刺的形成。患者可在药店买到浓度 0.5% ~ 2% 之间的乳霜和乳液，2 次 /d。

壬二酸具有抗角质化和抗菌作用，对缓解痤疮有一定的作用。可给患者开具 20% 浓度的壬二酸乳膏，2 次 /d，持续 6 个月。约 5% 的患者会出现轻度皮肤刺激症状。壬二酸会导致皮肤色素缺失，因此应小心使用。

外用维 A 酸类药物是一种维生素 A 衍生物，具有抗炎、抗粉刺作用。目前常用的维 A 酸包括阿维 A 酸、阿达帕林和他扎罗汀。外用维 A 酸类可用于乳霜和凝胶配方，1 次 /d，晚上使用（因为该类药物会引起光敏性皮炎）。外用维 A 酸类药物主要的不良反应

表 12.1　痤疮的治疗

治疗	黑头粉刺	炎性丘疹 / 脓疱	混合型	结节囊肿型
一级治疗	外用维 A 酸 壬二酸 水杨酸	过氧化苯甲酰	外用维 A 酸 ± 外用抗生素 ± 过氧化苯甲酰三者联合使用	口服抗生素 + 外用维 A 酸
二级治疗	物理方法去除粉刺	口服抗生素 口服避孕药（高雌激素、低雄激素，如 Yasmin®）	壬二酸 + 过氧化苯甲酰 ± 外用抗生素	口服异维 A 酸 短期的系统性类固醇治疗，初期联合异维 A 酸
三级治疗		抗雄激素，如 co-cypindiol（Dianette®）不同的口服抗生素	激素疗法 螺内酯 口服抗生素 口服异维 A 酸	上述治疗无效者可采用曲安奈德注射治疗

是皮肤刺激，可导致红斑和蜕皮。如果出现这种情况，可尝试夜间间隔用药。持续使用会出现对刺激的耐受性。在一部分患者中，最初使用外用维 A 酸类药物时会出现痤疮的加重，此时，并不应该停止使用，因为这预示着痤疮会很快消退。

外用抗生素通过其对痤疮杆菌的抑制作用而达到抗炎的效果。最常用的外用抗生素包括红霉素和克林霉素，可单独使用，也可与锌或过氧化苯甲酰等其他药物联合使用。外用抗生素制剂 2 次 /d。有报道称，单独使用抗生素比联合使用抗生素更易发生耐药。切记，外用抗生素制剂和口服抗生素不能同时使用。

对于那些常规治疗无效或不能耐受的患者可采用光疗作为替代疗法，光疗可用到紫外光、可见光甚至某些激光联合使用。研究表明，使用光动力疗法治疗轻中度痤疮，其效果优于蓝红光治疗。随着科技的发展，出现了新的手持式蓝光设备 [2 J/（cm² · d）和 29 J/（cm² · d）]，患者可自行在家中使用。据报道，使用该设备每日治疗整个面部，8 周后，痤疮皮损减少约 70%。

系统性治疗

激素疗法　激素疗法包括某些类型的口服避孕药，可以增加性激素结合球蛋白，从而降低游离睾酮水平。这些药物成分多为高雌激素和低雄激素（如 Yasmin®）。单独的抗雄激素治疗可能会致畸，需联合用药，如醋酸环丙孕酮联合炔雌二醇（Dianette®）。最长安全使用期限为 5 年。Dianette® 也有助于缓解轻度多毛症。

螺内酯（雄激素受体阻滞药）可用于难治性或复发性痤疮的治疗，尤其是 25 岁以上患有"激素性痤疮"的女性（月经周期前后病情加重，痤疮好发于下颌部），常与口服避孕药联合使用。激素治疗至少需要 3 ~ 6 个月才能见效。螺内酯的有效剂量为 50 ~ 150（200）mg/d，初始剂量为 50mg/d，缓慢加量，痤疮得到控制后，必要时选用低剂量维持（25 ~ 50mg/d）。螺内酯可引起高钾血症，但发生概率较小，应建议患者不要摄入过量的香蕉或椰汁。

口服抗生素　必要时可采用口服抗生素治疗痤疮。12 岁以上患者可选用四环素类抗生素。四环素不能用于 12 岁以下患者，可导致牙齿发育不良和牙齿染色。也可选择 1 次 /d 的药品，如莱姆霉素 408 mg、二甲胺四环素 100 mg（MR）和强力霉素 100 mg，比 2 次 /d 的药品，如四环素和土霉素，更方

便使用，耐受性也同样良好。妊娠、哺乳期和 12 岁以下儿童应避免四环素类药物，可使用红霉素和三苯氧胺替代。在治疗的前 6 ~ 8 周，可能看不到效果。一般 1 个疗程应该持续 6 ~ 12 个月，这取决于痤疮的严重程度和治疗效果。

口服维 A 酸　口服维 A 酸类也是治疗痤疮常用的方法。异维 A 酸的问世彻底改变了严重痤疮的治疗方法，但它仅作为对其他口服药物无效的中重度痤疮或耐药痤疮的保留方法，因为它有很高的致畸风险（90% 的出生缺陷风险），并可能导致肝氨基转移酶和酯酶升高。在临床治疗前和治疗期间需要进行血液检测。育龄期女性患者（性活跃者）在服用异维 A 酸的同时，以及在停止服用后 1 个月内，需要使用有效的避孕措施。女性患者使用维 A 酸前要检测是否妊娠。

几乎所有使用异维 A 酸的患者都会出现口唇（图 12.13）和皮肤（图 12.14）的干燥，这一不良反应会限制异维 A 酸的耐受剂量。异维 A 酸的不良反应还包括情绪变化和抑郁。然而，最近的一项 meta 分析显示，中重度痤疮患者是否服用异维 A 酸，出现情绪低落或抑郁的概率没有显著差异。因此，目前的结论是——中重度的痤疮会导致情绪低落或抑郁。尽管如此，若患者出现不良情绪，仍然建议他们立即停止异维 A 酸药物治疗。

目前推荐的异维 A 酸给药方案是，患者在初始的 1 ~ 2 个月内服用低剂量的异维 A 酸（20 ~ 40mg/d），然后逐渐增加到 1mg/（kg·d），以减少最初的干燥症状。异维 A 酸的相对目标剂量是 120 ~ 150mg/kg。研究表明，如果完成一整个疗程，痤疮很可能被"治愈"。部分患者需要第 2 个甚至第 3 个疗程的异维 A 酸治疗。有些患者（尤其是患有严重痤疮或皮脂过多的男性）可能需要长期低剂量治疗，如 20mg/ 周。

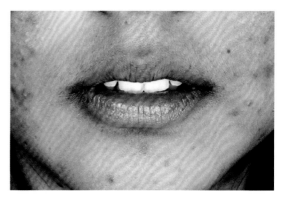

图 12.13　口服异维 A 酸导致唇干燥

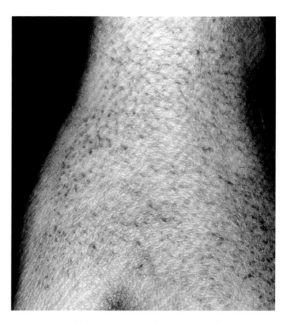

图 12.14　继发于口服异维 A 酸的手背典型干燥性皮疹

痘印、瘢痕疙瘩、囊肿和持续性结节可通过注射曲安奈德、外用维 A 酸、化学皮肤磨削术、二氧化碳激光表面修整和胶原蛋白注射等方法治疗。对于严重萎缩的"冰盒"和"冰锥"样瘢痕，可采用穿刺活检去除面部瘢痕，并移植皮肤（多从耳后采集）于该部位。当愈合完全后，可行磨皮术，以达到良好的美容效果。对于较轻的瘢痕，可采用化学磨皮或微针美容治疗。

七、酒渣鼻

酒渣鼻的特征是面部潮红，持续性红斑、毛细血管扩张、炎性丘疹、脓疱和水肿（图 12.15）。有些患者的皮肤变化可能局限于一侧脸颊或鼻子（图 12.16）。在慢性酒渣鼻中，鼻部皮肤变得质地粗糙，最终导致严重增厚，甚至增生肥大，称为肥大性酒渣鼻（rhinophyma）（图 12.17）（该词来源于希腊语，"rhis" 鼻，"phyma" 增大）。同时可伴结膜炎、眼睑炎（图 12.18）和眼睑水肿。气温升高、运动、进食热的食物或饮料、辛辣的食物、情绪激动、摄入乙醇和阳光照射时，常常会加重面部潮红和红斑。随着病情进展，大量的血管扩张——毛细血管扩张，而形成永久性的红斑。

酒渣鼻的鉴别诊断

1. 痤疮　痤疮中有粉刺，分布更广泛，光照可改善症状。但是，痤疮可与酒渣鼻共存，形成古老的术语所称的"痤疮酒渣鼻"。

2. 脂溢性湿疹　无脓疱，有湿疹样改变，常伴头皮剥落。但是，目前公认，脂溢性皮炎和酒渣鼻可重叠。

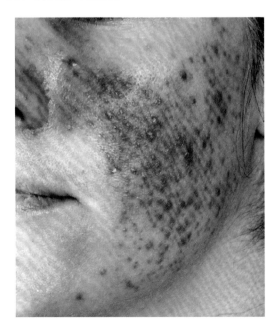

图 12.15　面部酒渣鼻

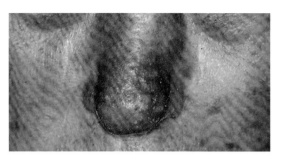

图 12.16　鼻区的酒渣鼻

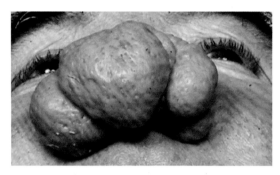

图 12.17　肥大性酒渣鼻

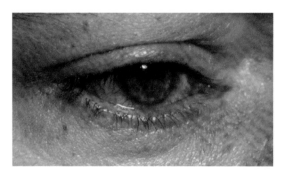

图 12.18　眼睑炎

3. 皮肌炎　可有眶周和上眼睑肿胀和红斑。

4. 红斑狼疮　可表现为光敏感，红斑，瘢痕，但没有脓疱。

5. 口周皮炎　好发于女性，表现为发生在口周和下巴周围的脓疱和红斑（图 12.4），可能与使用强效的外用皮质类固醇激素有关，部分患者经前期加重。治疗方法主要是停止外用皮质类固醇激素和口服四环素。

八、治疗

寻找并避免触发因素。应嘱咐患者避免使用肥皂或收敛性清洁剂等皮肤刺激物。研究表明，经常使用广谱防晒霜有助于改善酒渣鼻。

多年来，外用甲硝唑一直是治疗轻症酒渣鼻的主要药物，但是，治疗最初几个月内，效果可能并不明显。可使用含 0.75% ~ 1% 的甲硝唑凝胶或乳膏，2 次 /d 用于患处皮肤。最近研究表明，外用 1% 伊维菌素乳膏（Soolantra®）的效果略优于甲硝唑，可以减少皮肤蠕形螨的数量。含 15% 壬二酸的凝胶也可用于治疗酒渣鼻。外用药物对治疗丘疹和脓疱比治疗面部红斑和皮肤潮红更有效。近来，采用 α– 肾上腺受体激动药治疗弥漫性面部红斑，能够可逆地收缩外周血管，并取得了一些治疗效果。α_1– 受体激动药如羟甲唑啉或二甲苯甲唑啉（0.05% 溶液，1 次 /d），以及 α_2– 受体激动药，如酒石酸布里莫尼定（0.5% 凝胶，1 次 /d）已被证明可以减少弥漫性面部红斑，作用长达 12 小时。目前，大规模的研究仍在进行当中，一旦停止用药，理论上存在快速耐药和反弹的风险。

口服抗生素包括四环素、强力霉素、红霉素和二甲胺四环素，都可用来有效地治疗酒渣鼻。应提前告知患者，在治疗的最初几周内，可能没有明显的临床改善，治疗过程需要继续数月。

研究表明，低剂量口服异维 A 酸，疗程 3 ~ 9 个月，对难治性酒渣鼻患者有效。

一旦炎症得到控制，可以用脉冲染料激光对扩张的毛细血管进行激光消融。需要 3 个疗程，每个疗程间隔 6 ~ 8 周，才能取得显著的改善。强脉冲光（Intense pulsed light，IPL）也可以有效地缓解红斑、毛细血管扩张和丘疹。一项研究表明，每 3 周进行 1 次 IPL 治疗，经过 7 次治疗后，70% 的患者面部潮红减少，皮肤质地改善。二氧化碳

激光或手术去除鼻区多余的肥大性酒渣鼻，可以显着改善鼻部外观。

化脓性汗腺炎（hidradenitis suppurative，HS）是一种慢性复发性疾病，好发于经常摩擦部位的皮肤，如腋窝、腹股沟、股区内侧、臀区、会阴和乳房下褶皱，导致皮肤毛囊结构闭塞，继而发生破裂，以及炎症反应，临床上可转化为慢性炎症和疼痛结节、烫伤样变或脓肿，形成引流窦，最终形成瘢痕愈合，之后在同一部位或相邻部位复发（图 12.19）。HS 会很疼，给患者带来痛苦和尴尬，可能因此而患抑郁症。

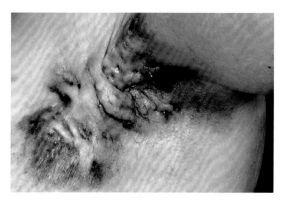

图 12.19 腋下化脓性汗腺炎（Hurley Ⅲ期）

在发达国家中，该病的患病率约占人口的 3%，好发于女性，吸烟者中更为常见，发病年龄通常在 20 ~ 30 岁。可能有家族史，特别是在发病年龄较轻的患者。与一般人群相比，HS 患者更容易超重或肥胖，且 HS 的严重程度和较高的 BMI 有关。细菌在 HS 中的作用尚不明确，但大多数医生认为继发感染或病原体的定植会导致 HS 的恶化，并且有证据表明皮肤损伤部位的微生物组成可能发生改变。目前认为 HS 与痤疮、毛囊闭塞三联症、代谢综合征、心血管疾病、糖尿病以及炎症性肠病有关。

HS 的临床分期有助于确定每个患者的最佳治疗策略。Hurley 总结了 HS 的三期：

Ⅰ期：单个或多个脓肿，无窦道或瘢痕。

Ⅱ期：单一或广泛的复发性脓肿，伴窦道和瘢痕。

Ⅲ期：整个病损区均有多发性相互连接的窦道和脓肿。

HS 的治疗应包括患者教育、心理健康支持和 QoL 评估。应鼓励患者戒烟，努力控制体重，以达到理想的体重指数。避免摩擦患处皮肤，每日用 4% 氯已定清洁患处（患者耐受的情况下）。外用 1% 克林霉素溶液，2 次 /d，对轻度（Hurley Ⅰ期）疾病有很好的效果。10mg/ml 曲安奈德注射液可用于治疗疼痛的炎性结节。去顶减压术可缓解压力，并建立主动引流。有研究表明，使用角质溶解剂进行化学剥脱有助于更快地缓解轻中度 HS 病变，但是，周围皮肤可能有轻微的脱皮。氨苯砜 50 ~ 200mg/d 可用于治疗 Hurley Ⅰ / Ⅱ期的 HS。

口服四环素类抗生素常用于 Hurley Ⅱ / Ⅲ期的 HS，可服用强力霉素 100mg/d 或 200mg/d，或四环素、赖甲环素或二甲胺四环素。对于更严重疾病，可联合使用利福平和克林霉素（300mg，2 次 /d）12 周。其他组合包括利福平，莫西沙星加甲硝唑。也可使用口服维 A 酸（阿维 A 酸、异维 A 酸），但这些药物具有致畸性，从而限制了适合服用这些药物的患者数量。口服抗雄激素也已证明对女性患者有一定的疗效，包括醋酸环丙孕酮、螺内酯和非那雄胺。二甲双胍也可能有一些帮助。

生物制剂包括英夫利昔单抗、阿达木单抗和乌司他单抗已在 Hurley Ⅲ期患者中得到成功应用。

采用去顶减压术的外科治疗可用于个别顽固性病变或窦道形成者，但对于更广泛的病变，局部切除（加移植）可能是唯一的选择，可以使患者症状得到长期持久的缓解。

延伸阅读

Danby, F.W. (2015). Acne: Causes and Practical Management. Chichester: Wiley-Blackwell.

Zouboulis, C.C., Katsambas, A.D., and Kligman, A.M. (2014). Pathogenesis and Treatment of Acne and Rosacea. New York: Springer.

第13章 | **细菌感染**

Rachael Morris-Jones

Guy's and St Thomas' NHS Foundation Trust, London, UK

概述

- 表皮或真皮受损导致皮肤屏障功能降低，从而使细菌能够侵入皮肤。
- 皮肤细菌感染引起急性炎症状：红斑、肿胀、发热和疼痛不适。
- 局部浅表性皮肤感染可以用消毒剂和外用抗生素治疗。
- 广泛、深层和持久的细菌性皮肤感染需要系统性抗生素治疗。
- 细菌感染的临床症状有毛囊炎、疖痈、水疱、结痂、糜烂、溃疡和蜂窝织炎等。
- 分枝杆菌皮肤感染最常见于移植或创伤处，多发生于免疫功能正常的患者。
- 非典型分枝杆菌感染可导致局部化脓性病变或持续性肉芽肿，并通过淋巴管扩散。

一、简介

完整的皮肤结构形成一个高效的屏障，防止病原菌入侵。许多微生物都会与皮肤接触，一些微生物作为正常皮肤菌群的一部分定植于皮肤表面，很少引起疾病。正常皮肤菌群包括凝固酶阴性葡萄球菌、棒状杆菌、类白喉棒状杆菌和 α – 表皮溶血性链球菌，多位于表皮，在毛囊皮脂腺内还可以有丙酸痤疮杆菌。正常菌群与入侵的病原微生物竞争，从而充当"生物屏障"。如果宿主免疫系统减弱或微环境发生变化（如潜在的皮肤病），原来的正常菌群就可能致病。

细菌性皮肤感染的致病菌可来源于外部环境，如植物、土壤、昆虫、动物或其他人类，通过植入、直接接触、气溶胶或水传播至皮肤。细菌最常侵入皮肤外伤破口、毛囊开口

和黏膜，这些部位的宿主屏障功能比较薄弱。

细菌性皮肤感染可以非常轻微，也可能危及生命。过去往往倾向于认为某一特定的皮肤感染表现是由某一个病原体单独引起的，但事实往往相反，皮肤伤口处常发生微生物协同入侵。皮肤细菌感染的常见类型总结（表 13.1）。

二、临床表现

细菌性皮肤感染的患者多有皮肤创伤，如擦伤、撕裂伤、昆虫咬伤或异物植入，或者可能正罹患某种皮肤病。通过更详细地询问病史会发现，患者可能通过洗澡接触受到污染的水，有动物接触史、出国旅行史或其他家庭成员或密切接触者有类似的经历。也有部分患者仅仅从病史中不能发现感染的来源。

表 13.1 常见的皮肤细菌感染

感染	临床图片	临床症状	致病菌	治疗
感染性湿疹		炎症性特应性皮炎伴皮肤裂口、结痂和渗出	金黄色葡萄球菌化脓性链球菌	抗菌清洗外用抗生素和皮质类固醇激素混合乳膏。彻底治疗湿疹，恢复屏障功能。可能需要口服氟氯西林 / 红霉素
脓疱病		好发于儿童，多分布在面部和四肢。传染性强。表现为被正常皮肤包围的黄色结痂病变	金黄色葡萄球菌化脓性链球菌	抗菌清洗外用抗生素口服氟氯西林或红霉素
大疱性脓疱病		儿童和成人均可发病，多累及面部、四肢和褶皱部位。表现为红斑伴大疱，破裂后留下表面糜烂和结痂	含表皮剥脱毒素A/B 的金黄色葡萄球菌（可能导致泛发性葡萄球菌烫伤皮肤综合征）	口服氟氯西林或红霉素
疖痈		有中央脓液的硬结，伴触痛和炎症，可以单发或多发。如果反复发作或经久不愈，考虑产毒素细菌感染	金黄色葡萄球菌杀白细胞素(panton valentine leukocidin, PVL)产毒素金黄色葡萄球菌	抗菌清洗口服氟氯西林或红霉素如果 PVL 阳性，外用百多邦，并考虑给予克林霉素加利福平4 ~ 6 周
细菌性毛囊炎		好发于毛发生长部位，尤其是腿、胡须区域和头皮。可能是剃须损伤皮肤造成。反复发作要考虑鼻腔内金黄色葡萄球菌感染	金黄色葡萄球菌铜绿假单胞菌(马拉色菌属)	外用抗生素醋酸软膏 EarCalm® 治疗铜绿假单胞菌感染口服氟氯西林或红霉素尽可能避免剃须
脓肿		常见于儿童、老人和体虚者。好发于腿。最初为小水疱伴有坏死的干燥黏附性结痂，其下有溃疡。愈合缓慢，多留有瘢痕	化脓性链球菌金黄色葡萄球菌	抗菌清洗口服青霉素或红霉素
丹毒		好发于面部或小腿。致病菌通过皮肤破裂（外伤和足癣）侵入皮肤。表现为边界清晰的红色斑块	化脓性链球菌（多为 A 组，还可以有 B,C,G 组）金黄色葡萄球菌（不常见）	静脉注射青霉素或红霉素

皮肤的急性细菌感染会有一些或全部急性炎的典型特征：红斑、肿胀或水肿、发热和疼痛不适。患者可能出现全身症状，如发热和不适。许多皮肤感染开始时是孤立，随后不断蔓延到周围正常皮肤。皮损部位可随毛囊分布。

三、细菌学检查

取患处拭子进行显微镜检查和培养对于皮肤感染的治疗有指导意义。微生物检查可确定致病菌的种类、药物敏感性和细菌产生的毒素。帮助医生制订有效的治疗方案。拭子要在皮损部位取。通过鼻拭子检查可以鉴定金黄色葡萄球菌携带者，这些患者可能会因为细菌从鼻腔转移至皮肤破损处而出现反复感染。拭子在接触皮肤之前，应在运输介质中湿润，然后在感染皮肤表面上旋转拭子的每个面，使其与感染部位充分接触。耐甲氧西林的金黄色葡萄球菌（methicilliny resistant Staphylococcus aureus，MRSA）多为社区或医院获得。杀白细胞素（PVL）是一种由某些金黄色葡萄球菌分泌的细胞毒素，具有很强的毒性和传染性。PVL 阳性的金黄色葡萄球菌感染患者常表现为多发性或反复复发的疖痈，短期服用氟氯西林后不会消退（图 13.1）。通常其家庭成员也会受累。这些患者的拭子送至微生物室，要进行 PVL 检测。严重皮肤感染或发现分枝杆菌感染时，可进行皮肤活组织培养和聚合酶链反应（polymerase chain reaction，PCR）检查。

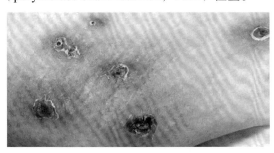

图 13.1　PVL 金黄色葡萄球菌感染引起的多发性脓肿

四、常规治疗

治疗方案的制订取决于皮肤感染的范围和严重程度。

含有盐酸氯己定的抗菌洗剂或乳霜有助于去除皮肤表面细菌，现在有许多新的配方，适用于过敏性湿疹等敏感皮肤患者。高锰酸钾浸泡或稀释漂白剂可以非常有效地治疗各种皮肤感染，特别是小腿感染，可将患处完全浸入溶液中。也可用贝他定®，碘和伊红溶液替代。应每日清洗皮肤，以去除附着的感染结痂。

可单独使用外用抗生素制剂，2 次 /d，用于治疗轻度局部感染。夫西地酸、莫匹罗星、新霉素、多黏菌素、瑞他帕林、磺胺嘧啶银和甲硝唑都可以外用。长期使用某种外用抗生素制剂会导致选择性耐药菌生长，少数患者还会发生接触性皮炎（最常引起接触性皮炎的是外用新霉素制剂）。外用抗生素和皮质类固醇激素组合可用于治疗感染和炎症。

广泛的皮肤细菌感染需要系统性使用抗生素治疗。

葡萄球菌感染可选用氟氯西林、红霉素、克拉霉素、阿奇霉素、复方氟氨苄（含氟氯西林和氨苄西林）、复方阿莫西林 – 克拉维酸钾、克林霉素、夫西地酸、环丙沙星、头孢呋辛、双氯西林、氯唑西林、利奈唑胺、普那霉素和罗红霉素等。对于耐甲氧西林的金黄色葡萄球菌，可使用万古霉素、萘夫西林、达托霉素或替加环素等。

链球菌感染可选用青霉素 V、阿莫西林、氟氯西林、红霉素、克拉霉素、阿奇霉素、复方莫西沙星、头孢呋辛、头孢他啶、克林霉素、普那霉素、罗红霉素、万古霉素和左氧氟沙星等。

五、浅表感染

脓疱多由金黄色葡萄球菌或化脓性链球菌感染引起，在密切接触者之间具有高度传染性，并迅速发展为成簇的脓疱和小疱，这些脓疱和小疱破溃后，形成典型的金黄色外壳（图 13.2）。大疱性病变更多发生在产生表皮松解毒素 A/B 的葡萄球菌感染中（图 13.3）。如果有临近区域淋巴结炎症，可能为链球菌感染，但更多的是混合感染。患者的家庭成员可能同时受累，特别是在气候湿热的地区，卫生条件差的情况下。脓疱的发生可能与轻微创伤有关，如昆虫叮咬。继发性脓疱病可能与已存在的皮肤病变共存。治疗包括外用消毒洗液、夫西地酸、莫匹罗星和多黏菌素。最常用的口服抗生素有氟氯西林和红霉素。

细菌性毛囊炎是毛囊内部的感染，可以是浅表的，也可以是深部的感染，常由金黄色葡萄球菌引起的。大多数毛囊炎患者从不寻求医疗建议，因为这些感染症状比较轻微，且有自限性。临床上表现为毛囊口周围有脓疱和红斑，可能与轻度刺激有关（图 13.4）。毛囊炎可由轻微创伤引起，如剃须或打蜡脱毛。

较深部的毛囊感染的特点是形成脓肿（发生在胡须部位的称为须疮）、疖和疖。当几个疖子融合在一起形成痈。热水浴毛囊炎由铜绿假单胞菌引起，发生在接触污染水或洗浴用品（如搓澡巾或泳衣）后 2 日内。

假性毛囊炎与细菌性毛囊炎有相似的临床表现，但是由护肤品严重堵塞毛囊开口造成的，而非菌感染。假性毛囊炎的病变都处于同一阶段，临床表现非常单一，多是无菌性脓疱（图 13.5）。胡须区的假性毛囊炎（"剃刀疙瘩"）也可有相似的临床表现，但实际上是毛囊周围炎。目前研究认为，KRT75 基因缺陷与假性毛囊炎的易感性有关，该基因位于 12 号染色体的长臂上，与

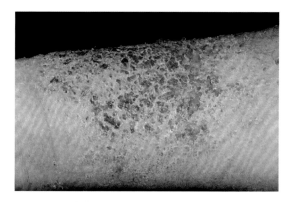

图 13.2　脓疱伴金黄色结痂

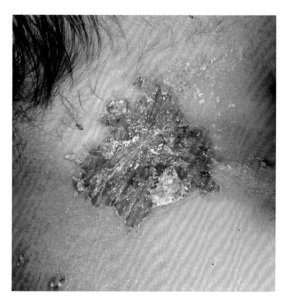

图 13.3　脓疱伴大疱和糜烂

Ⅱ 型角蛋白的合成有关。临床上，假性毛囊炎最常见于黑人青年男性，多发于面部和颈区。其实质是坚硬的卷发刺穿毛囊附近的皮肤，导致异物反应和炎症。假性毛囊炎可以是慢性的，并导致瘢痕产生。

在枕区头皮的毛囊炎和毛囊周围炎会引起慢性炎症，产生颈项区瘢痕性痤疮，导致脱发和瘢痕疙瘩。胡须区域也可发生类似的病变（图 13.6）。造成该病的确切机制尚不清楚，但大多理论认为，理发或剃须造成外伤引起慢性炎症，以及易感个体（通常是黑人男性），是导致肥厚性瘢痕和瘢痕疙瘩

产生的两大原因。

红癣多发于皮肤褶皱部位，尤其是腋下和腹股沟区，其表面可有鳞屑和轻度炎症，常伴有红棕色变色（图 13.7）。红癣经常被误认为是真菌感染，所以从皮损处分离出致病的细棒状杆菌非常有鉴别意义。在 Woods 紫外线照射下，细菌感染的皮肤可发出粉红色荧光。一线治疗方案为口服红霉素（250mg，1 次 /d，7 ~ 14 日为 1 个疗程）。如果选择外用药治疗，可选择克霉唑、咪康唑、夫西地酸或新霉素。

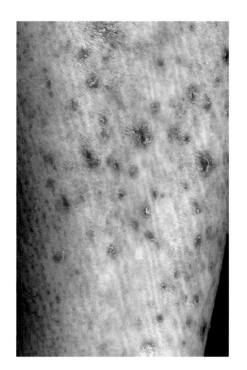

图 13.4   细菌性毛囊炎

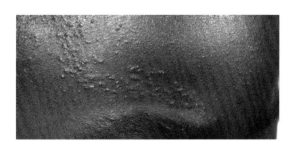

图 13.5   前额的假性毛囊炎

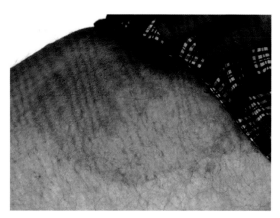

图 13.7   红癣

六、深部感染

丹毒多由链球菌感染引起。大约 48 小时，炎症扩散到皮肤表面，呈现出特征性的发红、发亮、凸起、扩散的斑块，边界清晰（图 13.8），有时，在活动性边缘可能出现水疱。患者可有发热和全身不适。好发于面部（受咽喉区化脓性链球菌感染）和小腿。面部丹毒需要与接触性皮炎、光敏性皮炎、玫瑰痤疮、系统性红斑狼疮和第五病或"巴掌脸"等鉴别诊断。

链球菌侵入真皮，穿透淋巴管，在临床表现上有很好的界限性。这与蜂窝织炎（深层感染）的临床表现不同，蜂窝织炎的界限很不清晰。链球菌可通过皮肤细小的伤口或

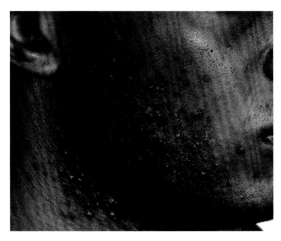

图 13.6   瘢痕疙瘩性痤疮

足癣（需检查趾之间）侵入。感染严重者，可静脉注射苄基青霉素或口服阿莫西林、罗红霉素或普那霉素治疗 1～2 周。20% 的易感患者会出现感染反复发作，这些患者需要长期的二次预防（青霉素 V 500mg/d，青霉素过敏患者可选用大环内酯类）。

丹毒是 A 组链球菌感染的局部表现。同一致病菌通过产生毒素或超抗原可引起不同的皮肤损害，如猩红热皮疹、结节性红斑、点滴状银屑病、以及急性全身性血管炎。

蜂窝织炎比丹毒发展缓慢，边界不清，局部淋巴结病变明显。患者可有发热和全身不适。引起蜂窝织炎的病原菌多为化脓性链球菌，也可能是 C 组或 G 组乙型溶血性链球菌，比较少见金黄色葡萄球菌感染。病原菌侵入深部组织，比丹毒的部位深。最常见的部位是小腿（图 13.9）。患者可能有潜在的其他皮肤疾患，如糖尿病足溃疡，足癣，或淤积性皮炎，这些可以成为病原菌侵袭的入口。严重感染者，当感染慢慢消退后，仍需要静脉注射苄基青霉素长达 1 周，以彻底清除病原菌。

坏死性筋膜炎的特征为皮肤表面暗紫色红斑，深部组织广泛坏死，深部筋膜快速进行性混合感染（厌氧菌和需氧菌）导致皮下组织中气体形成，严重者可危及生命。患者常有近期外伤或手术史。疾病初期会有患处麻木感，继而出现剧烈的疼痛。患者会非常

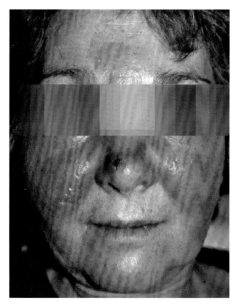

图 13.8　丹毒

不适，但通常自觉不适程度与临床严重程度不成比例。皮肤表面暗红色斑块伴坏死仅是冰山一角，其下多有更广泛的危及生命的深层组织坏死。坏死性筋膜炎的治疗需要紧急手术清创并使用广谱抗生素。

葡萄球菌烫伤样皮肤综合征（staphylococcal scalded skin syndrome，SSSS）是由产表皮剥脱毒素 A/B 的金黄色葡萄球菌感染引起的，导致表皮内分裂（靶点是桥粒凝集素 1，其功能是角质形成细胞黏附）。这种疾病的一种局部形式称大疱性脓疱病。在

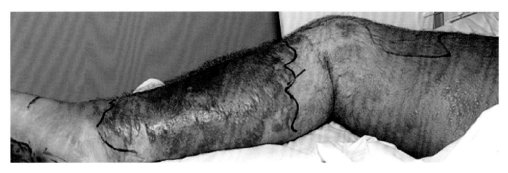

图 13.9　广泛蜂窝织炎

5 岁以下患儿中，通常表现为结膜炎、中耳炎或鼻咽感染，伴有发热、不适和皮肤发红。全身性皮肤红斑之后是广泛的浅表水疱（Nikolsky 征阳性）和剥脱，皮肤褶皱处最为明显（图 13.10）。尽管大多数儿童没有不适，但全身 SSSS 的死亡率为 4%。SSSS 的治疗要系统性使用抗生素控制葡萄球菌感染。如果患者症状无好转，则要考虑采用针对 MRSA 的治疗，该菌感染死亡率较高。

脓疱病是乙型溶血性链球菌（化脓性链球菌）侵入真皮形成的深层脓疱，并导致浅表皮肤溃疡。病变始于小脓疱，有附着的外壳和潜在的溃疡，好发于小腿，最常见于潮湿环境中生活的儿童和老年人。病变多愈合缓慢，并留下瘢痕（图 13.11）。

七、分枝杆菌病

分枝杆菌感染的临床表现很大程度上取决于宿主产生免疫反应的能力，从轻度局部病变到播散性感染。结核分枝杆菌感染可表现为粟粒性结核或寻常性狼疮，麻风分枝杆菌感染可表现为麻风瘤样（菌量大），或更多表现为结核样（菌量少）（详见第 18 章）。

即使在结核流行地区，皮肤结核病也很少见，通常是呼吸道结核的继发表现。最常见的表现是寻常性狼疮，好发于头和颈区。病变表现为缓慢生长的界限清楚的红棕色丘疹，合并形成胶状无痛斑块，即所谓的"苹果果冻样结节"（图 13.12）。导致临床出现寻常性狼疮的原因尚不明确，有些认为结核分枝杆菌可从淋巴管或血液扩散到皮肤，或分枝杆菌直接从皮下组织（皮肤瘰病）、初次皮肤接种或从卡介苗接种部位直接扩散。

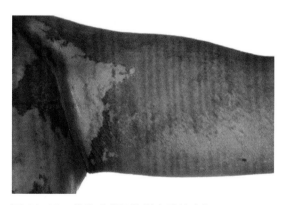

图 13.10 葡萄球菌烫伤样皮肤综合征

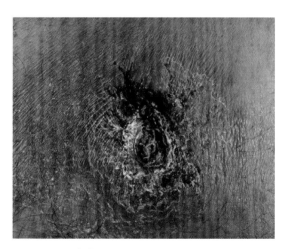

图 13.11 脓疱

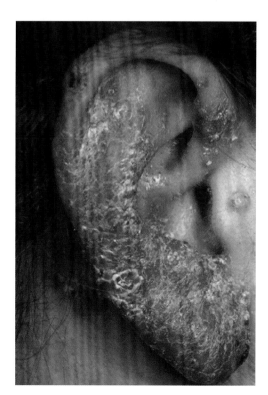

图 13.12 寻常性狼疮

在结核病患者中，结核分枝杆菌引起皮肤的过敏型变态反应。死菌的抗原片段随血液传播，沉积在皮肤中，引起变态反应。最近的研究表明，25% ~ 75% 的病例中，受累皮肤组织中存在结核分枝杆菌的 DNA。结核分枝杆菌皮肤病可表现为硬结红斑（Bazin病），患者出现压痛性结节和斑块，并形成溃疡，愈合后留下瘢痕，好发于小腿；也可表现为丘疹坏死性结核分枝杆菌病（一些学者认为这是 Bazin 病的一种较浅表形式，图13.13）和皮肤瘰疬（好发于年轻患者，躯干和四肢上非常小的苔藓样丘疹）。

非典型分枝杆菌（atypical mycobacteria，ATM）常存在于植被和水体中。快速生长的龟脓肿分枝杆菌复合群可与外伤性植入引起的疖样皮肤损伤有关。鸟分枝杆菌复合体（mycobacterium avium complex，MAC）与儿童淋巴结炎和人类免疫缺陷病毒（HIV）患者的播散性疾病（包括丘疹性皮肤病变）有关。除了糖尿病、慢性肾衰竭、结缔组织病和恶性肿瘤等潜在的系统性疾病外，ATM 感染也常见于免疫功能低下患者。ATM 感染的治疗需要用克拉霉素，利福平联合环丙沙星 / 莫西沙星，或多西环素治疗 4 ~ 6 个月，免疫功能低下的患者在"临床治愈"后，要延长治疗 6 ~ 8 周。

海分枝杆菌可引起"鱼缸肉芽肿"或"泳池肉芽肿"，多因为接触受感染的热带鱼类或受污染的水而发生，手最常受累。疾病初期，出现单个疣状结节，偶尔出现脓疱性病变，随后致病菌沿局部淋巴管扩散，形成一系列结节（图 13.14）。患者需口服克拉霉素数月。

溃疡分枝杆菌引起大量非损伤性的溃疡（布鲁里溃疡），通常上肢最常受累。这些在热带潮湿地区的儿童或青年中常见，与轻微皮肤创伤和静水中的分枝杆菌都有关联。

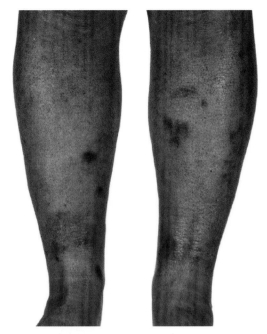

图 13.13　硬结红斑（Bazin 病）

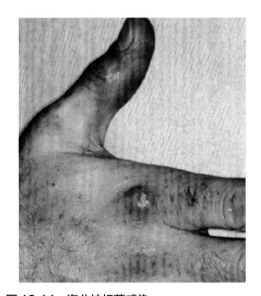

图 13.14　海分枝杆菌感染

八、其他感染性皮肤病

汉赛巴尔通体和五日热巴尔通体感染引起的杆菌性血管瘤病可发生于 HIV 患者中，表现为多个小血管瘤样丘疹。该病好发于皮肤和黏膜，但也可有内脏疾病（尤其是肝）同时发生。在感染后数周到数月内，患者的皮肤上出现多个小樱桃状血管瘤（图13.15）。可采用血清学方法来确诊（间接荧光法或 ELISA IgG > 1/64 表明可能存在当前感染）。建议服用红霉素 500mg/d，最多12 周，或阿奇霉素 500mg/d，疗程 4 ~ 6 周。

猫抓病是由汉赛巴尔通体引起的。在抓伤部位（通常由小猫抓伤）3 ~ 12 日内出现结痂结节，并在 1 ~ 2 个月后发展为局部疼痛性淋巴结病。该病通常在 2 ~ 4 个月内自行缓解。5 日的阿奇霉素治疗可以加速恢复。

立克次体是一组生长缓慢的小型革兰氏阴性菌，主要通过蜱和螨虫传播。落基山斑点热（rocky mountain spotted fever，RMSF）是美国最常见的立克次体感染之一，死亡率为 4%。RMSF 最常见的媒介是狗蜱。咬伤后 1 周内，患者出现高热、头痛、肌痛和瘀点皮疹，好发于手掌和足底，并可扩散到躯干（图 13.16）。蜱虫叮咬的部位可能有坏死性病变（黑斑）。成人服用强力霉素，100mg，2 次 /d，持续约 1 周。儿童服用阿奇霉素，持续 5 日。

梅毒是由梅毒螺旋体感染引起的，梅毒螺旋体通过性接触、胎盘传播和未经筛检的输血传播。梅毒的发病率由于与人类免疫缺陷病病毒的共同感染而逐渐上升（详见第 15章）。原发性梅毒表现为感染部位的无痛性生殖器溃疡。继发性梅毒的皮肤表现为广泛

的红棕色鳞片和斑块，好发于躯干和四肢（尤其是手掌和足底）（图 13.17）。在 HIV 患者中，皮疹可能会有明显的结痂。血清学检查可了解患者是否为既往感染或目前正在感染，可指导后续的治疗和追踪。

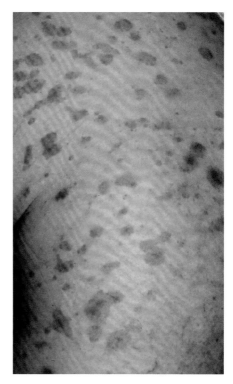

图 13.16　洛基山斑点热

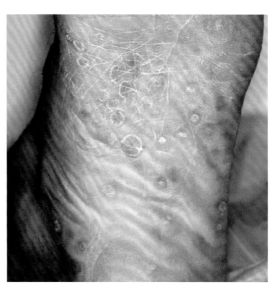

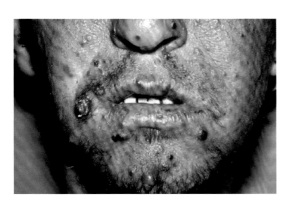

图 13.15　杆菌性血管瘤病

图 13.17　继发性梅毒

延伸阅读

Hall, B.J. and Hall, J.C. (2009). Skin Infections: Diagnosis and Treatment. Cambridge: Cambridge University Press.

Weber, C.G. (2013). Wound Care and Skin Infections 2013 (The clinical medicine series). www.clinicalmedconsult.com. Primary Care Software.

第14章 | 病毒感染

Rachael Morris-Jones

Guy's and St Thomas' NHS Foundation Trust, London, UK

概述

- 病毒是专性寄生生物，能够使宿主的细胞功能和免疫反应发生重大变化。
- 除了改变宿主细胞的遗传物质外，病毒基因组本身也发生了变化——转移和漂变。
- RNA 病毒不稳定，经历多个突变并引起全身疾病（如麻疹）。
- DNA 病毒比 RNA 病毒更稳定，可引起局部感染（如人乳头瘤病毒疣、传染性软疣）。
- 单纯疱疹感染是通过局部接触感染，并可在接触部位，如黏膜（口唇和生殖器）重新激活。
- 带状疱疹是由于既往感染过的水痘－带状疱疹病毒重新激活所致。
- 特定的抗病毒药物很少，因此目前减少病毒感染的主要策略是接种疫苗。

一、简介

病毒（virus）一词来自拉丁语，意思是毒药或毒素。现在大多数医生认为病毒是微生物而不是毒素，但也有一些专家认为病毒不是生物体，因为它们不符合生物体所必要的标准。病毒没有细胞结构，它们需要利用宿主细胞复制和合成新的产物。这种在宿主细胞内自发的自组装被比作晶体的自主生长。在"生命起源"的研究中，病毒的自组装也被用来支持生命起源于自组装有机分子的假设。尽管如此，病毒确实拥有基因，能够引起疾病，触发免疫反应，并通过自然选择进化。因此，从医生的角度来看，病毒对人类的生活和健康都有着巨大的影响。

病毒无法在宿主细胞外生长或复制，这意味着它们必须成为宿主细胞内持久的主宰。病毒能够长期存在于宿主细胞内，是因为它们在宿主细胞内复制，而不是杀死宿主细胞。它们的基因表达可受到限制，也可以模拟宿主分子，下调宿主免疫，并直接感染宿主的免疫细胞。病毒不断变化，这种变化可以是缓慢的，逐渐地积累微小突变，称为"漂移"，或者急剧改变，发生在病毒基因组重组过程中，称为"漂变"。

RNA 病毒，如麻疹病毒，人类免疫缺陷病毒（HIV），多不稳定，经历了巨大的漂变和转移，每年有高达 2% 的基因组因多重突变而改变。这些病毒往往会导致人类系统性疾病，引起广泛的皮肤病变，如"病毒性出疹"。相比之下，DNA 病毒，如人乳头瘤病毒（HPV）、传染性软疣病毒、单纯疱疹病毒（HSV）和水痘－带状疱疹病毒（VZV）更稳定。它们通常直接定殖到皮肤中，并在表皮细胞中复制。

病毒可以通过皮肤与皮肤的直接接触传播，也可通过气溶胶、胎盘、血液制品、污染的注射针头以及粪口途径传播。病毒一旦进入宿主体内，就可以通过血液在细胞间传播，或通过轴突运输至中枢神经系统。许多病毒表现出趋向性，换句话说，即对某种宿主细胞的偏好，病毒附着到蛋白特异性细胞表面受体。例如，HPV 对角质形成细胞有趋向性。

病毒不同的行为决定了它们引起的疾病类型，导致局部病变或广泛的皮肤反应。常见的皮肤病毒感染通过其临床表现往往比较容易鉴别，如侵犯皮肤或黏膜的部位，以及皮损的形态。

二、疱疹病毒

单纯疱疹病毒

单纯疱疹病毒通过直接接触传播，从一个宿主"脱落"到另一个宿主。有 2 种病毒亚型：Ⅰ型主要与面部病变有关，同时可侵犯手指（图 14.1）和生殖器。Ⅱ型几乎完全与生殖器感染有关。单纯疱疹病毒终生留在宿主体内，潜伏在感觉神经神经节，导致反复激活。

原发性单纯疱疹（Ⅰ型）病毒感染通常发生在口鼻内或周围，面部有不同程度的受累（图 14.2）。病变由小囊疱组成（图 14.3），这些小囊疱覆盖在局部淋巴结上，并与局部淋巴结病有关。Ⅱ型单纯疱疹病毒可感染外生殖器。最初的一个或多个水疱迅速破裂，形成痛性溃疡（框 14.1）。

寒冷（"冷疮"）、强光、创伤、免疫抑制或正在罹患的疾病可引起 HSV 再激活。病毒分布在感觉神经中，出现疱疹前常有刺痛或瘙痒。外用阿昔洛韦、喷昔洛韦或碘苷

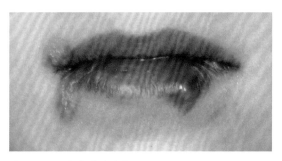

图 14.2　疱疹"冷疮"

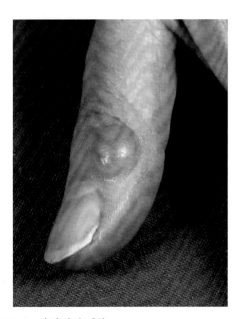

图 14.1　疱疹病毒感染

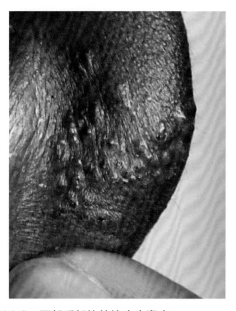

图 14.3　耳郭后部的单纯疱疹囊疱

框 14.1　　**单纯疱疹 - 注意事项**

- 可能无法看到生殖器小疱，因为它们迅速溃烂。
- 前驱症状包括瘙痒、刺痛和压痛。
- 利用电子显微镜、免疫荧光或聚合酶链反应（PCR）快速检测囊疱或溃疡基底是否有病毒感染。
- 妊娠期生殖器疱疹会造成婴儿眼感染，需要剖宫产。
- "疱疹性湿疹"发生在过敏性湿疹患者中，HSV 通过破损皮肤传播（图 14.4）。

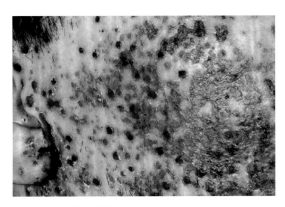

图 14.4　疱疹性湿疹

乳膏可用于治疗轻度口唇疱疹。严重感染者应口服阿昔洛韦 200mg，5 次 /d，或 400mg，3 次 /d，连续 5 日。

对于反复复发的疱疹病毒感染，可采用二级预防（抑制治疗）。阿昔洛韦每日 1 ~ 2 次 /d，每次 400mg。免疫功能低下的患者需要更高剂量。也可用伐昔洛韦（HSV 500mg，2 次 /d，连续 5 日，VZV 1g，3 次 /d，连续 7 日）和泛昔洛韦（生殖器 HSV 250mg，3 次 /d，连续 7 日，VZV 750 mg，连续 7 日）替代，但较少使用。HIV 患者开始高效抗逆转录病毒治疗（highly active antiretroviral therapy，HAART）后，很快会出现生殖器 HSV 感染的表现，即发生所谓的免疫重建炎症综合征（immune reconstitution inflammatory syndrome，IRIS）。临床上将其视为 HSV 症状和体征的恶化，可表现为过度角化结节（假上皮增生），需要口服大剂量伐昔洛韦（加用 5% 咪喹莫特乳膏）积极治疗 HSV，有时需要减少 HAART 药物治疗。

水痘 - 带状疱疹病毒（VZV）

VZV 是一种疱疹病毒，导致水痘（原发性疾病），其特征是前驱症状持续 2 日左右，随后出现簇状分布的丘疹疱疹（图 14.5），最终结痂愈合。成人原发性水痘可导致严重肺炎。病毒潜伏在感觉神经神经节（框 14.2）内，再次激活后可导致带状疱疹。肋间神经最常受累。发生带状疱疹时，皮疹出现之前可能有疼痛、发热和不适，皮疹通常按皮节分布（图 14.6）。周围皮肤也可能受到影响（图 14.7）。疱疹出现之前常有红斑丘疹，几日后出现疱疹，溶解时结痂，常伴有继发性细菌感染。偶见周围运动神经病变，而且有一部分患者患上严重的慢性疱疹后神经痛。带状疱疹的皮损分泌物以及患者的鼻咽分泌物可将水痘传染给易感个体。

理想情况下，患者应在皮疹出现后 72 小时内接受大剂量阿昔洛韦（800mg，5 次 /d，连续 7 日）治疗。如果眼睛受累或有神经压迫，则需静脉注射阿昔洛韦（每 8 小时 5mg/kg，连续 5 日）。病情严重者需使用系统性皮质类固醇激素（40 ~ 60mg/d 泼尼松龙）来预

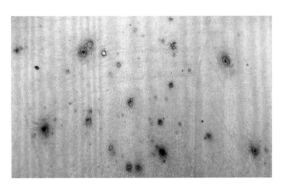

图 14.5　成人 VZV 感染引起的水痘

框 14.2　**带状疱疹注意事项**

- 受三叉神经带状疱疹影响的神经有：
  ◦ 眼神经（引起严重结膜炎）。
  ◦ 上颌神经（引起悬雍垂或扁桃体小疱）。
  ◦ 下颌神经（引起口腔底部和舌上小疱）（图 14.8）。
- 外耳道带状疱疹影响面神经（Ramsay Hunt 综合征）。
- 播散性带状疱疹可影响皮肤和内脏。
- 人类免疫缺陷病毒感染者，带状疱疹的病变可为多发性、广泛性和出血性皮肤病变。

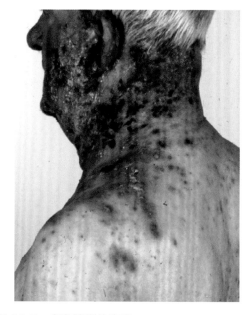

图 14.7　多发性带状疱疹

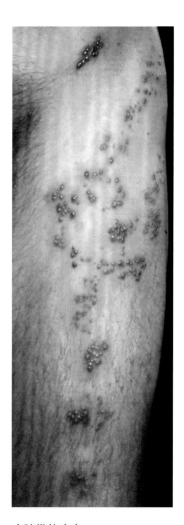

图 14.6　皮肤带状疱疹

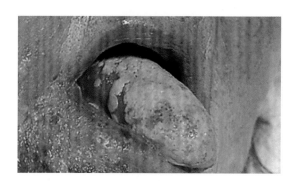

图 14.8　下颌神经带状疱疹

防神经麻痹。应定期在患处涂抹油性润肤剂，以防止皮肤开裂，促进皮损愈合，减轻疼痛。外用抗生素软膏（莫匹罗星、夫西地酸和多黏菌素）可用于治疗继发性细菌感染。加巴喷丁和卡马西平对带状疱疹后神经痛有一定效果。近期研究表明，40% 的带状疱疹患者使用 8% 辣椒素贴片 1 小时，疼痛减轻超过 30%，作用时间长达 8 周。带状疱疹后 1 个月内发生脑血管意外（脑卒中）的风险增加，尤其是眼带状疱疹（HZO）后。带状疱疹感染后，缺血性脑卒中比出血性脑卒中更为常见，尤其是 40 岁以下、没有接受过抗带状疱疹病毒治疗的人群。

　　一些国家为预防原发性水痘感染而接种水痘－带状疱疹病毒疫苗，单剂预防成功率为 80%，两剂预防有效率为 95%。初次接种疫苗后，感染者症状轻。随着时间的推移，针对该病毒的特异性细胞介导免疫逐渐减弱，VZV 再激活。目前，在英国，对 70 岁以上人群使用灭活重组带状疱疹病毒疫苗（两剂），该疫苗可以提高接种人群对带状疱疹病毒的免疫力。研究数据显示，70 岁以上人群接种疫苗后 3.7 年内，带状疱疹的发病率降低 90%，带状疱疹后神经痛降低 98%。对免疫抑制者可接种 Shingrix® 重组（无活性）疫苗，以预防带状疱疹。

　　目前认为玫瑰糠疹（pityriasis rosea，PR）是由于上呼吸道感染 6 型或 7 型人类疱疹病毒引起的。这方面的证据还不充分，但为了便于对 PR 分类，在这里承认这一理论。典型的 PR 最初为单个环状红色斑块，其上覆有鳞屑，即"先兆斑"（图 14.9a）。之所以称之为"先兆斑"，是因为它的出现预示着在 5 ~ 8 日内出现其他皮疹，如躯干（图 14.9b）、臂和股（依照老式泳衣分布）的多发性小斑块，其上覆有鳞屑。在背部，皮损可沿肋骨的角度分布，呈现"圣诞树图案"。患者在皮疹出现之前可有病毒感染的前驱症状。多于春秋两季发病，并可能出现病例聚集。皮疹在 4 ~ 6 周内会自然消退，如果皮疹瘙痒，或继发炎症，可以使用温和的外用皮质类固醇激素和润肤剂。一些医生主张使用大剂量阿昔洛韦来缩短皮疹的病程。

痘病毒

　　痘病毒是一种大型 DNA 病毒，有嗜表皮性。天花曾经是一种死亡率很高的疾病，但通过接种改良痘病毒（牛痘）疫苗，天花已被完全消除（最后一次报告的天花病例发生在 1977 年的索马里）。由于消灭了天花病毒，普通人群不再需要接种痘病毒疫苗，但由于天花理论上具有生物威胁，一些军队和

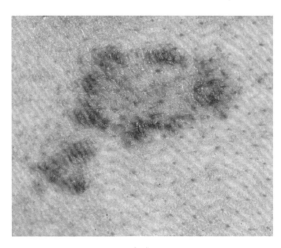

（a）

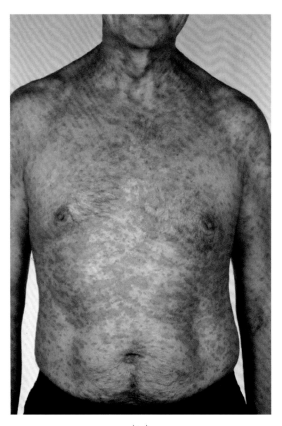

（b）

图 14.9　（a）玫瑰糠疹的前驱斑；（b）玫瑰糠疹

前线医务人员仍需要接种疫苗。

传染性软疣

　　传染性软疣是一种最常见的痘病毒感染引起的皮肤损害，好发于儿童，具有高度传

染性，可在家庭或学校内通过直接接触传播。传染性软疣的潜伏期为 14 日至 6 个月。成人软疣复发提示存在免疫缺陷，如人类免疫缺陷病毒感染。传染性软疣的特征表现是肉色、脐状丘疹（图 14.10 和图 14.11）。大型孤立性病变（巨大软疣）和感染性病变可能看起来不典型。病灶消退后，周围可留有一小块炎症区域，提示免疫系统活跃，病变能很快消退。

父母都希望孩子的软疣得到及时治疗，其实大多数病变会自行消退，在皮肤上不会留下任何痕迹。因此，应尽可能避免有痛性治疗，并防止瘢痕产生。外用 10% ~ 15%的过氧化氢和冷冻疗法能加速非美容部位皮损的消退，但可引起局部炎症。5% 咪喹莫特乳膏对软疣无效。

Orf（羊传染性脓疱）病毒感染常见于农村，多发于早春时节，是由于接触了受感染的羔羊导致的。临床表现为手指或手上其他部位出现单个丘疹或一组病变，丘疹多为紫色，逐渐发展成大疱（图 14.12）。这些大疱破裂后留下直径 1 ~ 3cm 的环状病变，中心坏死，周围发炎。该病的潜伏期为数日，病变持续 2 ~ 3 周，多能自愈。偶有多形性红斑和广泛皮疹。感染后不能引起终身免疫。

疣病毒

目前已鉴定出 100 多种不同的 HPV 亚型。其中 6 和 11 亚型是大多数生殖器疣的病因，16 和 18 亚型与宫颈、肛门、外阴、阴道及口腔等部位的癌变发生有关。根据这一发现，生产了两种针对 HPV 的疫苗（针对 16、18 型的 Cervarix 和针对 6、11、16、18 型的 Gardasil）。这两种疫苗需分 3 次接种，主要针对少男少女。有人认为，HPV 感染本身并不会引起恶变，造成恶变的诱因包括吸烟、紫外线照射、叶酸缺乏和免疫抑制等。接种疫苗的妇女仍应常规进行宫颈涂片检查。

疣分为肛门生殖器疣或黏膜上的疣（ano-genital/mucosal）、非生殖器皮肤疣（non-genital cutaneous）和疣状表皮发育不良（epidermodysplasia verruciformis，EV）。

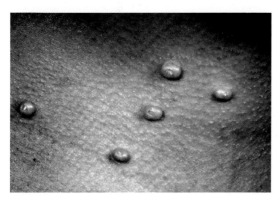

图 14.10　传染性软疣

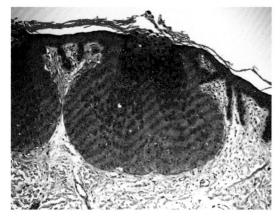

图 14.11　软疣的组织学

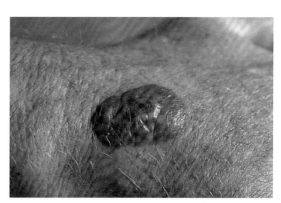

图 14.12　羊传染性脓疱

后者比较罕见，与疣病毒特异性免疫缺陷有关。生殖器 HPV 感染可分为有症状感染（symptomatic），潜伏感染（即可以检测到病毒 DNA），亚临床型（醋酸白试验，放大后肉眼可见），或临床型（肉眼可见的疣）。

HPV 只感染人类，通过直接接触传播，经过皮肤或黏膜破口进行传播。病毒性疣的临床表现多种多样，从丝状疣（图 14.13）到甲周角化过度（图 14.14）。人乳头瘤病毒能在低温环境中长时间存活，因此与一些无生命物体接触后也可能会感染（如更换房间地板时）。基底部角质形成细胞受到 HPV 感染，导致表皮增生，产生可见的外生疣状病变。跖疣（足底）为痛性的斑块（马赛克样），可伴有黑"点"（图 14.15），提示毛细血管血栓形成。

皮肤 HPV 感染可发生恶变，尤其是在合并 HIV 感染或使用药物进行免疫抑制的个体中。如果皮损突然增大或出现疼痛，则应考虑向鳞状细胞癌转化的可能。移植术后患者可使用阿维 A 酸，降低皮肤恶变的可能。

三、治疗

疣常发生在儿童时期，多可自愈。也有许多治疗方法可供选择，但并非某特定的治疗对所有的疣都有效。疣多很难清除，有研究表明，用水杨酸擦拭，1 次 /d，70% 的疣会在 4 个月后消退。水杨酸、乳酸和戊二醛的各种制剂在药店和网上都能买到。每日用锉刀刮掉疣表面角质，去除死皮细胞后，可使用凝胶、软膏、乳液等制剂。石膏封闭可帮助药物进入疣体。

一些研究表明，建筑用管道胶带对疣的消退有帮助；但另一些研究显示，与安慰剂对照，胶带对疣的消退并没有任何帮助。

有研究显示，10% 戊二醛溶液具有一定的抗病毒作用。临床上使用戊二醛溶液减少疣的血供，使其更容易脱落。

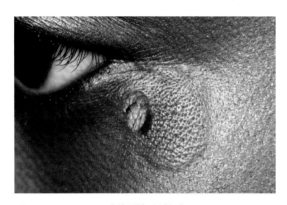

图 **14.13**　HPV 感染引起丝状疣

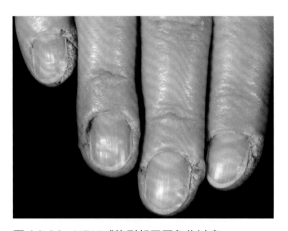

图 **14.14**　HPV 感染引起甲周角化过度

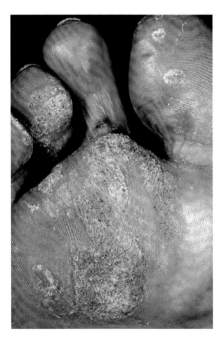

图 **14.15**　跖疣

对于体积较大的、有痛的、顽固性疣，可以考虑其他治疗方法。

液氮冷冻是治疗疣的有效方法，但液氮必须储存在特殊的容器中，并且经常更换。可用棉签蘸取液氮擦拭患处，或使用特殊喷嘴的液氮枪。持续冰冻直到疣周围形成一圈冰冻组织，重复 3 次。冷冻疗法常伴有烧灼感或疼痛，儿童多不耐受。治疗后可能有色素改变，起疱，甚至留下瘢痕。与液氮相比，二氧化碳更容易获得，可以以固体二氧化碳"雪"的形式用钢瓶运输。但二氧化碳的温度大约为 $-64\ ℃$，没有液氮低（$-196\ ℃$）。

治疗肛周疣可用局部麻醉下的电热环烧灼术。对于体积较大的疣，也可先局部麻醉刮除和烧灼，以清除病变组织，再行其他治疗。

从盾叶鬼臼中提取的盾叶鬼臼树脂可用于多种配方制剂中，包括软膏，如 Posalfilin®，用于足底疣（每日使用），以及溶液或乳霜中，如 Warticon® 和 Condyline®，用于治疗生殖器疣（每周使用）。盾叶鬼臼树脂含量为 15% 的制剂会导致皮肤化学烧伤，只能由专业的医生为患者涂擦。由于其毒性，不应同时用于大量疣体，并且不得在妊娠期间使用。

咪喹莫特是一种免疫反应调节剂，5% 咪喹莫特乳膏可用于治疗生殖器疣。它能刺激使用部位细胞因子的产生，可每周使用 3 次，直至疣消退，或达到最长使用期限 16 周。该药可造成局部刺激和炎症，尤其是在黏膜表面。5% 咪喹莫特也可用于治疗皮肤疣，但通常需要在封闭状态下每日使用，以帮助药物渗透至皮损中，提高疗效。

二苯环丙烯酮（diphencyprone，DPCP）是一种接触致敏剂，也可用于免疫治疗。随着 DPCP 用量的增加，治疗效果增强，但在使用部位可引起炎症反应。使用 DPCP 治疗 6 个月时，60% 的高度顽固性疣患者可完全治愈。

其他治疗方法还有二氧化碳激光汽化、外用氟尿嘧啶软膏、病灶内使用博莱霉素和 α - 干扰素、口服西咪替丁和口服异维 A 酸等。

四、病毒性皮疹

由于有效疫苗的供应增加，许多儿童病毒性疾病已经不常见（框 14.3）。然而，有些疫苗没有普遍接种，或部分父母不能接受为孩子接种疫苗，导致病毒感染性疾病在部分易感人群中出现区域性爆发。全世界每年大约有 88 000 人死于麻疹。最近，由于麻疹 / 腮腺炎 / 风疹（measles/ mumps/rubella，MMR）疫苗接种量下降，英国部分地区麻疹明显复苏。麻疹是一种最常见的病毒性皮疹，麻疹病毒是一种 RNA 病毒，可引起广泛的反应性皮肤疹爆发。

麻疹好发于 5 岁以下的儿童，具有高度传染性。潜伏期为 7 ~ 14 日。前驱症状包括发热、不适、上呼吸道症状、结膜炎和畏光症。患儿非常不舒服，极度痛苦。起病初期，在口腔黏膜上出现 Koplik 斑（白色斑点，周围有红晕，图 14.16），之后 2 日内出现黄色斑疹，最初出现在耳后、面部和躯干，继而发展至四肢（图 14.17）。丘疹可融合，伴出血或水疱，消退后留下棕色斑块。少数麻疹会合并脑炎、中耳炎和支气管肺炎，加重感染。取口腔分泌物进行实时荧光定量 PCR 检查，可准确快速地检测出麻疹病毒 RNA。尿液和血清学检查也可用于辅助诊断。除支持性护理外，麻疹没有特殊治疗方法。目前一些研究表明，在急性起病期间补充维生素 A 可以降低发病率和死亡率。应鼓励家长给孩子接种两剂麻疹减毒活疫苗。

风疹好发于儿童和青年，可表现为出疹前发热、不适和上呼吸道症状。潜伏期为 14 ~ 21 日。该病的最初症状包括软腭红斑和淋巴结病。随后，面部出现粉红色斑

框 14.3　**病毒感染引起的皮疹**

- 麻疹
- 风疹
- 传染性单核细胞增多症
- 传染性红斑
- 婴儿玫瑰疹
- Gianotti-Crosti 综合征
- 手足口病
- 原发性人类免疫缺陷病毒感染

点，在 1~2 日内扩散到躯干和四肢（图 14.18）。皮疹在 1~2 日内消失（部分病例没有皮疹出现）。妊娠期感染可导致胎儿先天性畸形，在妊娠前 3 个月风险最高。通过临床表现可快速诊断风疹，血清学抗体滴度检测可确诊。对学龄儿童进行免疫预防可有效地避免风疹发生。

传染性红斑（又称五号病）由人类细小病毒 B19 引起，好发于 2~10 岁的儿童。潜伏期为 5~20 日。该病前驱症状为轻度发热，继而在双侧面颊上出现微红的斑疹，称为"掌掴面颊综合征"。在 2~4 日内，四肢和躯干会出现斑丘疹（图 14.19），可以延伸到手、足和黏膜，随后在 1~2 周内消退。可通过血清学检测人类细小病毒 B19 特异性 IgM 抗体确诊。感染性红斑的并发症包

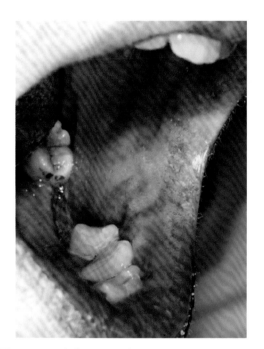

图 14.16　麻疹 Koplik 斑

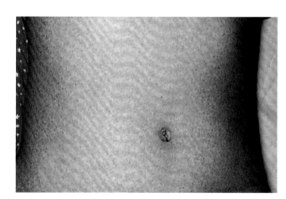

图 14.18　风疹

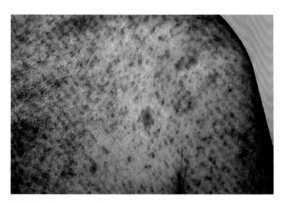

图 14.17　麻疹皮疹

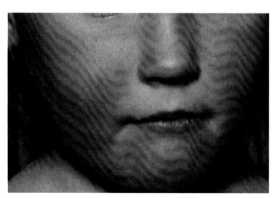

图 14.19　感染性红斑

括血小板减少，关节病，若为宫内感染，可造成胎儿畸形。

婴儿玫瑰疹（又称六号病、幼儿急疹）是由6型人类疱疹病毒（HHV6）引起的，好发于2岁以下的婴儿，潜伏期为10～15日。患儿表现为发热数日后，于颈区和躯干出现玫瑰色丘疹。皮疹可以扩散到四肢，1～2日内消退。多以临床表现为依据进行诊断，必要时可以从血液中分离HHV6病毒，或血清检测HHV6抗体反应阳性。幼儿可能出现热性惊厥。可对患儿进行安抚和支持治疗，无特殊处理方法。

儿童丘疹性肢端皮炎是一种由EBV和乙型肝炎病毒（HBV）引起的丘疹性病毒疹。好发于14岁以下的儿童，潜伏期尚不明确。患儿通常表现为全身不适、淋巴结病和肢端皮疹。最初皮疹出现于面部、颈区、四肢、臀区、手掌和足底，可以是红斑或丘疹（图14.20）。皮疹通常发痒，在2～6周内慢慢消退，消退之前可能会变成紫斑。可行特异性病毒血清学检查。罕见淋巴结病和肝大，可持续数月。皮疹可以用外皮质类固醇激素缓解。

手足口病（hand foot and mouth disease，HFMD），顾名思义，是一种引起手、足和口腔病变的感染。它最常与柯萨奇病毒A16和肠道病毒71有关（后者与严重病例相关），主要影响儿童。这种病毒传染性强，潜伏期短，为3～6日。患儿，尤其是幼儿，在出现皮疹的同时还伴有发热、头痛和不适。特征性皮疹为手掌、足底和口唇上直径1～1.5mm的黄灰色小疱，周围有深色红斑（图14.21）。目前，全球柯萨奇A6病毒感染激增，导致儿童和成人手足口病的非典型表现，并伴有更严重和更广泛的皮疹（图14.22）。感染2个月后，20%的柯萨奇A6病例出现甲脱落（图14.23）。治疗主要是支持性护理。皮疹症状通常在4～6日内迅速消退（柯萨奇A6病毒感染为2～3周）。可从皮损中快速分离出病毒，也可以在粪便中鉴定出来。或可行病毒特异性抗体的血清学检查。少数病例会表现为多形性红斑。

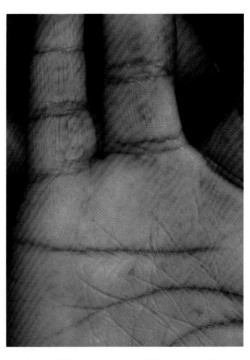

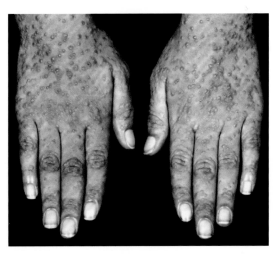

图14.20 Gianotti-Crosti 综合征

图14.21 柯萨奇A16感染引起的手足口病，出现典型椭圆形水疱

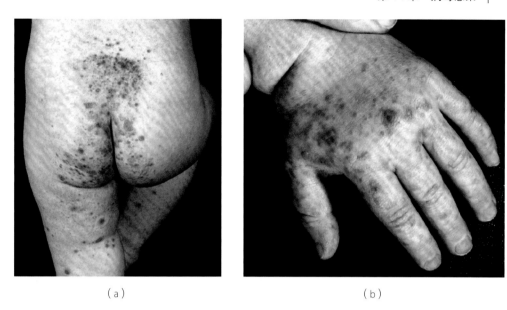

（a）　　　　　　　　　　　　　　（b）

图 14.22　柯萨奇 A6 病毒感染引起的严重的 HFMD

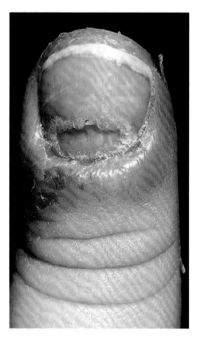

延伸阅读

Biluk, E.J. (2011). Microbiology Case Studies: Bacterial, Parasitic, Viral and Fungal Diseases of the Skin and Wounds. Barnes & Noble ebook.

Straus, E.G. and Strauss, J.H. (2007). Viruses and Human Disease, 2e California: Academic Press.

图 14.23　手足口病柯萨奇 A6 感染后 1 ~ 2 个月甲脱落

第15章 HIV 感染及其相关皮肤病

Rachael Morris-Jones

Guy's and St Thomas' NHS Foundation Trust, London, UK

概述

- HIV 感染会导致 CD4 细胞计数下降、免疫抑制，如果不及时治疗，最终会导致获得性免疫缺陷综合征。
- 感染 HIV 初期，50% 的患者出现广泛的黄斑丘疹。
- 人类免疫缺陷病毒相关的皮疹很常见，表现不典型，且常常比较严重。
- HIV 相关的常见皮肤病包括结节性痒疹、脂溢性皮炎和瘙痒性丘疹。
- 药疹在 HIV 患者中很常见，从轻度毒性红斑到严重危及生命的毒性表皮坏死松解都可能出现。
- 随着抗逆转录病毒疗法的应用，免疫系统得到恢复，皮肤状况通常会得到改善。
- 随着免疫系统的重建，慢性感染患者可能会对高水平的抗原产生剧烈的炎症反应。

一、简介

人类免疫缺陷病毒（human immunodeficiency virus，HIV）感染是获得性免疫缺陷综合征（acquired immuno deficiency syndrome，AIDS）的病因。根据世界卫生组织（WHO）最新统计数据（2016 年），全球目前有 3670 万儿童和成人感染 HIV。54% 的成人和 43% 的儿童感染者，目前正在接受抗逆转录病毒治疗（antiretroviral therapy，ART）。据估计，全球 70% 的 HIV 阳性者知道自己的状况。目前为止，还没有有效的获得性免疫缺陷综合征疫苗。减少 HIV 传播的方法包括使用避孕套、男性自愿进行包皮环切术、预防母婴传播、注射设备确保无菌、血液制品筛查，以及夫妻中一人感染时，在接触前进行预防，这些方法可极大地减少新

感染者的数量。暴露前单独使用富马酸替诺福韦二酯（TDF）300 mg，或恩曲他滨 200 mg 可预防 60% ~ 90% 的 HIV 感染。据估计，在 2000—2016 年间，新感染 HIV 的人数减少了 40%。

HIV 是一种 RNA 逆转录病毒，通过逆转录酶自我复制产生 DNA 拷贝，之后，HIV 的 DNA 整合到宿主 DNA 中，进一步复制。HIV 在宿主的免疫细胞（CD4 淋巴细胞和单核细胞）内持续存在，从而直接削弱宿主的免疫系统。起初，HIV 病毒平均潜伏 10 年才会引起严重的免疫抑制。免疫系统受 HIV 影响的程度可通过 CD4 细胞计数和 HIV 病毒载量来衡量的。获得性免疫缺陷综合征是指患者的 CD4 细胞数 < 200 个 / μl，或 HIV 相关的 26 种（多为机会性感染）疾病中的任何一种。

CD4 细胞计数低的患者，免疫功能受到明显抑制，皮肤病的发病率更高，且病情更严重。常见的皮肤病，如银屑病、湿疹、脂溢性皮炎（seborrheic dermatitis，SD）和痤疮往往更严重，具有非典型特征，并且常规治疗效果不好。在过去的 10 年中，由于 ART 的使用，获得性免疫缺陷综合征的皮肤表现谱发生了变化。一旦患者的免疫系统在 ART 治疗中恢复，病毒载量无法检测到，则认为这些患者不会再传播病毒。

当启动抗逆转录病毒治疗时，偶尔会出现所谓的免疫重建炎症综合征（immune reconstruction inflammatory syndrome，IRIS），即对先前存在的"未识别抗原"产生的快速炎症反应，例如既往肺结核、隐球菌感染、水痘 - 带状疱疹病毒感染等。在开始 ART 时可出现非典型临床表现，例如，在生殖器已有单纯疱疹病毒（HSV）感染时，表现为结节性角化过度。伐昔洛韦和咪喹莫特治疗通常有效的，无需停止或减少抗逆转录病毒治疗。对于其他机会性感染，应在开始抗逆转录病毒治疗前进行治疗，以防 IRIS 发生。

一般来说，若患者发生炎性或非典型的皮肤病变，或病情严重且皮损广泛，常规治疗无效的，都应该考虑 HIV 感染。由于获得性免疫缺陷综合征患者皮肤表现的非典型性，医生应降低进行皮肤活检的指征，及时进行组织学检查和培养（框 15.1）。许多现代卫生保健系统正在对社区初级保健机构新登记的所有患者或在当地医院就诊的患者进行 HIV 筛查。艾滋病的早诊断早治疗能极大降低发病率，降低过早死亡率，减少传播。

二、获得性免疫缺陷综合征的分期

原发性 HIV 感染

80% 的患者有原发性 HIV 感染相关的急性体征和症状，即所谓的"血清转化疾病"。

框 15.1　获得性免疫缺陷综合征皮肤病

· 80% 的 HIV 感染者患有皮肤病。
· 50% 的患者在原发性 HIV 感染即所谓的"血清转化"期间出现皮疹。
· 皮肤疾病的严重程度通常随着 CD4 细胞计数的减少而增高。
· 皮肤病变表现常不典型。
· 应对任何出现皮疹的 HIV 患者进行皮肤活检，以进行组织学和培养。
· 皮肤病的常规治疗效果不明显，ART 治疗对缓解皮损有效。
· 患者发生药物不良反应的风险升高。

HIV 潜伏期为 2 ~ 6 周，可出现发热、不适、头痛、恶心、呕吐和腹泻等。临床症状包括颈区淋巴结肿大、咽炎、体重减轻和皮疹出现。皮疹可见于 50% 的原发性 HIV 感染患者中，好发于面部、颈区和躯干，以斑丘疹为主，持续 2 ~ 3 周（图 15.1）。有些患者出现丘疹性水疱或口腔糜烂，而非典型的病毒性皮疹。在血清转换过程中，全血细胞计

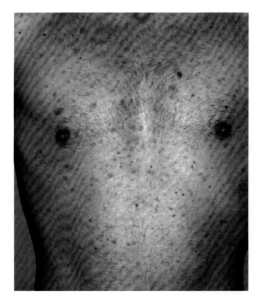

图 15.1　原发性 HIV 感染：血清转化期皮疹

数（FBC）可出现异常（白细胞减少、淋巴细胞减少、血小板减少、低血红蛋白），诊断时可在血浆中检测到 HIV RNA。

HIV 感染早期阶段

在原发感染后的 1 ~ 2 个月，50% 的患者可检测到 HIV 抗体。CD4 淋巴细胞的比例在不同程度上减少，这与皮肤疾病的发病率和严重程度增加有关。患者既往罹患的皮肤疾病可能会加重，如银屑病加重，或脂溢性皮炎复发，出现红皮病。药物不良反应发生率也增加，且更为严重。

HIV 感染晚期

随着患者免疫系统受到越来越严重的抑制，CD4 细胞计数下降到 200 个 /μl 以下，此时称为获得性免疫缺陷综合征期。获得性免疫缺陷综合征患者可表现为严重的广泛性皮肤病，包括脂溢性皮炎、结痂型疥疮、多发性水痘 - 带状疱疹、卡波西肉瘤（Kaposi sarcoma，KS）、广泛的真菌及酵母菌感染、杆菌性血管瘤病（bacillary angiomatosis，BA）和嗜酸细胞性毛囊炎（eosinophilic folliculitis，EF），将在以下章节详细论述。

三、HIV 感染的皮肤病变

脂溢性皮炎（seborrheic dermatitis，SD）

普通人群中 SD 的发病率为 1% ~ 3%，而 HIV 感染者患上了 SD 的风险高达 50%。SD 可能是 HIV 感染的首发表现之一。值得注意的是，随着免疫系统受到人类免疫缺陷病毒抑制的加重，过敏性反应的发生率也越来越高。球形马拉色菌是一种亲脂性酵母菌，是皮肤表面的正常菌群，目前认为 SD 是对其过敏而发生的接触性皮炎。典型 SD 好发于头皮、眉弓、鼻唇沟、下颚部和前胸，表现为炎性湿疹，其上覆盖油腻痂皮，可以非常痒（图 15.2）。治疗的目的是减少皮肤上的酵母数量，抑制湿疹。可使用酮康唑洗发

水或沐浴露，清洁头皮和身体，每周 1 ~ 2 次。外用皮质类固醇激素（± 咪康唑）2 次 /d，可用于控制皮炎。对于难治病例，可使用咪唑类药物如伊曲康唑 200 mg/d，1 ~ 2 周即可见效。随着 ART 的治疗，患者的免疫系统逐渐重建，SD 通常会缓解（框 15.2）。

银屑病

据统计，约 5% 的获得性免疫缺陷综合征患者患有银屑病，其中 50% 患有银屑病关节病。银屑病的病理生理机制复杂，目前普遍认为是一种 T 细胞介导的自身免疫性疾病。HIV 感染合并银屑病时，T 细胞的免疫失调与严重、广泛和难治性银屑病同时存在，表明可能还有其他细胞参与银屑病的发展，如 Th17。HIV 感染合并严重银屑病患者常需要

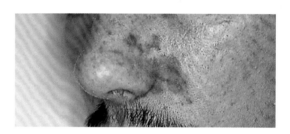

图 15.2　脂溢性皮炎

框 15.1　获得性免疫缺陷综合征皮肤病

- 脂溢性湿疹（重度）
- 银屑病（重度）
- 真菌感染（广泛、易反复发作）
- 细菌感染
- 病毒感染
- 丘疹性瘙痒疹
- 嗜酸细胞性毛囊炎
- 卡波西肉瘤（流行性）
- 结节性痒疹
- 频繁的药物不良反应（通常严重）
- 口腔毛状白斑（oral hairy leukoplakia，OHL）

皮肤科专科医生来治疗。常规免疫抑制治疗，如环孢素和甲氨蝶呤需谨慎使用，并要考虑药物与环孢素的相互作用。PUVA（补骨脂素加紫外线 A）可有效控制广泛肥厚斑块，特别是有色素沉着的患者。

嗜酸性毛囊炎（eosinophilic folliculitis, EF）

EF 是一种病因不明的强烈瘙痒性疾病，当 CD4 计数降至 250 个 / μl 以下时容易发生。据推测引起 EF 的病原体可能是蠕形螨，这是一种生活在毛囊周围的寄生性皮肤螨虫，目前仍在研究中，尚未得到证实。也有学者认为 EF 是自身免疫过程对皮脂细胞的作用造成的。临床上，患者表现为面部、颈区和躯干出现多个散在分布的红斑、毛囊周围丘疹和脓疱（图 15.3），看起来像痤疮（但未见粉刺）。鉴别诊断包括葡萄球菌感染、糠秕孢子菌毛囊炎和痤疮。EF 微生物拭子检查呈阴性。外周血嗜酸性粒细胞增多，IgE 升高。如果 CD4 细胞计数上升到 250 个 / μl 以上，ART 治疗会缓解症状。紫外线 B（UVB）光疗对 EF 非常有效。外用皮质类固醇激素可缓解瘙痒。系统性治疗可使用消炎痛、米诺环素、伊曲康唑，以及低剂量异维 A 酸。

结节性痒疹

非特异性瘙痒在 HIV 患者中很常见，30% 的患者皮肤上出现瘙痒的结节状病变，称为结节性痒疹，病因不明。其典型表现为，躯干和四肢出现的红色小丘疹，瘙痒强烈，抓挠后形成慢性结节（图 15.4）。结节性痒疹瘙痒剧烈和持久。使用润肤剂可以减轻瘙痒。每日使用强效外用皮质类固醇激素封闭患处，可以使皮损平坦，缓解瘙痒。也可以使用紫外线光疗和阿米替林。

四、感染性疾病

真菌感染

浅表皮肤癣菌和酵母菌感染在 HIV 患者中很常见，更易造成系统性传播。深部真菌感染通常不会发生在健康人身上，但在获得性免疫缺陷综合征患者中常表现为机会性感染。新生隐球菌和组织胞浆菌可引起炎性丘疹和坏死性病变，尤其是在疾病的后期。

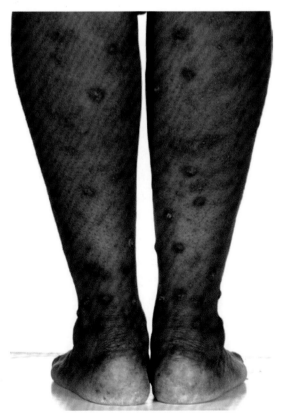

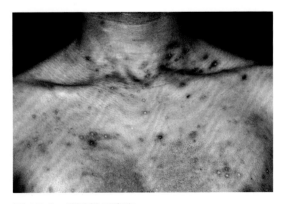

图 15.3 嗜酸性毛囊炎

图 15.4 结节性痒疹

念珠菌病在 HIV 感染中很常见，往往继发于细菌感染。口腔黏膜可广泛感染白念珠菌，并蔓延到咽和食管。临床表现为红斑上有广泛的白色斑块。皮肤念珠菌病好发于褶皱处，典型表现为融合性红斑和周围卫星病变（图 15.5）。患者可主诉皮肤不适、瘙痒、口腔溃疡和吞咽困难（图 15.6）。女性获得性免疫缺陷综合征患者可发生慢性念珠菌感染，引起严重的外阴阴道炎。

细菌感染

金黄色葡萄球菌感染可引起严重的脓疱病，以及与产生剥脱性毒素 A/B 的菌株相关的大疱性病变。HIV 感染者的赤霉病（棒状杆菌感染）可以非常持久，且易反复发作，好发于皮肤褶皱处，往往被误认为是浅表真菌感染。

汉赛巴尔通体和五日热巴尔通体感染可引起获得性免疫缺陷综合征患者的杆菌性血管瘤病（BA），表现为皮肤和黏膜上的多个小的血管瘤样丘疹。皮损在几周内发展缓慢（图 15.7），内脏器官也可受累——最常见的是肝。需要与卡波西肉瘤鉴别。血培养是诊断的金标准，但必须提醒实验室注意巴尔通体感染的可能性，因为血培养必须在特定条件下培养 3 周。也可通过组织学皮肤活检诊断。巴尔通体对大环内酯类抗生素高度敏感。大环内酯类抗生素具有抑菌作用，可以通过下调内皮细胞发挥抗血管生成作用，从而改善 BA。治疗可使用红霉素 500mg，1 次/d，疗程最长 12 周。或使用阿奇霉素第 1 日 500mg，之后 250mg/d，连续服用 5 日。

梅毒　据世界卫生组织的报告，每年约有 1200 万新发梅毒感染病例报告，在世界上许多以前发病率较低的地区，梅毒的发病率明显回升。在美国和欧洲，20% ~ 70% 的患者可同时感染 HIV 和梅毒。梅毒是由梅毒螺旋体引起的。梅毒的临床表现和其他多种疾病类似，在人类免疫缺陷病毒感染的情况下，其表现可能是非典型的。

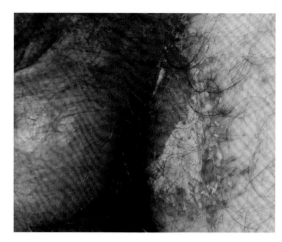

图 15.5　皮肤褶皱处的念珠菌感染

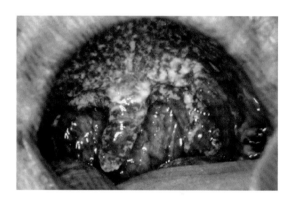

图 15.6　假膜念珠菌

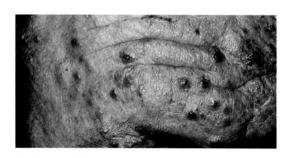

图 15.7　杆菌性血管瘤病

典型的梅毒表现为无痛性生殖器溃疡，在通过性交传播后 3 ~ 4 周发展。继发梅毒在感染后 4 ~ 8 周内出现皮疹、发热、关节痛和淋巴结病。皮疹通常无症状，好发于躯干、手掌和足底。早期皮损常是环状的棕色红斑（图 15.8）。应进行梅毒血清学检查以确诊。一期和二期梅毒可单次肌内注射苄硫青霉素 24U，或 60 万 U/d 普鲁卡因青霉素治疗 10 日。潜伏梅毒需要长期治疗。

病毒感染

疱疹病毒感染　HIV 患者可能会感染 1型、2 型和 3 型疱疹病毒，包括单纯疱疹（口腔 / 生殖器）和带状疱疹感染，皮损可异常广泛，且巨大。带状疱疹多影响邻近的皮肤。慢性溃疡可发展成鳞状细胞癌，在一些病例中可见到溃疡性病变与鳞状细胞癌同时存在。单纯疱疹病毒感染后病情可能特别严重，且易复发，因此患者需要长期二次预防。在进行高效抗逆转录病毒治疗（highly active antiretroviral therapy，HAART）时，生殖器 HSV 感染可能会引发 IRIS，发生严重的炎症反应，导致广泛和持久的疼痛性溃疡（图 15.9a），偶有增殖性病变，类似鳞状细胞癌（图 15.9b）。

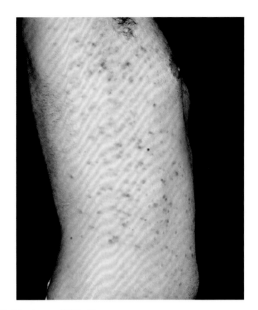

图 15.8　二期梅毒

EB *病毒*（Epstein-Barr virus，EBV）　又称 4 型人类疱疹病毒，90% 的成人既往感染 EBV，EBV 潜伏在人体内的 B 细胞中。在 30% ~ 50% 的获得性免疫缺陷综合征患者中，EBV 进入复制阶段，导致口腔毛状白斑（oral hairy leukoplakia，OHL）。OHL 的特征是舌侧上皮斑块过度生长（图 15.10），表

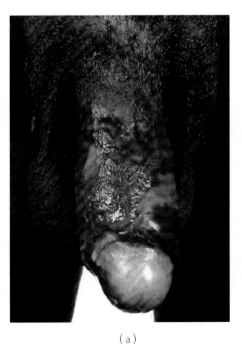

（a）

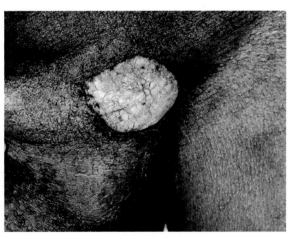

（b）

图 15.9　（a）HSV 感染引起免疫重建炎症综合征（IRIS）；（b）IRIS 引起疣状单纯疱疹

面呈疣状，灰白色。OHL 的活组织检查提示宿主朗格汉斯细胞缺失，这是病毒缺乏免疫反应的原因。对于既往未诊断免疫抑制的患者，在无实验室支持的情况下，若口腔中发现 OHL，则应高度怀疑存在免疫抑制。OHL 在血液恶性肿瘤和器官移植后也有报道。

卡波西肉瘤（KS） 是一种由 8 型人类疱疹病毒感染引起的血管增生性疾病。该病好发于小腿皮肤，是一种地方性疾病，过去主要见于生活在撒哈拉以南非洲的 HIV 阴性的老年男性，近来也常见于男男性行为者，他们也不是 HIV 感染者。在 HIV 患者（流行型）中，病变通常发生于面部、口腔（图15.11）和会阴。早期皮损为红色或紫色的斑片或丘疹，继而发展为硬结（图 15.12）或斑块，呈紫棕色，最终可能形成溃疡。患者可能会出现 koebnerises 型卡波西肉瘤（皮肤创伤部位）和继发性淋巴水肿，多发生在四肢有皮损处。对皮肤和黏膜行组织学检查可确诊。KS 多于患者的 CD4 细胞计数低于200 个 / μl 时出现，但现在越来越多的 KS 患者 CD4 细胞计数在 300 ~ 400 个 / μl 之间。皮肤科治疗的目标是止血、恢复皮肤功能、改善外观和避免后期疾病。治疗方法有多种，如手术切除、放疗、脉冲染料激光和病灶内化疗（可使用长春碱、长春新碱和博莱霉素等）。

其他病毒感染 传染性软疣感染在获得性免疫缺陷综合征患者中很常见，皮损体积更大，分布更广泛，多为硬丘疹，中央呈脐状（图 15.13）。与 HIV 相关的大型软疣病变的鉴别诊断包括隐球菌感染和组织胞浆菌病。若不能明确诊断，需行皮肤活检进行组织学检查。

人类乳头瘤病毒（HPV）在 HIV 患者中可能出现数量众多且较大的疣（图 15.14）。有些患者有肛周和生殖器的感染，可能与宫颈上皮内瘤变有关，也可能和浸润性肛周鳞状细胞癌有关。在免疫重建的情况下，HPV

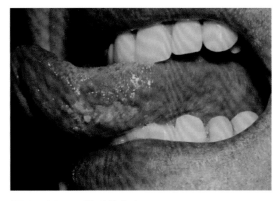

图 15.10 口腔毛状白斑

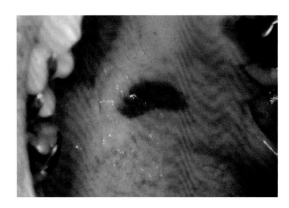

图 15.11 硬腭卡波西肉瘤

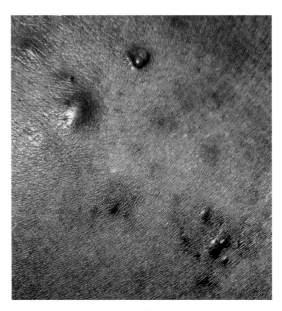

图 15.12 卡波西肉瘤结节

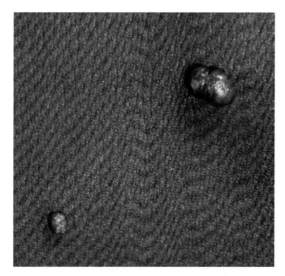

图 15.13　传染性软疣

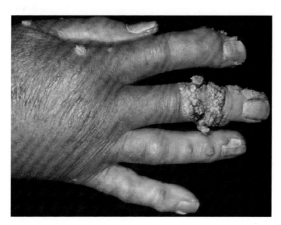

图 15.14　HPV 感染疣，分布广泛

疣逐渐消退，一些措施也对治疗 HPV 感染有效，包括外用水杨酸、冷冻疗法、咪喹莫特和二苯莎莫酮治疗。

寄生虫感染

获得性免疫缺陷综合征患者的疥疮可表现为手指和生殖器上典型的空穴，或者具有高度传染性的广泛结痂（图 15.15）。临床表现为角化过度的丘疹和斑块，炎症相对较少（有助于与银屑病区分）。瘙痒可轻微或顽固。对患处结痂进行显微镜检查可以简单快速地做出诊断。治疗上可使用 5% 二氯菊酯外用，

7 日后再使用 1 次。对于难治性、结痂和复发性感染可用伊维菌素 200 μg/kg，单次使用，或 7 日后重复 1 次。

药疹

HIV 患者经常服用多种药物，其中许多药物可以引起药疹（如磺胺类药物和抗生素）。HIV 患者出现药疹的频率非常高（是普通人群的 10 倍），尤其是 CD4 细胞计数低于 200 个 / μl 时。部分原因是 HIV 本身影响许多药物的代谢。大多数药疹发生在用药后 7 ~ 20 日，表现为毒性红斑（黄斑丘疹），一般较轻，停药后即可消退。

然而，严重的危及生命的药物反应，如中毒性表皮坏死松解症（TEN）在 HIV 阳性个体中的发生率比正常人群要高出 1 000 倍。据报道，在获得性免疫缺陷综合征患者中，TEN 与奈韦拉平、阿巴卡韦和复方新诺明的使用有关。临床上，患者表现为快速、广泛（> 30% 的皮肤表面积）、伴剧痛的全层皮肤坏死，死亡率 25% ~ 30%（图 15.16）。

HIV 患者的其他药疹包括甲、舌和皮肤色素沉着（齐多夫定和氯法齐明）、手掌和足底过度色素沉着（恩曲他滨）、黏膜溃疡

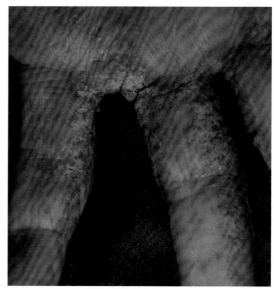

图 15.15　手部疥疮结痂

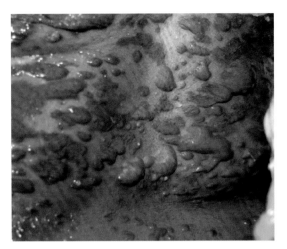

图 15.16　中毒性表皮坏死松解症

（扎西他滨、福斯卡奈特和萨奎那韦）、皮疹和瘙痒（阿巴卡韦和雷特格拉韦）、脱发（印地那韦）、弥漫性红斑（阿巴卡韦），光毒性皮疹（圣·约翰草）、注射部位反应（安氟维肽）、SJS 和 TEN（复方新诺明和氨苯砜）。

延伸阅读

Adler, M.W., Edwards, S.G., Miller, R.F. et al. (2012).
　　ABC of HIV and AIDS, 6e. Oxford: Wiley-Blackwell.
　　www.ashm.org.au.

第 16 章 | 真菌感染

Rachael Morris-Jones

Guy's and St Thomas' NHS Foundation Trust, London, UK

概述

- 真菌可引起皮肤、头发、甲和生殖道感染。
- 真菌感染在炎热气候和免疫抑制患者中更为常见。
- 真菌感染通过临床表现即可大致做出诊断，可以对皮损处的皮屑进行培养得到确诊。
- 头癣的治疗常需要用系统性抗真菌药物治疗。
- 甲真菌病（甲真菌感染）好发于成人，多为慢性。
- 念珠菌（酵母菌）感染引起黏膜和褶皱处的皮损，应与银屑病、脂溢性皮炎和接触性皮炎相鉴别。
- 糖尿病患者、中性粒细胞减少症患者、久病虚弱者和免疫抑制患者易发生深部真菌感染。

一、简介

目前已鉴定的真菌有 100 万种，其中 300 种对人类有致病性，超过 3/4 的真菌主要感染皮肤和皮下组织。浅表真菌感染在全球人类常见疾病病因中排第 4 位。从历史上看，浅表真菌感染在温带引起的疾病很少，在热带和亚热带地区常有严重暴发。现如今，强效免疫抑制剂的使用和抗菌药物的滥用增加了温带地区真菌感染的发病率。目前，抗真菌药物逐渐出现耐药性，迄今为止还未研发出人类真菌疫苗。

一些真菌作为正常皮肤菌群的一部分定殖在皮肤表面，另一些则通过环境和动物传播至皮肤。浅表真菌感染侵袭表皮、黏膜、甲和头发，可分为两类：真菌（如皮肤癣菌）和酵母菌（如念珠菌）。

由于宿主免疫系统的改变，原本属于正常皮肤菌群一部分的酵母菌也会致病，并可全身播散，导致严重的疾病，甚至危及生命。同样的，全身感染的真菌也可以通过血液传播沉积在皮肤上。

二、辅助检查

真菌感染的诊断可通过皮肤刮片、甲屑、头皮刮片和皮肤活检进行真菌学分析（框 16.1）。从受感染的皮肤上取湿润的微生物拭子，接种到标准真菌培养基中，是确诊真菌感染的方法。真菌学专家根据真菌的镜下特征，通过显微镜检查可以识别真菌，做出即时诊断。也可通过真菌培养出的菌落形态进行判断。但是，真菌生长通常比较缓慢，现代真菌诊断正朝着使用快速聚合酶链反应

框 16.1 **真菌感染的诊断原则**

- 任何瘙痒、干燥、鳞状病变皮损的患者要考虑真菌感染（通常分布不对称）。
- 皮损取标本时，可用钝刀片与皮肤成直角，刮擦皮损边缘，将皮屑收集到一张深色纸上。
- 甲标本应包括甲碎屑以及甲下皮肤。
- 头皮样本可从头皮上刷取（可使用一次性刷子）。
- 实验室可很快报告直接显微镜检查结果，但培养结果需要 2 ~ 4 周。
- 若患处使用了外用皮质类固醇激素，皮损表现可不典型，称为"难辨认癣"，这是由于正常炎症反应被抑制造成的。
- 伍德灯（紫外线）可用来鉴别小孢子菌感染，在灯下产生蓝绿色荧光。

（PCR）和 ELISA 的方向发展，这两种方法可以同时快速处理大量标本。一些真菌学实验室也可以进行抗真菌药物的敏感性试验。

三、皮肤真菌感染的一般特征

浅表性皮肤真菌感染根据受影响部位命名：头癣（头皮）、体癣（身体）、股癣（腹股沟）和足癣（脚）等。真菌感染都会引起瘙痒。皮损干燥，伴有鳞片，褶皱部潮湿浸渍。

与嗜人性真菌相比，嗜动物性真菌常产生更强烈的炎症反应，并伴有深部硬化病变（图 16.1）。有些病变有明显的鳞屑边缘，中心无鳞屑，形成环状病变，被称为"轮癣"。

青春期以前的儿童易患头癣（tinea capitis）。在许多城市中心地区，最常见的是由断发毛癣菌引起的，动物（牛、狗和猫）真菌也可引发。狗和猫引起的动物源性真菌（如犬小孢子菌）感染，在任何年龄段免疫

力低的人群中都可发生（图 16.2）。成年人通常更容易患足癣。腹股沟股癣主要见于男性，真菌性指甲感染（甲真菌病）在老年人和体弱者中尤为常见。

头面部真菌感染

头癣（头皮癣）常见于青春期前的儿童，主要病原真菌包括毛癣菌、小孢子菌和表皮

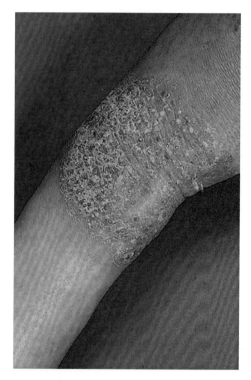

图 16.1 动物癣

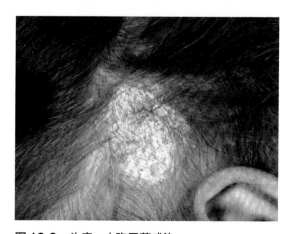

图 16.2 头癣：小孢子菌感染

癣菌。在城市环境中最常分离到的真菌是断发毛癣菌，它能穿透发干（毛内癣菌），临床表现为单发或多发性脱发，常伴有轻微的鳞屑，偶有炎症。断发毛癣菌感染必须进行系统性的抗真菌治疗，以清除毛内癣菌感染。

头面部真菌感染的临床表现多样，可以为弥漫性鳞屑、灰斑、黑点（断发）、多发脓疱、斑片状脱发（图 16.3）、广泛脱发伴炎症（图 16.4）、脓癣和枕区淋巴结病等。脓癣是头皮上的一种炎性、松软、脓疱性病变（图 16.5），当出现快速炎症反应时发生。需系统性抗真菌治疗，不需要手术引流。头癣的临床鉴别诊断包括头皮湿疹、头皮银屑病、毛囊炎、斑秃和脂溢性皮炎。

行头皮真菌检查，可从患者和家庭密切接触者中分离真菌病原体。在父母肩膀或颈区可能有体癣，是患儿头部经常接触的部位。

局部外用抗真菌药物不能充分穿透发干，以清除发干内的感染，因此，要快速达到临床治愈需系统性使用抗真菌药物。口服灰黄霉素（1 个月以上患儿 10mg/kg，偶尔需要 20mg/kg）是目前 FDA 批准的治疗方法。用药 8 ～ 10 周对小孢子菌感染有效，但可能引起胃肠道不良反应。因此许多皮肤科医生使用口服特比萘芬作为一线治疗方法，因

其相对安全，抗断发毛癣菌感染效果明显，且能降低治疗成本。特比萘芬每日给药，疗程为 1 个月（按体重确定剂量：体重 < 20kg，62.5mg/d；体重 20 ～ 40kg，125 mg/d；体重 > 40kg，250 mg/d）。治疗后应多次进行头皮检查，以确保真菌学治愈以及临床治愈。偶尔，系统性抗真菌治疗开始后会出现广泛皮疹，表现为丘疹或脓疱性，称为"Id 反应"（图 16.6），这是一种免疫反应，而不是药物不良反应。

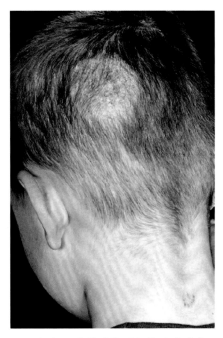

图 16.4　断发毛癣菌感染引起的头皮脱发和颈区鳞状皮疹

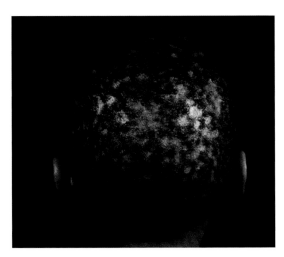

图 16.3　断发毛癣菌感染引起的头癣斑片状脱发

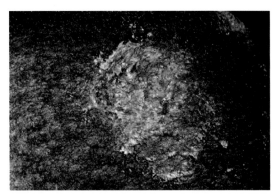

图 16.5　断发毛癣菌感染引起头癣伴脓癣

难辨认癣是指由于使用局部或系统性皮质类固醇激素而导致皮肤表面真菌感染，临床表现不典型，没有鳞状边缘隆起伴炎症的典型临床特征，使诊断变得困难（图 16.7）。腹股沟、手和面部是最有可能出现难辨认癣的部位。此时需停止使用皮质类固醇激素，并用外用抗真菌药物治疗。

目前认为脂溢性皮炎（seborrheic dermatitis，SD）是一种过敏性接触性皮炎，由酵母糠秕马拉色菌感染引起，糠秕马拉色菌是正常的皮肤菌群的一部分，因此，脂溢性皮炎多为慢性。SD 最常影响有毛发的皮肤（头皮、眉弓部、髭须部和前胸）以及鼻翼褶皱（图 16.8），有明显的湿疹伴鳞屑以及油腻性鳞片。SD 可很痒。鉴别诊断包括特应性湿疹和银屑病。应该提前告知患者，脂溢性皮炎在治疗后常会复发，治疗的目的是减少皮肤上的酵母菌数量和控制湿疹。可用酮康唑洗液清洗肢体或头皮，每周洗 1 ~ 2 次。湿疹处可 2 次 /d 使用外用皮质类固醇激素（± 咪康唑）。在难治性病例中，系统性使用咪唑类药物如伊曲康唑可能有效。

足部（偶有手部）真菌感染

足癣或"运动员足"是一种常见病，好发于成人。在公共游泳池或浴室很容易被感染，工人似乎特别容易感染。足癣非常痒，可以发生在足部的任何部位（图 16.9），最常见的是趾之间（尤其是第四趾蹼），皮肤会被浸渍（图 16.10）。足底和足背常有干燥的鳞屑疹，活动性边缘偶尔有水疱产生。手部也可发生类似的感染。这种情况需要与银屑病和湿疹（特别是汗疱疹）鉴别，因此刮片真菌学检查对确诊有很大帮助。治疗可用 1% 特比萘芬乳膏，2 次 /d，持续 2 ~ 4 周，通常有效，但可能会复发。

躯干部真菌感染

体癣也会引起瘙痒。皮损多为红斑，边缘有明确的鳞状边缘（图 16.11）。发生在腹股沟区的称为股癣（图 16.12），通常是对称

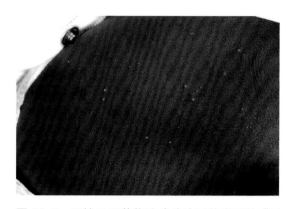

图 16.6　开始口服药物治疗头癣后的出现的"Id 反应"

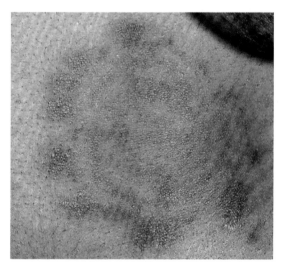

图 16.7　难辨认癣

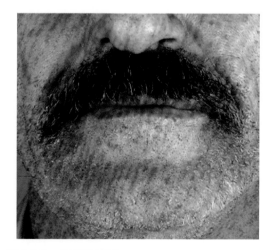

图 16.8　脂溢性皮炎

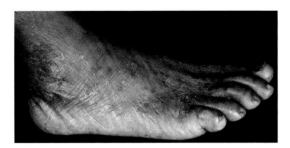

图 16.9　足癣

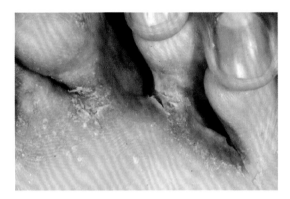

图 16.10　趾蹼足癣

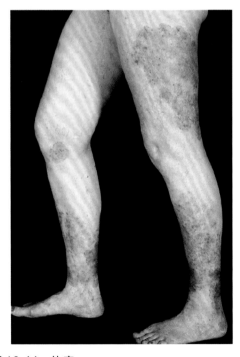

图 16.11　体癣

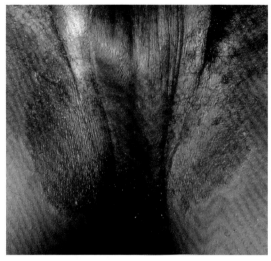

图 16.12　股癣

的干性鳞屑样皮损，并可蔓延到股上部内侧。严重的红斑伴卫星病变多提示念珠菌感染。鉴别诊断包括微小棒状杆菌感染引起的红斑（需要系统性红霉素或四环素治疗）、银屑病、蕈样肉芽肿和湿疹。1% 特比萘芬乳膏是体股癣最有效的外用治疗方法；其他药物可选用咪康唑、克霉唑、酮康唑和益康唑，疗程2 ~ 4 周。如果需要系统性治疗，可选用伊曲康唑（100mg/d）或特比萘芬（250mg/d），疗程 2 周。

如果不能使用抗真菌药物治疗，可以使用一些简单的方法，如使用抗菌辅料——中性红或 Castellan。Whitfield 软膏（苯甲酸软膏）很容易制备，对浅表真菌感染相当有效。

花斑癣好发于背、颈、胸和手臂。当皮肤暴露在阳光下时，这些部位不会被晒黑，因此病变变得很明显。皮损表现为边界清晰的斑状病变，伴细鳞片，颜色从深棕色（图16.13）到浅棕褐色（图 16.14），因此命名为"花斑"。鉴别诊断包括脂溢性皮炎、玫瑰糠疹、点滴状银屑病和白癜风。通过皮肤刮片检查，可以很容易地确定致病菌糠秕马拉色菌。据报道，使用硫化硒（Selsun®）和 2% 酮康唑乳膏，1 次 /d，持续 2 周，

70% ~ 80% 的患者可以治愈，但有 1/3 会复发。也可使用酮康唑（200mg，1 次 /d，使用 2 周），氟康唑（300mg，每周 1 次，使用 2 周）或伊曲康唑（200mg/d，使用 7 日）治疗。治疗后留下苍白区域，只有在患者再次暴露于阳光下时才会重新产生色素沉着。

甲真菌感染

甲真菌病好发于成人趾甲，是由皮肤真菌引起的。甲床变厚、变脆，呈白色至黄色或棕色（图 16.15）。初期影响远端甲床，逐渐向近端扩散，累及甲襞。在甲的银屑病中，病变发生在甲床近端，对称分布，伴有点蚀，其他部位也有银屑病的表现。扁平苔藓也可能导致指甲营养不良，表现为甲垂直隆起和皮肤划痕症（详见第 20 章）。甲真菌病可由白念珠菌等酵母菌感染引起（图 16.16）。

单一甲病变或非常轻微的远端甲板真菌病可采用局部治疗。可选择的制剂包括阿莫洛芬和 8% 环吡酮胺指甲溶液、吡啶硫酮钠、联苯苄唑或尿素、咪唑和烯丙胺。

可使用 40% 尿素制剂（Canespro®）"溶解"患病甲床，将其小心地涂抹在甲床上，用保鲜膜封闭一夜，然后刮去，每晚重复，疗程大约 2 周。这种方法有助于物理去除感染的甲，而不需要药物或手术。随着甲床再生，可局部使用外用抗真菌药物如阿莫洛芬，每周 2 次，以防止再次感染。系统性治疗的

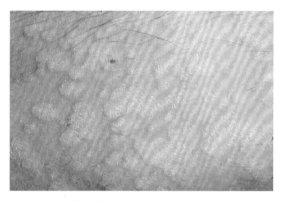

图 16.14　花斑癣伴色素减退

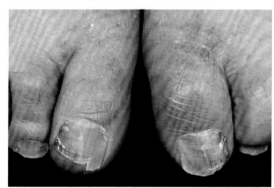

图 16.15　红色毛癣菌引起的甲真菌病

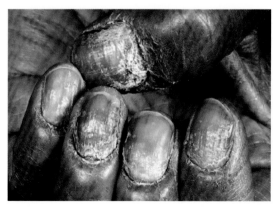

图 16.16　念珠菌甲真菌病

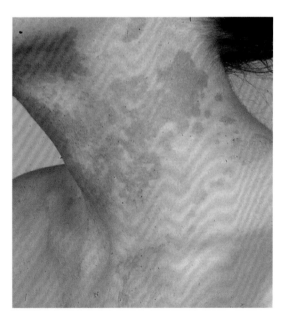

图 16.13　花斑癣伴色素沉着

一线药物可选用特比萘芬，250mg/d，疗程为 16 周（趾甲）或 8 周。特比萘芬停药后可持续起效数月，可以看到异常甲床随时间"长大"。脉冲式伊曲康唑治疗（200mg，2 次 /d，每月治疗 1 周，疗程共 4 个月）也非常有效。应注意避免其他药物与伊曲康唑的相互作用。

慢性甲沟炎好发于从事"湿作业"的人，常见于甲周围，他们需要长期反复把手放在水中（如儿童保育员、厨师、医生、牙医、护士和理发师等）。其他易感因素包括糖尿病、外周循环不良、角质层去除和使用人造甲。临床表现为甲襞红斑和肿胀，甲的一侧常有褐色变色。可伴有脓液渗出。慢性甲沟炎常合并感染，包括白念珠菌和其他细菌。

甲小皮应避免向下推，这常是一种长期的过程，持续数年。应尽可能保持手部干燥，甲襞周围定期涂抹唑类洗剂，若有急性感染，应进行 1 个疗程的红霉素治疗。口服伊曲康唑(每月服药 1 周,持续 3 个月)或氟康唑(每周服药 1 次，持续 3 个月）可用于治疗严重感染。

四、念珠菌感染

念珠菌感染好发于婴儿、老年人或行动不便的患者，多位于褶皱部位，尤其是乳房和腹区皮肤褶皱处。鉴别诊断包括：①牛皮癣，多不伴骚痒；②脂溢性皮炎，婴儿褶皱处皮疹的常见原因；③接触性皮炎或盘状湿疹。间质念珠菌感染多对称分布，典型表现为皮疹外缘脓疱或丘疹等卫星病变（图16.17）。酵母菌，包括白念珠菌，可以在健康人的口腔（图 16.18）和阴道存在。在口腔内可引起白色颊斑或红斑等临床病变。念珠菌感染的易感因素包括全身虚弱、免疫力受损（HIV 感染）、糖尿病、内分泌失调和使用皮质类固醇激素治疗。阴道念珠菌病或鹅口疮是一种常见的（偶尔复发）感染，好发于健康的年轻女性，导致瘙痒、疼痛、和轻微的分泌物增加。

大多数浅表念珠菌感染可使用外用抗真菌药物治疗，如克霉唑、咪康唑和制霉菌素等，剂型包括锭剂、含片、口服凝胶、漱口水、栓剂、乳膏和洗液。许多患者认为系统治疗更方便，如口服氟康唑 150mg/d 或伊曲康唑 200mg，2 次 /d。要注意一些药物与唑类药物相互作用，主要有特非那定、阿司咪唑、地高辛、咪达唑仑、环孢素、他克莫司和抗凝剂。

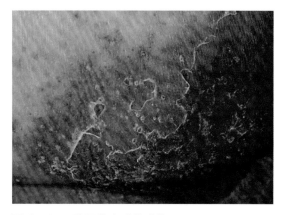

图 16.17　腹股沟念珠菌感染

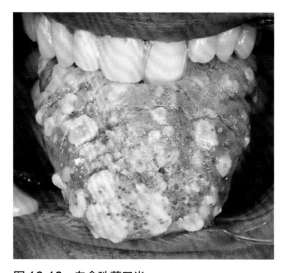

图 16.18　白念珠菌口炎

五、深部真菌感染

深部组织的真菌感染在健康人中很少见，通常只发生于那些有潜在基础疾病，或因疾病或药物治疗导致免疫功能低下的人。但是，真菌通过创伤植入皮肤，可能会导致健康个体的慢性深部局部感染。深部皮肤组织的真菌感染包括组织胞浆菌病、隐球菌病、孢子丝菌病、镰刀菌（图 16.19）和马尔尼菲青霉菌感染。在 HIV 患者中，类似传染性软疣的丘疹可能是马尔尼菲青霉菌感染与组织胞浆菌病的表现。在免疫功能低下、中性粒细胞减少和糖尿病酮症酸中毒患者中，毛霉可引起严重的危及生命的感染，如根霉（在发霉的面包中发现）感染。这些真菌常感染鼻窦，并可能扩散到大脑。最初，症状类似于鼻窦炎（鼻塞），随后出现面部肿胀和黑脓，最后出现组织坏死。

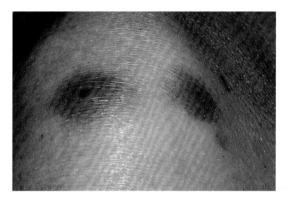

图 16.19 骨髓移植患者者镰刀菌感染

在热带地区，深部真菌感染更为常见。这些将在第 18 章中详细描述。任何来自热带地区的患有慢性硬化和溃疡性病变的患者都应考虑是否有真菌感染（图 16.20）。

真菌感染	一线治疗	二线治疗
足癣	1% 特比萘芬乳膏，2 次 /d，持续 2 ~ 4 周	特比萘芬 250mg，OD，疗程 2 周；伊曲康唑 200mg，2 次 /d，疗程 1 周；氟康唑 50 ~ 100mg，1 次 / 周。疗程 2 周
股癣或体癣	1% 特比萘芬乳膏，1 ~ 2 次 /d，疗程 2 ~ 4 周	特 比 萘 芬 250mg，OD，治疗 2 周；伊曲康唑 100mg，OD，治疗 1 周，氟康唑 50 ~ 100mg，每周 1 次，连续 2 ~ 4 周
头癣	特比萘芬，OD，治疗 4 周（剂量基于体重，< 20kg，62.5mg；20 ~ 40 kg，125mg；> 40kg，250mg/d）	灰黄霉素 10 ~ 20mg/（kg·d），疗程 6 ~ 8 周；伊曲康唑 3 ~ 5mg/（kg·d），疗程 8 周
花斑癣	硫化硒或酮康唑洗液清洁皮损部位，每日 5 分钟，重复 2 周；1% 特比萘芬乳膏，环吡沙星乳膏，2% 酮康唑乳膏，2 次 /d，持续 2 周	酮康唑 200mg，OD，疗程 2 周；伊曲康唑 200mg，OD，疗程 2 周；氟康唑 300mg，每周 1 次，疗程 2 周
脂溢性皮炎	2% 酮康唑洗发水 / 乳霜治疗皮肤感染（1 次 /d，直到皮损消失，然后每周 2 次，以防止复发），1% 氢化可的松或 0.1% 他克莫司，2/d，直到皮疹清除，然后每周 2 次酮康唑，以防止复发	伊曲康唑 200mg，OD，连续 7 日，然后 200mg，每月 2 日（防止复发）；倍他米松每日涂抹头皮，直到瘙痒和脱屑消退，然后用唑类药物维持（局部使用或口服）
甲真菌病（皮肤真菌）	特比萘芬 250mg，OD 持续 2 ~ 4 个月（加 / 减外用药物）；用阿莫洛芬、埃夫那唑、环吡左、40% 尿素糊剂局部治疗	伊曲康唑 200mg，2 次 /d，1 周 / 月，2 ~ 3/12 月；氟康唑 150 ~ 300mg，1 次 / 周，3 ~ 6 个月

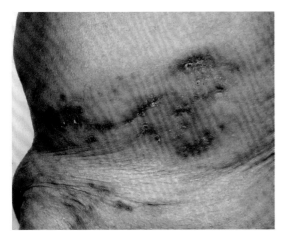

图 16.20　深部真菌感染

六、系统性抗真菌药物

严重或播散性皮肤真菌感染可能需要长期使用系统性抗真菌药物治疗。可用的口服制剂包括：

1. 特比萘芬，可用于治疗广泛的皮肤真菌感染（头皮、甲、皮肤）和孢子丝菌病。

2. 伊曲康唑对念珠菌病、脂溢性皮炎、花斑癣、曲霉病、组织胞浆菌病和芽生菌病有效。

3. 灰黄霉素主要用于治疗头癣，也可用于治疗体癣。

4. 伏立康唑对侵袭性念珠菌病和曲霉病有效，最近的研究表明，它也可用于治疗镰刀菌感染，伏立康唑可作成口服制剂，因此可用于门诊服药。

5. 泊沙康唑用于预防骨髓移植后侵袭性真菌感染、严重念珠菌感染、着色芽生菌病和毛霉病。

6. 两性霉素 B 常用于治疗真菌感染、播散性念珠菌、曲霉病、隐球菌和组织胞浆菌病。

7. 卡泊芬净可作为发热性中性粒细胞减少症患者的经验性治疗，也可用于播散性曲霉病和念珠菌血症的治疗。

延伸阅读

Goering, R., Dockrell, H., Zuckermann, M. et al. (2012). Mim's Medical Microbiology, 5e. Saunders.

Richardson, M.D. and Warnock, D.W. (2012). Fungal Infection: Diagnosis and Management, 4e. Wiley-Blackwell.

Chapter 17 | Insect Bites and Infestations

第 17 章 | 昆虫叮咬与寄生虫病

Rachael Morris-Jones
Guy's and St Thomas' NHS Foundation Trust, London, UK

概述

· 咬伤可导致寄生虫传播、细菌或病毒感染，造成局部或系统性皮肤反应。

· 昆虫（包括蚊子、蠓、臭虫、跳蚤、沙蝇、螨虫、蜱和虱子等）叮咬后会在暴露的皮肤上引起红斑性瘙痒，红斑常成簇。

· 对昆虫叮咬的全身过敏反应可能危及生命。已知有该风险的患者应携带预先装好的肾上腺素注射器，以便在发生反应时使用。

· 在世界范围内，疥疮是最常见的寄生虫传染病。雌性螨虫在皮肤上打洞，导致强烈的瘙痒感。

· 虱子也可引起寄生虫感染（可能传播地沟热和斑疹伤寒）。阴虱与性传播疾病有关。

· 皮肤幼虫移行症是指当狗或猫携带的钩虫幼虫穿透人体皮肤，在皮肤表面引起匐行疹。

一、昆虫叮咬

当昆虫叮咬时，会将其唾液注入皮肤，随后摄取血液,常会导致局部不适和瘙痒（图17.1），这些皮损可聚集或呈线性分布（图17.2）。昆虫通过叮咬注入毒液，引起更严重的局部反应。还可能由于咬伤或刺痛引起过敏反应，或将传染病引入人体。

大多数由跳蚤、蠓和蚊子叮咬引起的病例很容易识别（框17.1),除了不适和瘙痒外，很少引起其他症状。偶尔，一些过敏反应的体征会混淆临床表现，如大疱（图17.3）。向患者解释其反复发作的瘙痒性皮疹是由跳蚤叮咬引起的可能比较困难，他们可能会拒绝承认（框17.2）。一些患者可能出现持续数月的昆虫叮咬反应（图17.4）。

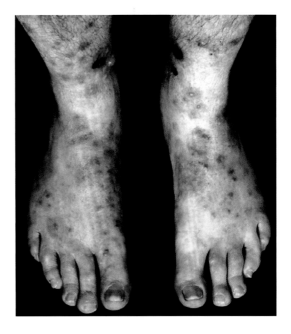

图 17.1 严重的臭虫叮咬

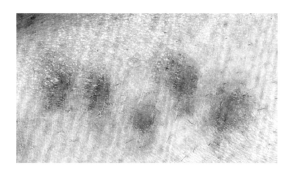

图 17.2　昆虫叮咬反应的线性分布

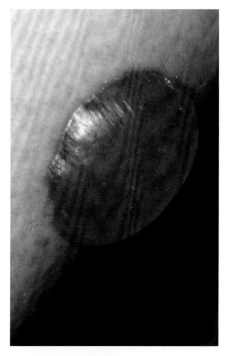

图 17.3　叮咬反应性大疱

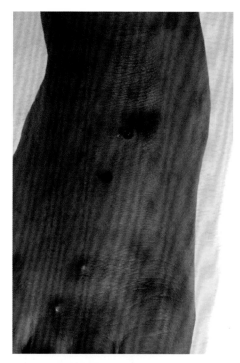

图 17.4　持续性昆虫叮咬反应

框 17.2　**叮咬的风险因素**
- 户外活动
- 旅行
- 住宿条件差
- 与动物接触
- 近期有家庭宠物死亡

框 17.1　**叮咬的临床特征**
- 好发于暴露的皮肤部位，尤其是下肢
- 病灶聚集或线性分布
- 皮损多为丘疹、结节、荨麻疹
- 可能出现水疱或溃疡
- 继发细菌感染

二、寄生虫病妄想症（delusion of parasitosis，DoP）

　　患者确信他们有寄生虫感染，实则没有。可用假性寄生性感觉障碍一词来形容这部分患者。患者（多是 50 岁以上的妇女）经常把样本放在"昆虫"罐子里（图 17.5）带来见医生。Morgellons 症实际上与 DoP 相同，只是患者认为棉线是皮肤中的寄生虫。在大多数情况下，对这些患者进行检查会找到羽毛、棉花或者线头等。医务人员的同情

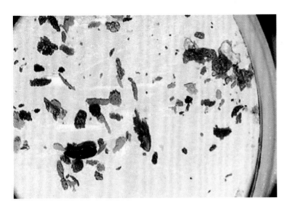

图 17.5　寄生虫病妄想症患者提供的标本

心和机智的语言往往能安抚患者，帮助其建立信心。嘲笑和怀疑往往会将患者推到他处寻求支持。2/3 的患者坚信自己感染了寄生虫。外用乳霜和绷带可以帮助皮损愈合。该病更多的需要咨询精神科医生，请他们根据需要开抗精神病药物来治疗精神疾病。利培酮（初始剂量 0.5mg/d，每周缓慢加量，通常 2 ～ 4 mg，OD 足够）等药物对缓解患者症状有一定帮助，但由于潜在的不良反应，尤其对癫痫或心血管疾病患者，须谨慎服用。最近研究表明，阿立哌唑（初始剂量 2mg，服用 2 周，然后每 2 周增加 2mg，至 12mg/d）对 DoP 治疗有效。使用抗抑郁药如西酞普兰也有较好的疗效，尤其是在伴有抑郁症的患者中。

三、叮咬过敏反应

通常，昆虫叮咬会引起局部刺激，很少会发生全身过敏反应，即使产生全身过敏反应，也是通过"叮"，而不是"咬"。对于局部过敏反应，口服抗组胺药和外用皮质类固醇激素可以控制。对于更广泛的过敏反应，可能需要口服抗组胺药、肌内（多为股外侧）注射肾上腺素和系统性使用皮质类固醇激素。对于那些被确认为对叮有严重过敏反应的患者，需要给他们预备可自行注射的肾上腺素笔，以便在发生严重反应时及时使用。

四、昆虫叮咬的治疗

1. 大多数情况下可使用舒缓喷雾、利多卡因和氢化可的松软膏等非处方制剂。

2. 抗组胺乳膏（克罗米通和多塞平）或片剂（西替利嗪和地氯雷他定）可缓解瘙痒。

3. 如果出现水疱，则可以用无菌针头刺破，释放液体。

4. 可 2 次 /d 使用外用皮质类固醇激素，如倍他酸软膏，以减少炎症、肿胀和瘙痒。

5. 如果叮咬反应继发感染，需要外用或口服抗生素。夫西地酸软膏或 Fucibet 软膏（类固醇激素和抗生素的混合物）可以使用 2 次 /d。氟氯西林可用于治疗继发性葡萄球菌感染（青霉素敏感患者使用红霉素）。

6. 病情严重者，需要短期口服泼尼松龙（30mg/d，连续 5 日）。

五、昆虫叮咬的预防

预防昆虫叮咬的方法如下：保持皮肤覆盖衣物（尤其是深色衣物）；使用驱虫剂，世界卫生组织推荐使用伊卡瑞丁（Autan®，化学试剂 KBR 3023）和 DEET（N，N- 二乙基间甲苯胺）；睡在悬空的蚊帐里。

六、昆虫叮咬导致的寄生虫感染

如果怀疑有寄生虫感染，需确定是什么昆虫叮咬的。常见的叮咬人类的昆虫包括蚊子、蠓、臭虫、跳蚤、沙蝇、螨虫、蜱和虱子等。每种昆虫都有自己的特定分布、喜好地域、季节性活动特征和特殊的叮咬皮肤部位。这些因素有助于确定致病昆虫（表17.1）。因此，了解患者的情况及其活动范围很重要：到热带地区旅行会增加寄生虫感染的可能性；去过莱姆病流行地区的患者可

表 17.1　昆虫叮咬造成的皮损

皮损形态	鉴别诊断	叮咬昆虫
斑丘疹	人斑疹伤寒 落基山斑疹热 恙虫病 回归热	人虱（立克次体） 蜱（立克次体） 螨（立克次体） 虱子 / 蜱（螺旋体复发）
水疱	立克次体痘	鼠 / 虱（立克次体）
环形斑	莱姆病	蜱（伯氏疏螺旋体）
结节（伴瘙痒）	丝虫病	小黑蝇（丝虫，小圆线虫）
结节（溃疡型）	利什曼病	沙蝇（利什曼原虫）
坏死性病变	蜱传斑疹伤寒	蜱（立克次体）
面部潮红	黄热病 / 登革热	伊蚊（虫媒病毒）

能罹患莱姆病；收割季节处理谷物可能导致螨叮咬。

七、莱姆病

　　蜱虫叮咬可导致伯氏疏螺旋体感染，引起关节病、发热和其独特的皮疹（慢性移行性红斑）（图 17.6 和图 17.7）。患者可能无法回忆起叮咬史。蜱虫需要在皮肤上停留数小时才能吸血并传播疾病。如果患者有身体不适，又去过莱姆病流行地区（美国和欧洲部分地区），或有蜱虫叮咬史，则需行血清伯氏疏螺旋体检查。无需等待结果，即可开始治疗，可用强力霉素 100mg，2 次 /d，疗程 10 ~ 30 日。8 岁以下儿童、孕妇或哺乳期妇女可服用阿莫西林或阿奇霉素。

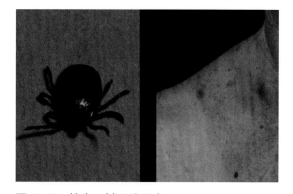

图 17.6　蜱虫及其叮咬反应

八、蜘蛛咬伤

　　热带和亚热带蜘蛛的叮咬可造成相当严重的损伤（图 17.8）。棕色隐士蜘蛛的咬伤（在美国部分地区发现）可能会导致皮肤坏死，类似坏疽性脓皮病（即坏死性溃疡病变）。一些蜘蛛可将有毒的神经毒素注射入人体，导致致命性伤害——如"黑寡妇"（红

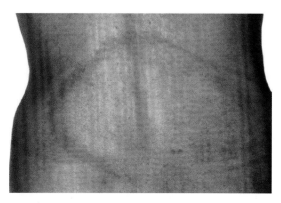

图 17.7　莱姆病慢性移行性红斑

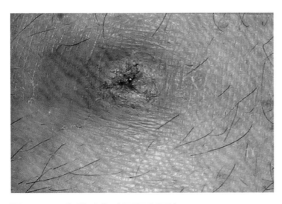

图 17.8　蜘蛛咬伤（尼日利亚）

斑寇蛛）、棕色遁蛛（loxosceles veclusa）和澳大利亚发现的 Atrax 种的蜘蛛。欧洲蜘蛛咬伤可能会引疼痛的咬伤反应，但无毒。随着来自热带和亚热带国家的新鲜农产品运输量的增加，有毒蜘蛛通过水运到达非流行地区的事件时有发生。

九、黄蜂和蜜蜂蜇伤

　　膜翅目昆虫是昆虫的一个大目，它们通过刺器将毒液注入人体。蜜蜂和黄蜂的毒液都含有组胺、肥大细胞脱颗粒肽、磷脂酶 A_2 和透明质酸酶。局部反应通常不明显，但其引起的全身反应与大面积呼吸道水肿可能是致命的。

十、治疗

　　轻微的局部反应可口服抗组胺药治疗。如果出现过敏反应，需立即注射肾上腺素（目前有两种固定剂量：0.15mg 和 0.30mg）。在急诊室内，肌内注射肾上腺素（1∶1000 肾上腺素，股外侧注射，12 岁以上的儿童和成人 $500\mu g/0.5ml$，6 ~ 12 岁的儿童 $300\mu g$，肌内注射，6 岁以下儿童 $150\mu g$，肌内注射），必要时每 5 分钟重复 1 次。也可静脉滴注氯苯那敏和氢化可的松。静脉注射肾上腺素只

能由有经验的医生实施。在专科中心进行毒液提取物脱敏对治疗蜂毒过敏患者有良好的效果。

十一、寄生虫感染

疥疮（疥螨引起）

　　疥疮是全世界最常见的传染病，被世界卫生组织确认为一种被忽视的热带疾病，它会引起剧烈的瘙痒，使患者在夜间难以入睡。雌螨钻入表皮并产卵，几日内可孵化成幼虫（框 17.3）。

　　疥螨的感染是由于与感染者的密切接触（至少 15 分钟的皮肤接触）造成。感染 2 周后，当免疫系统对皮肤中的螨虫、虫卵和粪便中的蛋白质产生反应时，就会出现瘙痒，这是疥疮的初始症状。在免疫功能强的个体中，大多数感染者携带 10 只左右成螨，但在结痂疥疮中，由于宿主免疫功能低下，螨虫的数量将达到数百只。

　　诊断　疥疮的临床表现多种多样，因而很难诊断。诊断关键点在病史的采集，同一个家庭、单位、教室或病房中的几个人同时出现皮疹，这种皮疹可非常痒，夜间更甚。临床上，皮损处可以看到隧道，尤其是在指缝和生殖器。隧道是皮肤上可触及的线性隆起，多带有黑色斑点，提示螨虫所在的位置（图 17.9），可使用无菌针头将其从隧道中挑

框 17.3　**疥疮注意事项**

- 隧道皮损可能很少，但患者瘙痒剧烈。
- 感染多分布于指、腕、乳头、腹区、生殖器、臀区和踝。
- 感染发生于密切接触的过程中，例如，在家庭内，通过儿童游戏传播，或护理老年患者时感染。
- 即使螨虫都被消除，瘙痒仍可能持续；阴囊和阴茎上的瘙痒性丘疹可长期存在。

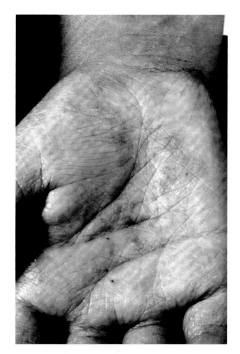

图 17.9 儿童疥疮隧道和丘疹

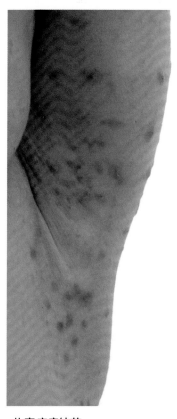

图 17.10 儿童疥疮结节

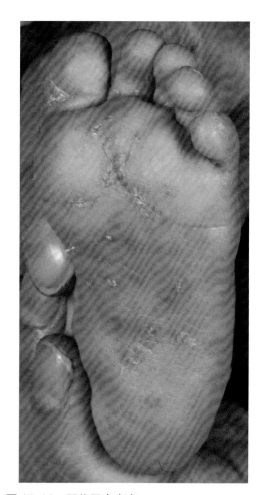

图 17.11 婴儿足底疥疮

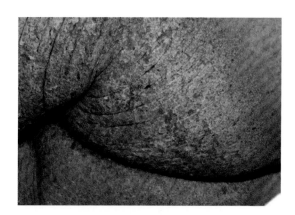

图 17.12 臀区结痂疥疮

框 17.4　疥疮的治疗

- 疥疮的一线治疗是 5% 氯菊酯乳膏，隔夜使用，两次用药之间间隔 7 日。成人从颈区向下涂抹；婴儿适用于所有部位的皮肤。
- 其次可选用 0.5% 马拉硫磷洗液过夜（使用方法同上）。
- 对免疫低下患者以及结痂疥疮患者，可给予口服伊维菌素 0.2mg/kg，两次给药间隔 7 日，要注意体重小于 15kg 的患者和妊娠期间避免服用。一种新的单剂量口服制剂莫西替丁正在进行 III 期试验，有望很快被批准使用。
- 如果规范治疗效果不好，怀疑有抗药性产生，可换用其他杀虫剂。
- 薄荷醇乳液、克罗米通或多塞平可缓解瘙痒。在病情严重的病例中，可使用外用皮质类固醇激素，2 次 /d，以避免永久性结节的产生。
- 如果没有氯菊酯和马拉硫磷，可在黄色软石蜡中加入 10% 的硫，也是安全有效的；也可使用 25% 苯甲酸苄酯乳液。

出，置于显微镜载玻片上进行观察。患者也可有广泛的丘疹，是由于感染反应引起，也可有大量蜕皮迹象，可能继发感染葡萄球菌。

儿童疥疮　婴幼儿感染疥螨时，可于腋窝和足底出现特征性红色丘疹和结节（图 17.10 和图 17.11）。常见病灶处水疱。典型的隧道在这个年龄段很少见到。

结痂疥疮　结痂疥疮的皮损表现类似于干性鳞屑样皮疹，如银屑病和湿疹，因此可能被误诊。患者多为免疫抑制者或老年人，多不会主诉瘙痒，因为他们的免疫细胞对螨虫蛋白没有反应。因此，螨的数量通常有数百之多。临床上，患者的皮肤上有一层结痂的细鳞屑，表面有很少的红斑（可与银屑病和湿疹鉴别，图 17.12）。这些患者如果被漏诊，那么与之接触的医生和护理人员等众多密切接触者会出现典型的疥疮表现，并可能出现小规模的暴发。

治疗　若要成功治疗疥螨感染引起的疥疮，需详细地告知患者如何使用外用药物。治疗失败的最常见原因是杀虫药物的不当使用。患者和所有的密切接触者需要同时接受治疗。在使用乳膏治疗时，应从颈区向下涂抹（婴儿的头部和颈区也需要涂抹），让药剂在皮肤上保持 1 夜，7 日后再重复使用。患者应该多注意指间和生殖器部位。涂抹完一个部位，在新的部位涂抹乳膏前，要洗手（框 17.4）。

毛巾、被褥和内衣应该经常清洗。要告知患者，皮肤瘙痒需要 6 ~ 8 周才能消退。持续的瘙痒常常使患者误以为螨虫仍然活跃，随后反复治疗，导致刺激性皮炎。当螨虫、虫卵和粪便被宿主的免疫细胞从皮肤上清除后，瘙痒就消失了。

虱

头虱　头虱已经侵扰人类几千年。它们在世界范围内分布广泛，任何人都可能感染。儿童是最常见的宿主。确切的患病率很难估计，非洲农村不同地区有 0.1% ~ 66% 的小学生被感染，澳大利亚有 11%。

虱子通过头与头的接触，以及在梳子、刷子和帽子上传播。女孩比男孩更容易受到感染，可能是因为她们在游戏时更容易亲密接触。轻微的瘙痒可能是头虱感染的唯一症状。仔细检查感染者头皮附近的毛发可能会发现虱子成虫和虱子卵（白色空卵，图 17.13）。患者上背区和颈区可能出现瘙痒刺激性皮炎（图 17.14）。细齿梳子有助于检测。

治疗

1. 只有头皮上可见活虱子的患者需要治疗。可用细齿梳子梳理虱子和虫卵("除虫")。使用护发素可以让梳子更容易地穿过头发。单用湿梳子（每 3 日梳头 30 分钟,连续 2 周）不如杀虫剂效果好,但在治疗积极性很高的家庭,这种方法也可成功清除头虱。

2. 一线治疗是将 4% 二甲基噻酮凝胶（一种惰性硅树脂,通过破坏虱子的生存环境起到物理杀虫的作用）涂抹于干燥头发上,并过夜（至少 8 小时）,可重复使用,研究证明有效率达 70% ~ 92%。

3. 二线治疗是使用 1% ~ 5% 氯菊酯洗液,用于干燥的头发上过夜,7 日后可重复使用。

4. 替代剂包括 0.5% 酚三酯或 0.5% 马拉

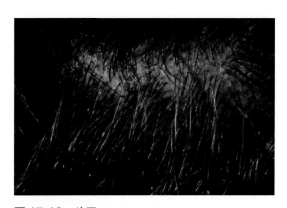

图 17.13　头虱

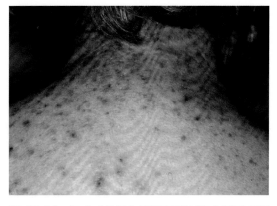

图 17.14　虱病（头虱）引起后颈区和上背区出现刺激性皮疹

硫磷（使用方法如上所述）。

5. 杀虫剂和除虫（湿梳）联合使用。

体虱　体虱是几种人类致病菌的载体,包括五日热巴尔通体（地沟热、细菌性血管瘤病和心内膜炎的病原体）和普氏立克次体（斑疹伤寒的病原体）。体虱倾向于感染经济背景较差的人和露宿街头的人。虱子生活在宿主的衣服里,叮咬皮肤。仔细检查,尤其是衣服的接缝,可以发现成虫和卵。体虱感染的患者可出现广泛的丘疹伴蜕皮。如果患者有发热等全身不适,可能是虱子传播引起的系统性感染。

治疗

1. 用热水清洗衣物并烘干,或将受感染的衣物放在密封的塑料袋中 2 周,以杀死成虫和虫卵。

2. 用中效外用皮质类固醇激素治疗皮损,如果继发细菌感染,加用外用抗生素。

3. 如果怀疑有虱子传播的系统性疾病,应取血进行培养和血清学检查。如果怀疑有心内膜炎,请咨询心脏病专家。

阴虱　阴虱喜欢皮肤上较稀疏的毛发生长部位,如阴毛、腋毛和睫毛部位（图 17.15）。阴虱又称蟹虱,行动缓慢,通过密切的人与人接触传播。要检查患者是否有其他性传播疾病。

治疗

1. 使用 5% 氯菊酯乳膏或 0.5% 马拉硫磷乳液,从颈区向下涂抹皮肤,过夜,7 日后重复。

2. 如果涉及睫毛,请仅使用凡士林,避免杀虫剂损伤眼睛。

十二、皮肤幼虫移行症

狗或猫携带的犬钩虫（Anicylostoma caninum）和圆线虫（strongyloides）等线虫的幼虫意外地侵入人体皮肤,然后漫无目的地游荡,无法侵入更深的组织,导致皮肤表

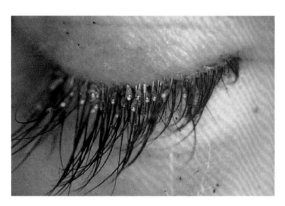

图 17.15　睫毛阴虱

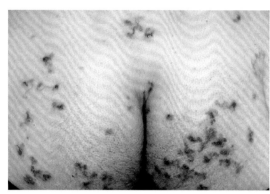

图 17.16　皮肤幼虫移行症

面蠕行疹（图 17.16）。在它们的动物宿主体内，幼虫最终进入肠道完成生命周期。患者可服用阿苯达唑 400mg/d，连续 3 日，或伊维菌素单剂量 0.2mg/kg。

延伸阅读

www.dermnet.com.
www.phmeg.org.uk.

第18章 | 热带皮肤病

Rachael Morris-Jones

Guy's and St Thomas' NHS Foundation Trust, London, UK

概述

- 大多数热带疾病是由感染和寄生虫引起，其中很大一部分涉及皮肤。
- 热带地区环境炎热潮湿，并且经常缺乏有效的卫生保健，皮肤病很常见，且易反复发生。
- 化脓性细菌感染累及皮肤，导致脓疱和丹毒。
- 热带疾病的免疫反应强度和类型决定了疾病的临床表现，如麻风病和利什曼病等。
- 在热带地区，皮肤真菌感染可非常严重、持久和反复发作。
- 深部真菌感染时，皮下组织存在慢性炎症。这些包括着色芽生菌病、足菌肿、芽生菌病和组织胞浆菌病。
- 最常见的皮肤寄生虫感染是疥疮和虱病。其他还有潜蚤病、蝇蛆病、盘尾丝虫病、罗阿丝虫病和龙线虫病等。

一、简介

热带皮肤病是一个多元化的主题，涵盖了许多不同的皮肤病，其中有感染和寄生虫寄生引起。本章集中讨论涉及皮肤的热带疾病（细菌、病毒、原生动物、蠕虫和节肢动物相关）。热带和亚热带地区的卫生工作者可能对当地人口的皮肤表现都很熟悉。然而，由于世界范围内旅游业的发展，一些天然免疫的游客罹患热带皮肤病后可局部出现非典型特征。此外，当这些患者回家后，可能会求助于他们的家庭医生，而家庭医生可能对热带皮肤病并不熟悉。

热带和亚热带的湿热环境为许多生物的繁殖提供了理想的环境。据估计，在热带地区，当地人口中，皮肤病的发病率高达50%，其中大多数是感染或寄生虫病，如脓疱病、癣和疥疮等。这些病症大多可医治。炎热潮湿的气候、过度拥挤的居住环境和医疗资源的缺乏导致皮肤病的发病率极高，且经常复发。简单的局部治疗可医治大部分皮肤疾病，可由医务人员实施。虽然热带地区的保健基础设施正在改善，许多地区仍然缺乏基本药物和训练有素的保健人员。

许多热带皮肤病有独特的临床特点。皮肤病变可能是由于生物体、虫卵或幼虫的存在引起，或其他部位的皮肤疾病引起的反应。

二、细菌感染

在热带地区生活和旅行的人很容易感染皮肤金黄色葡萄球菌，表现为脓疱病（详见

第 13 章）。细菌感染可继发于轻微创伤，也可能叠加在其他皮肤病上。临床特征包括红斑、渗出、水疱、大疱和结痂。脓疱病传染性很强，很多家庭成员都可能被感染。

深部感染主要由链球菌引起，可导致丹毒或蜂窝织炎，并伴有全身症状。面部和四肢最常受累。先前存在皮肤病的部位，如癣、疥疮、特应性或刺激性皮炎，在轻微创伤或皮肤屏障功能受损后，容易继发深部感染。

皮肤深部感染的特点是明显的红斑和组织肿胀。患者可能有全身症状，如发热、僵硬和不适。若不能立即使用抗生素，可能会出现严重的皮肤病变，最终导致菌血症。

麻风病

麻风病是由麻风分枝杆菌感染引起的，导致皮肤和周围神经的慢性肉芽肿性病变。麻风病流行于非洲、东南亚、印度次大陆和南美洲。目前认为通过鼻黏膜的气溶胶在人与人之间传播，但也存在动物携带者（如九纹犰狳、黑猩猩和一些猴子）。麻风病的潜伏期跨度很大（6 个月至 40 年），平均为 4 ~ 6 年。

由于患者对麻风分枝杆菌的细胞免疫能力不同，麻风病可有一系列不同的临床表现（图 18.1）。免疫系统反应差的患者临床表现的特点是大面积皮损，皮损中致病菌载量大（多杆菌）。免疫系统对感染反应良好的患者多表现为孤立的皮损，皮损致病菌载量少（少杆菌）。这两种表现称为结核样型麻风（tuberculoid leprosy，TL）（免疫反应良好）和瘤型麻风（lepromatous leprosy，LL）（免疫反应差）。临床上有很多的中间病例，这些被称为界线类麻风（图 18.2 ~ 图 18.5）。

麻风病的诊断　典型临床表现如下。

1. 结核样型麻风（TL），边界凸起的斑疹或斑块，数量多为 1 个，有神经麻痹。

2. 瘤型麻风（LL）广泛存在、对称分布的闪亮丘疹、结节和斑块，无神经麻痹。

3. 界线类麻风（BT、BB、BL）中，皮

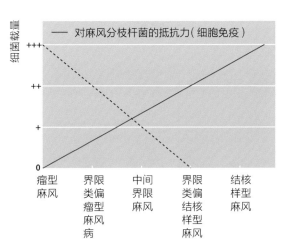

图 18.1　麻风的临床疾病谱

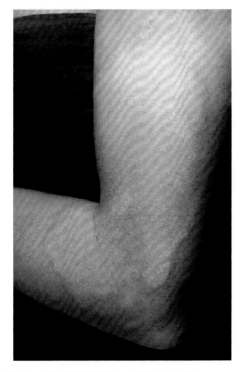

图 18.2　结核样型麻风：色素减退斑块

损数量不同，BT 很少，BL 很多。可能广泛存在，但不对称。BB 是中间界线类麻风。

4. 可触及明显增大的皮神经（颈区耳大神经、腕桡神经浅支、肘区尺神经、膝关节

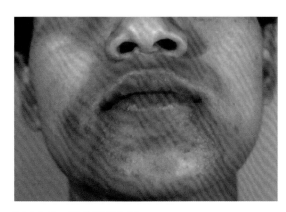

图 18.3 结核样型麻风

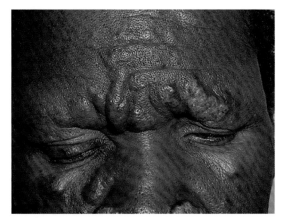

图 18.4 瘤型麻风

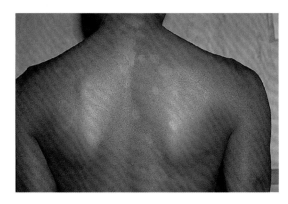

图 18.5 界线类麻风

外侧胭神经和小腿腓肠神经）。

5. 指或趾麻痹继发于水疱、糜烂和溃疡（神经性），可有手套和袜子样感觉丧失。

6. 畸形是由麻风分枝杆菌感染引起外周神经的侵犯所导致的，上肢麻痹是由麻风分枝杆菌反应或复发性创伤所导致。

可通过对皮损部位进行涂片检查确定皮损中的麻风分枝杆菌数量（细菌指数，bacterial index，BI，框 18.1）和活菌百分比（形态指数，morphological index，MI）。

治疗 少杆菌性麻风（BI 为 0 或 1+ ）。

1. 利福平 600mg，每月 1 次。

2. 氨苯砜 100mg/d。

3. 疗程 6 个月。

多杆菌性麻风（BI 为 2+ 或更多）：

1. 利福平 600mg，每月 1 次。

2. 氯法齐明 300mg，每月 1 次。

3. 氯法齐明 50mg/d。

4. 氨苯砜 100mg/d。

5. 疗程 12 个月。

研究表明，20% ~ 40% 的麻风病患者出现免疫介导的变态反应（最常见于界线类麻风病例），可永久性损害神经功能。这些所谓的"逆转反应"可以是 1 型或 2 型（T2R 免疫复合物介导）。1 型反应出现皮肤明显的炎症和水肿、肢端水肿和急性神经炎，表现为神经痛，感觉或功能突然丧失。除抗麻风治疗外，还应紧急给予 40 ~ 60mg/d 口服泼尼松龙治疗，然后在 3 ~ 6 个月内逐渐减少剂量。2 型反应的皮损类似结节性红斑，但通常更广泛，红斑结节可以是浅表的，也可以是深部的，并可发生溃疡。神经炎可伴有结节性麻风红斑、全身不适（发热、不适）、畏光、虹膜炎等。患者应及时服用阿司匹林和口服泼尼松龙。

皮肤利什曼病

利什曼病影响全球约 1 200 万人，分布在 80 多个国家（非洲、亚洲和欧洲的"旧世界"和中美洲和南美洲的"新世界"）。利什曼病是由利什曼原虫引起，通过雌性沙蝇叮咬传播（通常发生在夜间）。人类输血传播、母婴传播和性传播的报道很少。动物宿主包括狗、啮齿动物、狐狸和豺狼等。临床上，利什曼病分为皮肤利什曼病、黏膜皮肤利什曼病和内脏利什曼病，取决于寄生虫在特定温度下的增殖能力，这种无鞭毛的寄生虫可留在皮肤或由巨噬细胞携带到内脏。利什曼原虫有许多不同的种类，每种都局限于一个地理区域（框 18.2）。

在沙蝇叮咬后的几周内，皮肤暴露的部位出现损伤。儿童比成人更容易受累。几个家庭成员可能同时发病，可能是被同一只沙蝇叮咬。典型的皮损是无痛性红斑丘疹，逐渐发展为结节，最终可能发生溃疡。临床表现因宿主的营养状况、免疫力和利什曼原虫种类而异。2 ~ 10 个月后皮损可自行消退，但几年后，轻微皮肤创伤可能导致皮损再次出现，提示利什曼病是一种不可预测的疾病。

黏膜受累可能单独发生或与皮肤损害同时发生，在某些情况下，皮肤和黏膜损害之间可能间隔长达 20 年。黏膜病变可有剧痛，导致鼻塞，充血，组织破坏和出血。

急性利什曼病 叮咬部位出现类似于疖子的红色结节（又称"Delhi 疖"、"Balkan 疮"）。结节增大并可能溃烂（潮湿渗出或干燥结痂）（图 18.6）。病变常在大约 1 年后自发愈合，留下苍白的筛状瘢痕。

慢性利什曼病 患者通常都有良好的细胞免疫功能，急性利什曼病痊愈后，瘢痕边缘出现新的肉芽肿，不会自发愈合（图 18.7）。

弥漫性皮肤利什曼病 这些患者对病原体无免疫力（相当于 LL）。表现为广泛的皮

框 18.2 **皮肤利什曼病**

新世界（美洲）

墨西哥热带利什曼原虫、亚马逊利什曼原虫、巴西利什曼原虫（Viannia）和圭亚那（皮肤型 + 黏膜皮肤型）

旧世界

热带利什曼原虫、硕大利什曼原虫、埃塞俄比亚利什曼原虫（黏膜皮肤型），

婴儿利什曼原虫（皮肤型 + 内脏型）

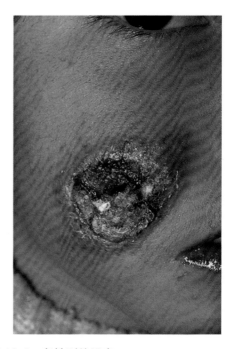

图 18.6 急性利什曼病

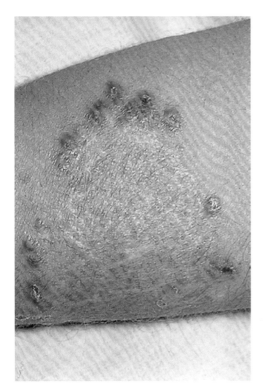

图 18.7　慢性利什曼病

肤结节，有大量的病原体存在（图 18.8）。

　　诊断　根据流行地区的旅行史和病变的临床表现可做出初步诊断。皮肤活检 Giemsa 染色，在超过 50% 的病例中发现寄生虫，PCR 检测可用于确定致病寄生虫，有助于指导治疗方案的制订。

　　一些国家使用利什曼病皮肤试验进行检测，将死的寄生虫注射到真皮中，48 小时后

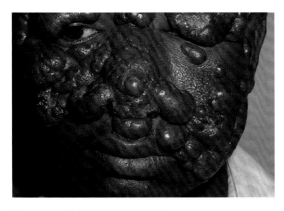

图 18.8　弥漫性皮肤利什曼病

检测反应情况。但是，这项检测在急性感染表现为假阴性，在流行地区，70% 以上的人常呈阳性。如果怀疑是内脏利什曼病，可用间接免疫荧光抗体试验（IFAT）/westernblot 或 ELISA 进行血清学检测，特异性和敏感性都很高。

　　治疗　一部分皮肤损伤会自发愈合，或简单的治疗后消退，如冷冻治疗、热处理、或手术。

　　在大多数国家，五价锑葡萄糖酸钠（pentostam）和 meglumine antimoniate 是治疗皮肤利什曼病的主要药物。皮损内注射葡萄糖酸锑盐（1 ~ 3ml，注射到病变的活动边缘周围，每两周重复 1 次，疗程为 6 ~ 8 周，效果显著）或局部应用巴龙霉素可以有效地治疗孤立的皮肤病变。还可系统性静脉注射或肌内注射葡萄糖酸锑盐［（200mg 试验剂量，然后 20mg/（kg·d）］，直到皮损愈合（一般疗程 2 ~ 3 周，部分专家认为 4 次治疗就足够）。

　　两性霉素 B 脱氧胆酸盐和脂质体两性霉素 B（AmBisome）0.5 ~ 3mg/kg 交替给药也对治疗利什曼原虫病有效，但必须静脉给药，而且价格昂贵。世界卫生组织推荐药物剂量控制在 20mg/kg，并且可以少量服用。另一种药物是戊烷脒，2 ~ 4 mg/kg，隔日服用（最多 15 剂）。灭特复星是治疗利什曼原虫病的最高效口服制剂。28 日的疗程可使治愈率达到 90%。它目前在印度、哥伦比亚和德国使用，虽然其耐受性好，但有致畸作用。有研究表明，伊曲康唑和酮康唑在治疗利什曼病方面也是有效的。

三、浅表真菌感染

　　热带和亚热带温暖潮湿的环境非常适合真菌在环境和皮肤上生存和繁殖。皮肤真菌感染可以非常严重且持久，易复发（图 18.9）。热带地区也有许多真菌感染病，其

中包括叠瓦癣、掌黑癣、毛结节菌病和黄癣等（表 18.1）。

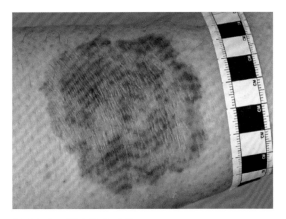

图 18.9 浅表真菌感染

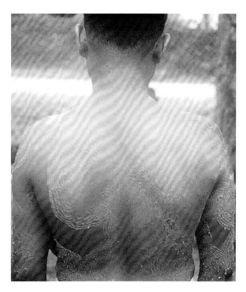

图 18.10 叠瓦癣

表 18.1 热带皮肤真菌感染

浅表皮肤感染	黑色或白色毛结节菌病，掌黑癣，酵母马拉色菌属
皮肤感染	癣、毛癣菌、柱霉菌、念珠菌
皮下感染	孢子丝菌病，着色芽生菌病，足菌肿
系统性感染的皮肤表现	镰刀菌，马尔尼菲青霉菌，组织胞浆菌，大叶菌病，芽生菌病

　　浅表皮肤真菌感染（详见第 16 章）的特征是瘙痒。皮损通常从皮肤上的一个小病灶缓慢扩张，形成环状或同心圆样皮损，边缘活跃，有中央清除区。边缘通常可触及，有鳞屑。

　　叠瓦癣由叠瓦毛癣菌引起，其特征是皮肤表面的同心圆皮损，其上有鳞屑，遍布躯干（图 18.10）。多为慢性，易复发。主要发生在中美洲、南美洲和亚洲。外用 Whitfield 软膏或口服灰黄霉素或特比萘芬治疗有效。

　　掌黑癣是由韦氏分支孢子菌引起的，常见于美洲、亚洲和澳大利亚的热带地区。色素真菌通过接触污染的土壤、植被或污水侵入角质层。表现为色素沉着的棕色或黑色斑点，最常见于手掌和足底。由于感染部位比较表浅，可使用角蛋白溶解剂（水杨酸制剂和外用维 A 酸制剂）治疗。局部抗真菌药物如特比萘芬、咪康唑、酮康唑和克霉唑也有效。

　　毛结节菌病是一种毛发的真菌感染，可使毛干产生硬结。病变可为黑色（hortae 毛结节菌感染）或白色（白色毛孢子菌感染）。结节由真菌菌丝组成，当真菌着色时，很难从发干上去除。传统上，用脱毛的方法来清除感染。水杨酸、丙醛制剂和抗真菌乳膏也是有效的。该病的再感染率很高。

　　黄癣最常见于北非、南非、巴西、巴基斯坦和中东地区，很少出现在欧洲（波兰）。黄癣是由一种毛内真菌 – 毛癣菌 – 感染引起的，常在头皮上形成一层厚厚的黄色结痂（蜂窝状外观），但指甲和无毛皮肤也可受到感染。黄色结痂区常继发细菌感染，并有难闻的气味。若红斑部位产生瘢痕，必须与扁平苔藓和瘢痕性脱发等鉴别。需长期使用灰黄霉素、特比萘芬或伊曲康唑进行系统性治疗。

四、深部真菌感染

当有深部真菌感染时，皮下组织多有慢性炎症，导致肉芽肿和坏死结节。

足菌肿（madura 足）

该病是由各种真菌（真菌瘤）或细菌（放线菌瘤）引起的真皮和皮下脂肪的慢性肉芽肿性感染。流行地区包括亚洲、非洲和南美洲。真菌瘤最常见于农业工作者的足上，但其他部位也可发生。致病菌通过创伤植入，并向皮下组织传播。最常表现为足肿胀，并有多个引流窦（图 18.11）。在排出的脓性渗出物内可找到致病菌，多为微小的深色或浅色颗粒物。用无菌针头将其挑出，通过显微镜观察并进行培养鉴定。许多真菌（如顶孢菌、镰刀菌、曲霉、马杜拉菌、外生菌）和放线菌（诺卡氏菌、放线菌、链霉菌）都可引起足菌肿。所以需鉴定出致病菌，以指导治疗。

诊断

1. 检查引流物中的"颗粒"（颗粒的颜色可作为诊断依据）。

2. 颗粒物培养以确定致病真菌或细菌。

3. 如果没有发现"颗粒"，需要进行皮肤活检。

4. 影像学检查可能提示骨受累。

治疗

真菌足菌肿

对于难治性感染，建议内科和外科联合治疗。

1. 如果皮损局限，可手术切除病变组织。如果病变广泛，可能需要截肢。

2. 可使用酮康唑（200 ～ 400mg/d）或伊曲康唑（200mg，2 次 /d），疗程至少 12 个月。此外，最新的药物泊沙康唑 800mg/d，疗程长达 34 个月，效果显著。

细菌足菌肿

可使用两种药物协同治疗。

1. 复方新诺明 960mg，2 次 /d（最多 2 年）。

2. 其他药物还可以选择氨苯砜、链霉素、利福平、阿米卡星和亚胺培南。

着色芽生菌病

这是一种慢性肉芽肿性疾病，好发于腿，是由多种寄生性真菌（如产色芽生菌、枝孢霉属和 Phillophora）创伤性植入皮肤引起的。该病的特点是植入部位出现大量扩散性疣状结节或斑块（图 18.12）。在某些情况下，整个小腿都会受到影响，淋巴管阻塞导致象皮病样外观。

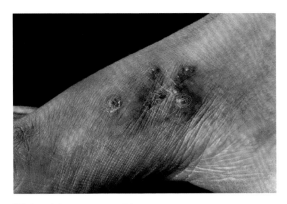

图 18.11 Madura 足

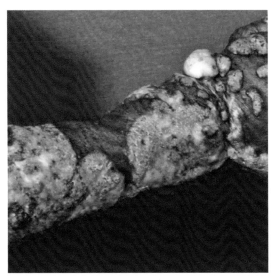

图 18.12 着色芽生菌病

皮肤刮片或活检进行显微镜镜检，见到典型的真菌厚壁孢子，即可诊断。过去，着色芽生菌病的治疗极其困难。采用冷冻手术及伊曲康唑 200mg，2 次 /d，对病情缓解有一定帮助。最近的研究表明，使用泊沙康唑 800mg/d（分次服用），对着色芽生菌病的治愈率为 80% 左右。该病缓解后常留下凹陷的白色瘢痕。难治性病例需要手术切除。

芽生菌病

芽生菌病是由巴西副球孢子菌引起的，其孢子常被吸入，导致呼吸道感染，20% 的患者会出现皮肤病变，导致单发或多发性皮肤结节。皮肤病变最常见于面部、颈区和四肢，表现为紫色丘疹或结节（图 18.13），皮损可扩散，并形成溃疡，边缘有密集脓疱。皮损表现需与结核和其他真菌病相鉴别，如孢子丝菌病、着色芽生菌病和球孢子菌病。芽生菌病最常见于中美洲和南美洲。对疑似病例应行胸部 X 线检查、痰培养、支气管镜检查、皮肤活检（过碘酸雪夫染色，或称 PAS 染色）和血清学检查。治疗可选用伊曲康唑 200mg，3 次 /d，连续 3 日，然后 2 次 /d，连续 6 个月；或最初使用 2 周两性霉素 B，3 ~ 5mg/（kg·d），然后改用口服伊曲康唑。

组织胞浆菌病

组织胞浆菌病是由组织胞浆菌引起的。组织胞浆菌有两种：组织胞浆菌荚膜变种（H. capsulatum var. capsulatum）和组织胞浆菌杜波变种（H. capsulatum var. duboisii）。前者主要分布在北美、中美洲和东亚地区，引起呼吸系统疾病，后者多分布在西非，引起皮肤和骨骼疾病。在流行地区，感染率高达 80%，但大多数感染无症状，可自发缓解。免疫功能低下者，老人和幼儿可能出现播散性疾病。致病菌在创伤植入部位引起结节和溃疡，并可扩散到深部组织，导致骨性受累。该病通常用伊曲康唑 100 ~ 400mg/d，连续 3 个月或两性霉素 B 治疗（图 18.14）。

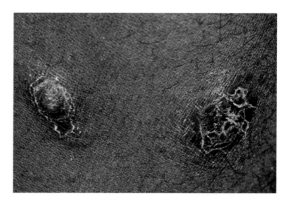

图 18.13　巴西副球孢子菌在年轻患者中引起的播散性皮损

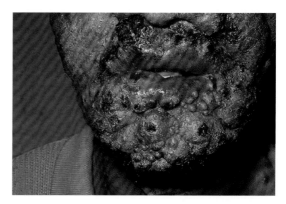

图 18.14　获得性免疫缺陷综合征患者的组织胞浆菌病

五、寄生虫感染

潜蚤病

在非洲、美洲和印度的热带地区，沙蚤（穿皮潜蚤）侵入皮肤引起潜蚤病。怀孕的雌蚤（直径 1mm）能钻入足底皮肤，特别是趾和趾甲下面（图 18.15）。进入皮肤部位发生明显的炎症反应，导致寄生虫包裹。在临床上，病灶呈白色，中间有一个黑色的圆点，与足底疣相同。皮肤镜检查有助于发现潜蚤洞穴的开口处，有时可看到蚤卵。

该病可通过穿鞋和尽量避免皮肤接触来预防（凡士林加 10% 煤油，每日使用，可防止跳蚤侵入）。

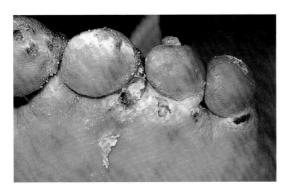

图 18.15　潜蚤病

去除沙蚤既是诊断方法又是治疗方法。可以用针或无菌针头将虫或虫卵挤出来（流行地区的大多数患者会自行挑虫）。如果皮损非常广泛，可将患处浸泡在煤油里，或使用单剂量伊维菌素 200μg/kg。

皮下蝇蛆病

在撒哈拉沙漠以南的非洲，芒果蝇（cordylobia humanophaga）的幼虫侵入皮肤引起蝇蛆病。芒果蝇把卵产在干燥的土壤或晾干的衣服上，2 日后孵化出幼虫，在自然环境中可以存活 2 周，等待机会入侵新的宿主动物。人类穿上附有芒果蝇幼虫的衣服后，幼虫会钻入皮肤，引起红色丘疹或结节，伴疼痛或发痒，好发于躯干、臀区和股。

其他可以引起蝇蛆病的蝇类有：

1. 人肤蝇，产于墨西哥、中美洲和南美洲的热带苍蝇，可引起头皮、腿、前臂和面部小结节。苍蝇将卵产在吸血昆虫（通常是蚊子）的腹区，当该昆虫吸血时，蝇卵孵化并通过叮咬部位或皮肤破损处进入皮肤。幼虫能够在蚊子吸血时"抓住"人类的毛发，因此头皮皮肤的蝇蛆病感染比例很高。

2. 刚果地板蛆，尘蝇属，主要分布在非洲中部和南部，幼虫的叮咬引起强烈的刺激。

3. 中美洲的锥蝇（Callitroga sp.）可引起炎症和坏死。

为预防蝇蛆病，在穿衣服之前可先熨烫，以杀死虫卵。可用凡士林或油脂（涂抹厚厚的一层，上覆封闭敷料，30 ~ 60 分钟）治疗皮肤损伤，能够使幼虫窒息或爬出皮肤（图18.16）。

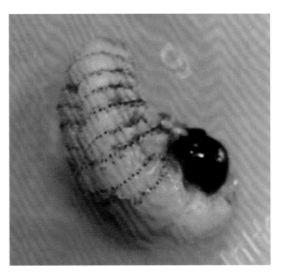

图 18.16　蝇蛆病：幼虫

丝虫病（Filariasis）

线状蠕虫（"filum"来自拉丁语，意为"丝线"）通过蚊子等昆虫媒介传播，会引起人类感染。有许多不同种类的丝虫，能够生活在淋巴管和结缔组织中。丝虫在人体中由受精卵发育成微丝蚴，开始其生命周期。微丝蚴被昆虫载体（中间宿主）吸收，在中间宿主体内进一步发育；当昆虫叮咬另一宿主时，它们又回到人类体内发育成熟。

丝虫引起的疾病有 3 种：

1. 班氏丝虫的微丝蚴入血，引起淋巴丝虫病。

2. 盘尾丝虫的微丝蚴入侵皮肤和皮下组织，引起盘尾丝虫病。

3. 罗阿丝虫病，在患者血液中可发现微丝蚴。

淋巴丝虫病影响全球 73 个国家，约 1.2 亿人（撒哈拉以南非洲占 34%）发病。成虫可以在淋巴管中存活 4 ~ 6 年，导致淋巴管扩张、弯曲和功能障碍。淋巴水肿好发于腿、生殖器和乳房（图 18.17）。感染者可能很长时间都无症状，但其体内的成虫每日可产生数千微丝蚴。当蚊子吸食了感染者的血液后，微丝蚴被蚊子带走。当蚊子再次进食时，丝虫被传给下一个宿主。

丝虫病的诊断　可进行午夜采血，厚涂片显微镜镜检。还有更方便的丝虫抗原检测法，可以在任何时候进行，5 分钟即可完成，只需将指血滴于班氏丝虫抗原免疫层析检测卡上。PCR 技术灵敏度高，若 1ml 血液中有 1 条微丝蚴即可被检测到。

丝虫病的治疗　在丝虫病流行地区，应全地区范围内服用下列 3 种药物中的 2 种，每年 1 次，为期 4 ~ 6 年：

1. 伊维菌素 400μg/kg。

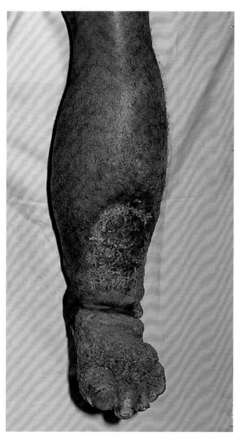

图 18.17　丝虫病患者腿部淋巴水肿

2. 乙胺嗪（diethylcarbamazine，DEC）6 mg/kg。

3. 阿苯达唑 600mg。

坐位保持双腿活动和抬高患肢可以改善慢性淋巴水肿，定期清洗和润肤可以防止继发性细菌感染。

象皮病是一种非丝虫病引起的下肢淋巴水肿，多发生于暴露在富含硅酸盐的红色火山土的群体中。流行地区包括埃塞俄比亚高地、印度部分地区和中美洲。目前认为其病因是遗传易感性和长期赤脚接触某些土壤。患者多有赤脚接触某些土壤的经历。皮肤炎症导致淋巴管受损，足出现"苔藓样"的丘疹、结节、肿胀和明显的淋巴水肿，可单侧或双侧。治疗方法有清洗患肢、加压、让患者穿上鞋子（最初制作的鞋子需要定制，以适合肿大的足）。通过宣传教育和让当地居民穿鞋，可以预防该病，减少这种被忽视的热带疾病的发病率。

盘尾丝虫病

盘尾丝虫病（河盲症）发生在撒哈拉以南的非洲和中美洲，由盘尾丝虫引起。盘尾丝虫通过黑蝇叮咬传播，这种黑蝇多生存在水流湍急的河流区域。微丝蚴通过黑蝇叮咬侵入皮肤，引起强烈的局部炎症，随后是 1 ~ 2 年的潜伏期。成虫多生活在臀部周围的结节中，本身不会造成伤害。但是它们每日可产生成千上万的微丝蚴，这些微丝蚴会移行到皮肤和眼睛。在皮肤上，它们会引起非常痒的皮疹，看起来类似于苔藓性湿疹。小腿常有斑点状脱色（图 18.18）。眼睛受累会导致失明。

感染的危险因素

1. 在水流湍急的河流附近生活、工作或玩耍。

2. 没有穿足够的衣服，以致皮肤暴露于昆虫叮咬。

3. 建造水坝，减少坝区黑蝇的繁殖，但增加了黑蝇在大坝溢洪道中的繁殖。

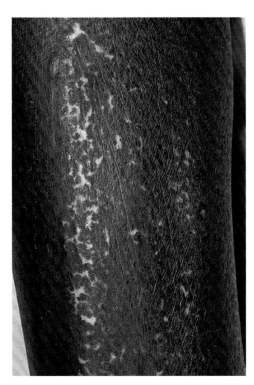

图 18.18　盘尾丝虫病的"豹皮"

盘尾丝虫病的诊断

通过皮肤剪可发现皮肤中的微丝蚴，或裂隙灯检查发现眼微丝蚴。皮肤剪通常从 6 个部位（双侧髂嵴、肩胛骨和小腿）取材。取非常浅表的皮肤样本（不抽血）放在盐水中，在 1 小时内，可在显微镜下观察到微丝蚴。切除的皮肤结节中可以发现成虫。一些国家现在可以进行寄生虫 DNA 检测和 ELISA 检测。

盘尾丝虫病的治疗

在丝虫繁殖区喷洒杀虫剂。所有生活在流行区的人都应服用伊维菌素，年剂量 400μg/kg，4 ～ 6 年，以防止成虫释放微丝蚴。此外，多西环素 100mg/d，持续 6 周，有助于杀死成虫，或通过杀死雌虫肠道中的共生细菌沃尔巴克氏体来消灭雌虫，从而减少微丝蚴的数量。

罗阿丝虫病（Loiasis）

罗阿丝虫病多发生在中部和西部非洲的雨林中。它由芒果蝇、鹿和马蝇传播。成虫生活在皮下组织中，皮肤和结膜下可见成虫。微丝蚴只存在于血液中。丝虫刺激皮肤表现为皮肤肿胀，特别是腕和踝（Calabar 肿胀），伴发痒、发红。

诊断

1. 厚血涂片寻找微丝蚴（上午 10 点到下午 2 点之间采集血液样本）。

2. 通过软组织超声检查可以发现成虫。

3. 免疫学抗原检测是最可靠的检测方法。

治疗

1. 在使用伊维菌素治疗或海群生治疗前，首先服用阿苯达唑 200mg，2 次 /d，随脂餐服用，持续 3 周。单剂量伊维菌素 400μg/kg，但如果微丝蚴数量高，有引起脑病的风险。

2. 只有在微丝蚴数量低或患者已接受阿苯达唑预治疗后，才可使用乙胺嗪，因为海群生能快速破坏微丝蚴，释放毒素，毒素反应可能导致患者死亡。

麦地那龙线虫病

麦地那龙线虫是一种寄生于人类结缔组织的线虫。桡足类昆虫（如剑水蚤）可能携带麦地那龙线虫幼虫，成为中间宿主，人类饮用含有中间宿主的淡水后会导致感染。雌性成虫可从胃肠道移行至皮下组织，多为小腿，引起皮肤丘疹，其中含有雌性蠕虫和大量幼虫，这些幼虫与水接触后释放。治疗上，可非常小心地将成虫缠绕在一根棍子上（每日几厘米），持续数周（成虫可能有 1m 长）。对继发感染和过敏反应也需要对症治疗。如果成虫在下肢肢体中死亡，它可能被包裹钙化，引起慢性疼痛和腿肿胀。

为防止接触到幼虫，饮用前应将水过滤或煮沸。应避免在疫区淡水中游泳。

延伸阅读

Schaller, K.F. (2013). Colour Atlas of Tropical Derma- tology and Venerology. Springer-Verlag.

Tyring, S.K., Lupi, O., and Hengge, U.R. (2017). Tropical Dermatology, 2e. Elsevier.

Chapter 19 **Hair and Scalp**

第 19 章 | 毛发和头皮疾病

Kapil Bhargava and David Fenton
St John's Institute of Dermatology, Guy's and St. Thomas' Hospitals, London, UK

概述

- 对毛囊结构或毛发生长周期的影响导致许多常见的毛发疾病。
- 脱发为患者带来很大的心理影响。
- 毛发疾病可能提示存在潜在的全身性疾病。
- 脱发可分为瘢痕型和非瘢痕型。这两类脱发又可分为弥漫性脱发、局限性脱发或特殊类型脱发。
- 常见的非瘢痕性脱发包括雄激素性脱发、女性型脱发、斑秃、休止期脱发和头癣。
- 瘢痕性脱发不太常见，可分为淋巴细胞性或中性粒细胞性，可局限于头皮或扩散全身。
- 毛发过度生长提示可能有潜在系统性疾病。

一、简介

当今社会，人类的头发在社会信仰和理想以及个人形象中扮演着重要的角色。脱发或毛发过多常会带来明显的心理困扰。除了心理上的影响外，头发素乱可能提示潜在局部或系统性疾病。

二、毛囊和毛发生长周期

毛囊是形成毛发纤维的结构单位。毛囊的大小和形状决定了毛发纤维的形状。毛囊是一个动态结构，对内部和外部刺激做出反应，使毛纤维的产生随年龄、性成熟度和季节变化而变化。雄激素是人类毛发生长的主要激素调节因子。

毛发纤维是一种经过修饰的角蛋白，由头发基质产生。人类有 3 种毛发：

1. 胎毛覆盖子宫内的胎儿，常在出生前脱落，长而顺滑。在患有各种类型的多毛症的成人中也可以观察到胎毛。

2. 绒毛覆盖全身（除外手掌和足底），短而细，无色素。

3. 终末毛发在青春期前仅限于眉毛、睫毛和头发。在青春期之后，男性的腋窝、耻骨区和胸区中央会出现第二终末毛发，这是由于雄激素刺激而引起的。这类毛发比绒毛更粗，也更黑更长。

毛发周期控制着毛发单位内毛发纤维的生长。可分为 4 个阶段（图 19.1）：

1. **生长期** 该期为毛发生长活跃期，受遗传影响，在头皮上毛发生长期持续 2 ~ 6 年，在四肢仅持续数周到数月，因此不同部位毛发长度不同。

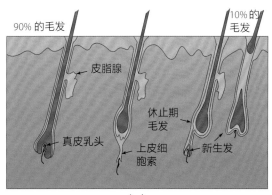

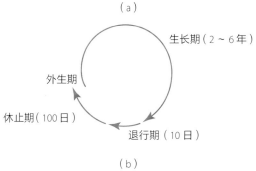

图 19.1 （a）头发在不同生长阶段的横截面示意图；（b）毛发生长周期

2. 退行期　生长短暂的停滞，该期蛋白质和色素停止产生，毛囊退化，在头皮通常持续 2 ~ 3 周。

3. 休止期　毛发停止生长，在头皮上持续大约 3 个月，在躯体上毛发的休止期更为频繁。

4. 外生期　这是近期提出的一个概念，是指可控的毛发脱落阶段。

三、脱发

根据毛囊是否有组织病理学纤维化，脱发可分为瘢痕型和非瘢痕型。瘢痕型通常可以肉眼观察到头皮毛囊缺失。这两类脱发又可分为弥漫性脱发、局限性脱发和特殊类型脱发。

四、非瘢痕型脱发

男性型脱发

雄激素性脱发（androgenetic alopecia，AGA）又称男性型脱发，是最常见的脱发形式，在 50 岁左右的白人男性中，约 50% 会有脱发。雄激素性脱发具有雄激素依赖性，与遗传有关，随年龄的增长逐渐加重，毛囊的大小和活力减少。

双氢睾酮（dihydrotestosterone，DHT）是睾酮在 5α‑ 还原酶催化下生成的有效的代谢产物，局部或系统性的 DHT 升高是导致脱发的关键因素。

头发变得越来越细，越来越短，脱发以一种特有的方式发生，称为"脱发模式"。最初脱发发生在男性的太阳穴（前额两侧）或头顶，逐渐发展，仅在顶骨下区和枕区头皮上留下毛发，呈马蹄形分布。这些区域的毛发仍然存在，是因为毛囊对雄激素介导的微缩无反应。Norwood-Hamilton 分类（图 19.2）。

目前还没有治愈 AGA 的方法，但可以采取一些措施减缓脱发的进展，并在一定程度上刺激毛发再生。口服非那雄胺和外用米诺地尔可用于 AGA。

5% 米诺地尔洗液或泡沫 2 次 /d，4 ~ 6 个月后，约 60% 的男性脱发会得到改善。一定要跟患者强调治疗的长期性，因为停止治疗会导致之前 4 ~ 6 个月的治疗失去意义。米诺地尔的不良反应包括皮肤刺激和面部多毛。

非那雄胺是 5α‑ 还原酶抑制剂，能降低循环和局部头皮 DHT 水平。2/3 的男性口服 1mg/d 可以减缓脱发并促进毛发生长。使用 12 个月后，能达到最大改善程度。为了维持效果，需要持续长期治疗。会有一小部分使用者出现性功能障碍，表现为性欲减退、阳痿和 / 或射精功能障碍。此外，也有报道称，少数男性会发生乳腺癌和潜在的抑郁症。

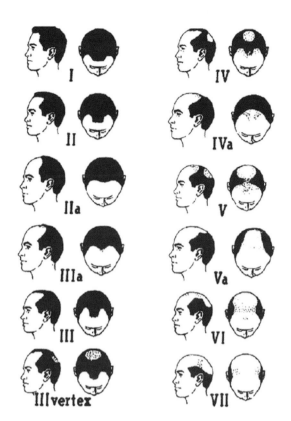

图 19.2 Norwood 男性型脱发的分类

引自：Norwood OT（1975）《男性型脱发：分类和发病率》。南方医学杂志；68: 1359–1365.

除了上述方法，也可进行毛发移植术，以达到长期美容的效果。需将毛发从雄激素不敏感部位（枕区头皮）移植到脱发部位。被移植的毛发可以单个毛囊的形式从枕部头皮采集，此为毛囊单位提取术（follicular unit extraction，FUE），或从手术切除的头皮组织条带中分离出来，称为毛囊单位移植（follicular unit transplantation，FUT）。原则上，需要有足够的相对于脱发面积大小的移植毛囊才能有效，术前需对移植毛囊进行未来脱发可能性的评估。

女性型脱发

女性型脱发（female pattern hair loss，FPHL）是指青春期后女性中央头皮发量进行性减少，无瘢痕产生（图 19.3）。该病的发病期呈双峰式：青春期后到 20 岁后期和

绝经后。超过 50% 的 50 岁以上的女性会发生 FPHL，会对患者的心情和精神状态造成很大影响。

女性多会注意到他们的发型分缝逐渐变宽，头皮顶区头发的密度和体积逐渐减少。额叶发际线常可维持。与男性一样，随着时间的推移，毛囊逐渐变小，新生毛发变细变短。

女性型脱发有 3 种模式（图 19.4）。大多数女性的循环雄激素水平正常，但仍应对 FPHL 患者进行雄激素水平检查，尤其是发病年龄低的患者，汉密尔顿（男性型）型脱发，或有其他雄性化特征（如多囊卵巢综合征），以及少数肾上腺疾病的女性中。3 种脱发形式的主要区别是慢性休止期油脂分泌增加，且 3 种形式可能共存。

约 2/3 的女性使用 5% 米诺地尔泡沫治疗脱发会有好转，大多数女性的脱发进展延缓。1 次 /d 5% 米诺地尔泡沫的效果相当于 2 次 /d 2% 米诺地尔乳液，且不影响发型。

可以使用联合口服避孕药（combined oral contraceptives，COC）或低雄激素孕激素的激素替代治疗（hormone replacement therapy，HRT），但需要长期服药以维持效果，因此需要仔细评估风险。

抗雄激素如醋酸环丙孕酮对高雄激素血症女性最有效。目前越来越多使用螺内酯进行治疗，但需要高剂量。非那雄胺和度他雄胺的疗效比较有争议。一项双盲试验表明，非那雄胺 1mg/d 对 FPHL 女性无效。所有的治疗在妊娠期间禁用，且需要长期的治疗来维持疗效。

药物治疗无效的 FPHL 患者可选择植发。女性脱发比男性脱发的部位更广泛，能够作为植发供体的毛囊很少。

斑秃

斑秃（alopecia areata，AA）是一种器官特异性自身免疫性疾病，可导致非瘢痕性脱发。斑秃的人群发病率约 0.15%，且身体

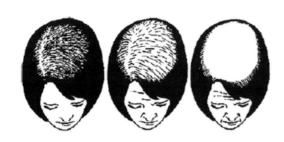

图 19.3   Ludwig 式脱发

引自：Ludwig E。发生在女性中的雄激素性脱发类型的分类。皮肤科杂志。1977，97: 247–54.

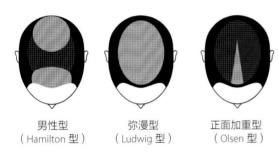

男性型
（Hamilton 型）

弥漫型
（Ludwig 型）

正面加重型
（Olsen 型）

图 19.4   女性脱发模式

引自：Olesen ES（2004）《男性和女性脱发模式》。作者：Olsen EA, ed. 毛发疾病：诊断和治疗。McGraw-Hill，纽约。

任何部位的毛发生长都会受到影响。广泛的斑秃可导致头皮完全脱发（全秃）、全身毛发缺失（泛秃）或头皮侧缘和枕缘局部脱发（匍行性脱发）。

AA 表现为头皮上光滑的圆形或椭圆形无瘢痕脱发斑（图 19.5）。毛发由近向远逐渐变细，并失去近端色素，容易断裂，使其看起来像一个感叹号。出现感叹号样毛发是 AA 的特征，可作为诊断依据。多出现在脱发斑块的外围（图 19.6）。AA 可伴甲异常，主要是甲凹陷不平或粗糙（trachyonycia）（图 19.7）。AA 患者也多会伴发一些器官特异性自身免疫疾病，如白癜风和甲状腺炎。如果出现症状，需检查是否有相关疾病。

AA 多发生于 20 岁之前，病程很难预测。预后不良的标志包括：

1. 儿童期发病。

2. 过敏。

3. 匍行性脱发（枕缘局部脱发）。

4. 指甲营养不良。

5. 其他自身免疫性疾病家族史。

6. 存在自身抗体。

在小斑块脱发和罕见的弥漫性 AA（AA incognita）的鉴别诊断中可能会出现拔毛癖，其表现可能被误认为是休止期脱发或 AGA。诊断困难时，要进行仔细的病史询问，相关特征的检查和头皮活检。

在 AA 中，毛囊不受损伤，并保持毛发再生能力。事实上，经过足够的时间后，大多数孤立的脱发斑块会自发再生。但是也有一部分患者脱发斑块会增多。目前还没有治愈 AA 的方法，也没有公认的刺激毛发再生的治疗方法，尚不清楚是否有任何可用的治疗方案能改变 AA 病程。因此，治疗方案的制订是基于病情对患者个人的影响，以及患者对治疗风险和收益的接受程度来制订的。对某些患者来说，即使是大面积脱发，也不需要特殊治疗。心理支持是治疗方案的一个重要组成部分。

目前常用的治疗方案如下。

局部治疗。局部斑秃可使用强效外用皮质类固醇激素 2 ~ 3 个月。高达 20% 的患者在使用丙酸氯倍他索后出现明显的毛发再生。由于长期持续使用强效外用皮质类固醇激素可能导致皮肤萎缩，因此可用局部钙调神经磷酸酶抑制剂替代治疗。

病灶内注射皮质类固醇激素。许多小斑块脱发患者对皮质类固醇注射敏感。但有皮肤萎缩的危险。

系统性使用皮质类固醇。短期使用可用于弥漫性斑秃以及局部注射无效的患者。由于众多不良反应，不建议长期使用。

补骨脂素联合紫外线 A（PUVA）。本书作者不推荐这种治疗方法，因为复发率高，反复治疗会增加恶性肿瘤的风险。

接触致敏。可以通过使用刺激物（二苯

甲酚或维 A 酸）或变应原（DHP）使斑秃部位致敏。研究表明，诱导和维持低度湿疹反应可能有利于斑秃患者毛发再生，尤其是头皮大面积脱发者。

系统性免疫抑制剂。环孢素、甲氨蝶呤和硫唑嘌呤在治疗 AA 方面的有效率为 25% ~ 70%。多需长期使用以维持疗效，并且需要仔细评估这种治疗方法的风险和益处，包括潜在的药物相关不良反应。

Janus 激酶抑制剂（JAK 抑制剂）。这组药物在临床试验中表现出了良好的前景，与现有的治疗方法相比，它们的毛发再生率更高，但在撰写本文时，这些药物还没有被批准用于治疗 AA。

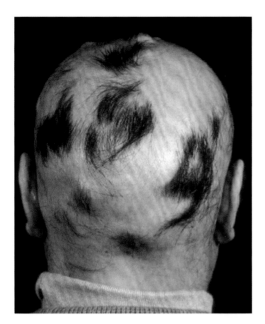

图 19.5　斑秃

五、其他非瘢痕性脱发

休止期脱发

在正常头皮中，每个毛囊都独立或不同步地完成生长周期。当受到各种刺激之后，大量毛囊可能同时进入静止期（telogen），从而在受到刺激后大约 3 个月发生弥漫性脱落。这种情况大多急性发作，且有自限性，常在 6 个月内缓解；但是，这一情况持续存在，则可发生慢性休止期脱发。患者可能会主诉头发脱落过多或"发根脱落"，慢性休止期脱发时，患者会注意到发量减少。

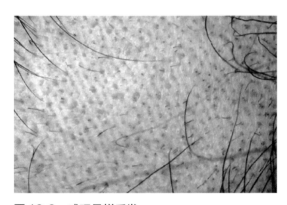

图 19.6　感叹号样毛发

休止期脱发的常见原因（表 19.1）。急性休止期脱发最常见于产后。一旦致病因素被去除，病情得到缓解。患有慢性休止期脱发的患者通常会寻求医疗建议，除了详细地询问病史和甲状腺功能检查外，还要考虑铁蛋白、维生素 B_{12}、叶酸和锌水平。可实施铁替代治疗，以使血清铁蛋白至少维持在 70 μg/L。

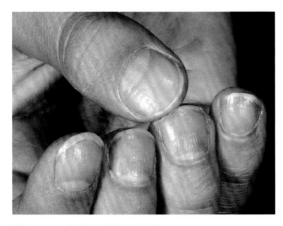

图 19.7　斑秃相关的甲凹陷

表 19.1　休止期脱发的诱因

激素水平（如妊娠和产后、开始或停用激素避孕药和 HRT）
营养（如蛋白质、热量、维生素或矿物质缺乏）
急性体重变化
药物（如 β 受体阻滞药、抗凝血剂、维 A 酸类药物、一些免疫制剂）
系统性疾病（如甲状腺功能不全、慢性炎性疾病、恶性肿瘤）
压力（如重大手术或创伤）

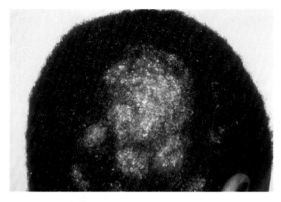

图 19.8　头癣

六、头癣

　　头癣（详见第 16 章）是一种真菌感染，可导致斑片样、无瘢痕脱发，并伴有断发、脱屑和皮下红斑（图 19.8）。头癣几乎只发生于儿童。在城市地区最常见的致病真菌是断发毛癣菌（通过直接接触在人与人之间传播）和犬小孢子菌（从小猫或小狗身上感染）。头癣的诊断可以通过拔去毛发行显微镜镜检，若在发干内发现真菌孢子，即可确诊。通过真菌培养，可以发现致病菌。刷头皮取头屑直接置于培养基上培养即可。犬小孢子菌在伍德灯下发出绿色的荧光。

　　脓癣（图 19.9）是头皮上的炎性、松软、脓疱性病变，可能由癣菌感染引起，农村地区多为牛癣菌感染，城市地区多为断发毛癣菌感染。经过全身抗真菌治疗后，肿胀会消失，应避免手术引流。脓癣严重者可能导致瘢痕脱发。

　　治疗上可每日口服灰黄霉素或特比萘芬，4 ~ 6 周。若有继发性细菌感染，应使用适当的抗生素治疗（多用氟氯西林来治疗金黄色葡萄球菌感染）。如果是犬小孢子菌感染引起的头癣，伊曲康唑治疗的疗效优于特比萘芬，同时应治疗感染犬小孢子菌的宠物。

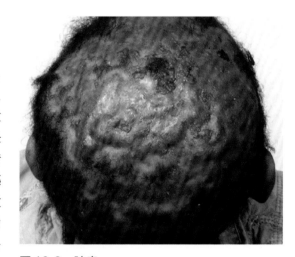

图 19.9　脓癣

七、瘢痕性脱发

　　瘢痕性脱发是由于毛囊被瘢痕组织替代造成的永久性脱发，可以是原发性的，也可以是继发性的，这取决于毛囊损伤是原发性的还是由于其他原因间接导致的。永久性脱发也可能不是由于瘢痕性脱发引起的，如牵引性脱发或拔毛癣，发生毛囊的慢性脱落。

瘢痕性脱发的原发诱因

　　最好根据潜在的病理过程，特别是占优势的炎症细胞类型来寻找主要致病原因。皮肤活检对确诊有很大帮助。

淋巴细胞疾病

　　盘状红斑狼疮和扁平苔藓在组织学上都

与淋巴细胞炎症浸润相关，也是导致瘢痕性脱发的原因。这两种情况可只局限于头皮，也可有更广泛的皮肤或全身受累。

盘状狼疮表现为皮肤斑片、红斑、鳞屑和毛囊堵塞（图 19.10）。随着时间的推移，可能会出现头皮萎缩、发量减少和色素沉着。

典型的扁平苔藓在临床上表现为中心性或多灶性毛囊周围红斑和角化过度，多位于脱发斑片的毛发边缘（图 19.11）。额区纤维化性脱发是一种变异的扁平苔藓脱发，发病率越来越高，主要影响绝经后妇女。其特征是进行性额颞区毛发衰退，伴有眉毛和体毛的完全或部分脱落。身体脱毛可能比头皮脱发早很多年出现。

取皮肤组织进行直接免疫荧光检查有助于对病因不明的患者做出明确诊断。治疗方案包括局部、病灶内或系统性使用皮质类固醇激素、口服抗疟药、维 A 酸或全身免疫抑制剂。

Brocq 假性斑秃是指头皮中央出现非炎症性瘢痕性脱发，但活检未发现任何潜在病理改变（图 19.12）。与终末期扁平苔藓无明显区别。

中央离心性瘢痕性脱发（central centrifugal cicatricial alopecia，CCCA）多见于非洲裔女性，表现为头皮中部或顶区的无症状脱发，脱发范围逐渐呈离心性扩大。多认为与热梳和接触化学制剂有关，但因果关系尚不明确。虽然避免以上疑似诱因后，病情仍可能恶化，但仍鼓励患者避免接触。可外用皮质类固醇激素和四环素抗生素治疗。牵引性脱发是一种非炎症性瘢痕性脱发，常表现为额区或颞区脱发。头发造型导致头发的慢性紧拉，如编很紧的辫子或梳马尾辫，随着时间推移，可能导致永久性脱发。

中性粒细胞疾病

毛囊周围炎表现为大量反复发作的、质地松软的结节，多位于顶区或枕区，常有脓性分泌物排出。活动期常可见浅表脓疱。该

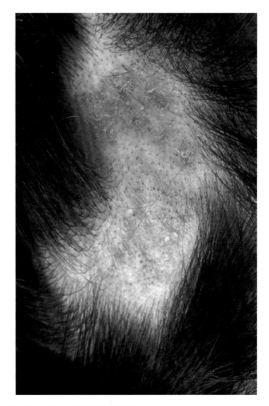

图 19.10　盘状红斑狼疮

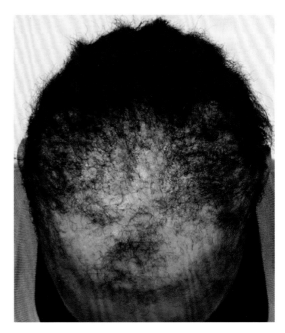

图 19.11　扁平苔藓导致脱发

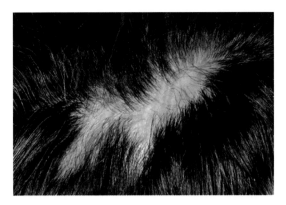

图 **19.12** Brocq 假性斑秃

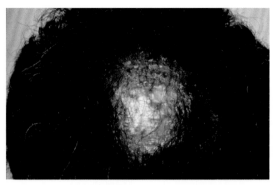

图 **19.13** 脱发性毛囊炎

病多见于非洲裔青年男子，可能与痤疮和化脓性汗腺炎有关。治疗可采用口服抗生素（通常是四环素类）、口服皮质类固醇激素、氨苯砜和异维 A 酸。

脱发性毛囊炎是一种罕见的慢性毛囊炎，其特征是毛囊性丘疹、渗出性结痂和毛发簇生（单个毛囊中出现多根毛发）（图 19.13）。皮损处可检测到金黄色葡萄球菌。可采用外用和口服抗生素治疗，如利福平 300mg，2 次 /d，克林霉素 300mg，2 次 /d，持续 12 周。在使用抗生素治疗的同时，还需使用抗菌洗发水和外用皮质类固醇激素。

瘢痕性脱发的继发原因

瘢痕性脱发可继发于多种疾病（表 19.2），需根据诱因选择适当的治疗方案。

八、毛发过多

毛发过度生长在女性中很常见，超过 40% 的女性在一生中都会遇到毛发过多的情况。毛发过度生长可分为两种：激素依赖性多毛症和非激素依赖性多毛症。

激素依赖性多毛症

激素依赖性多毛症是指女性的雄激素敏感区域（如面部、上背区、肩区和上腹区）的末端毛发生长增加（图 19.14）。这一情况发生在男性中并不一定是病态的。要确定患者是否多毛必须考虑患者种族的正常毛发生长模式。患者的文化和社会背景是决定面部和体毛的可接受程度的主要因素。

表 19.2　瘢痕性脱发的诱因

原发性
扁平苔藓
盘状红斑狼疮
Brocq 假性斑秃
中央离心性瘢痕性脱发
毛囊周围炎
脱发性毛囊炎
继发性
外伤
烧伤
放疗
肿瘤（如鳞状细胞癌、淋巴瘤和肉瘤）
感染
细菌感染（如毛囊炎、瘢痕疙瘩和梅毒）
病毒感染（如带状疱疹）
真菌感染（如脓癣）

对多毛症患者的评估必须包括病史采集和体格检查，以确定潜在的雄激素或内分泌异常。特别要注意患者是否有痤疮，脂溢性皮炎，脱发，闭经和男性化的迹象。多毛症的病因见表 19.3。

治疗

种族性多毛症最常见，超过 90% 的病理性绝经前多毛症患者都有多囊卵巢综合征。

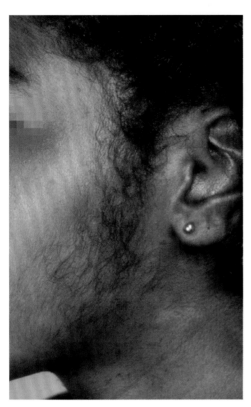

图 19.14　激素依赖性多毛症

表 19.3　多毛症的诱因

卵巢
　　多囊卵巢综合征
　　卵巢肿瘤
肾上腺
　　先天性肾上腺增生
　　库欣病
中央
　　催乳素瘤
　　雄激素疗法
　　特发性(种族和家族性,具有广泛的正常变异)

辅助检查应包括游离雄激素指数和总睾酮。如果后者正常,则为特发性多毛症可能性大,但不排除其他来源的雄激素过剩。对女性男性化或症状快速发作的患者应进行更详细的检查。

　　治疗旨在解决导致多毛症的根本原因。醋酸环丙孕酮、含屈螺烯酮的口服避孕药和螺内酯都是常用的药物。外用依氟

鸟氨酸可减少面部多毛,并与激光脱毛有协同作用。物理和化学脱毛、电解和激光脱毛是去除多余毛发的常用方法。755nm绿宝石激光和 800nm 半导体激光多用于Fitzpatrick Ⅰ~Ⅲ/Ⅳ皮肤类型的女性,1064nm 脉冲激光器是深色皮肤类型女性的首选设备。强脉冲光(intensive pulse light,IPL)也可作为一种治疗选择。激光治疗对白皮肤上的黑色毛发效果最好,而金发、红发和白发不能通过激光治疗有效去除。

非激素依赖性多毛症

　　非激素依赖性多毛症指毛发在身体任何部位过度生长,可能是局部的(如 Becker 痣)或全身性的(图 19.15)。引起毛发过多的原因可能是先天的或后天获得的。与毛发过多相关的重要的系统性疾病包括多毛症、卟啉症和神经性厌食症。引起多毛症的药物见表19.4。

　　非激素依赖性多毛症的治疗主要是针对潜在的原因,情况允许时停用导致毛发过多的药物。也可使用脱毛膏,剃刀或打蜡脱毛。

美容性毛发生长

　　促进睫毛生长可以用比马前列素睫毛生长液或拉坦前列素滴眼液,这两种都是前列腺素类似物。持续使用需注意其不良反应,包括降低眼压,眼睑或虹膜色素沉着。

九、头皮皮肤病

　　许多皮肤病会影响头皮,最常见的炎症性皮肤病是银屑病和脂溢性皮炎(图 19.16和图 19.17)。令人欣慰的是,这些疾病很少造成永久性脱发。这两者都是慢性病,都需要长期持续治疗。头皮银屑病患者多应用联合治疗,包括煤焦油制剂(洗发水),局部外用皮质类固醇激素(+/- 维生素 D 类似物)和一些可以去除头皮附着物的制剂,如油类或水杨酸。头皮受累很少需要系统性的治疗。

　　脂溢性皮炎可能是由于宿主对共生糠秕

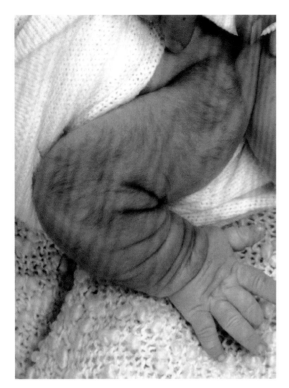

图 19.15 非激素依赖性多毛症

表 19.4 引起多毛症的药物

链霉素
环孢素
米诺地尔
重氮氧化物
苯妥英钠
青霉胺
补骨脂素类

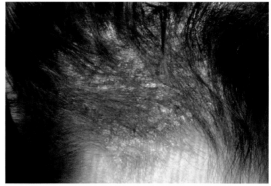

图 19.16 头皮银屑病

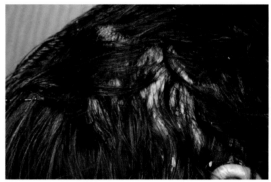

图 19.17 石棉状糠疹

延伸阅读

Dawber, R.P.R. and Van Neste, D. (2004). Hair and Scalp Disorders: Common Presenting Signs, Differential Diagnosis and Treatment, 2e. London: Taylor and Francis.

McMichael, A.J. and Hordinsky, M.K. (2008). Hair and Scalp Diseases：Medical, Surgical and Cosmetic Treatments (Basic and Clinical Dermatology).New York: Informa Health-care.

马拉色菌酵母的免疫反应所致，多引起头皮红斑和脱屑。脂溢性皮炎可用含有酮康唑或锌硫的洗发水治疗。炎症严重的情况下可局部外用皮质类固醇激素。

过敏性湿疹、对苯二胺（PPD）过敏性接触性皮炎（多见于黑色染发剂）和免疫大疱性疾病（如寻常性天疱疮）也可能累及头皮。

第 20 章 | 甲病变

David de Berker

United Bristol Healthcare Trust, Bristol, UK

概述

- 甲是由角质组成的外胚层衍生物，由甲床上的表皮褶皱向前生长。指甲每周生长约 1mm，趾甲每月生长约 1mm。
- 甲板附着在底层甲床上，会受到过度角化、炎症或感染的影响，从而导致甲板抬起，称为甲剥离。
- 炎症、创伤和感染可致甲板增厚。
- 银屑病和湿疹时可见甲横脊。博氏线是一种横向凹陷的浅沟，由于严重疾病或生理压力过大引起。
- 甲形状的变化有棒状凸起，是由于甲周围组织肿胀和血管增多所致。Koilonychia 是一种"匙形"甲畸形，可能与缺铁有关。
- 甲附近的感染和炎症可导致急性或慢性甲沟炎。
- 甲颜色的变化是由甲床或甲板的改变引起的，有时两者兼有，如白甲症（甲变白）和甲下出血引起的黑变。
- 甲的纵向棕色条纹通常出现在有色人种中。在白种人中，甲上孤立的棕色条纹可能是发育不良的痣，若有甲襞的受累提示甲下黑色素瘤。

一、简介

　　人类的甲的主要功能是保护指和趾远端软组织免受日常生活中的物理创伤。

　　甲来源于外胚层，主要由角蛋白组成（图 20.1）。甲板由甲床上的表皮褶皱向前生长而形成，与甲床下部的基质（新月形或半月形）连续。甲角蛋白主要来源于甲襞背面和甲床的基质。

　　甲在出生后即缓慢生长，随着年龄的增长，甲的生长越发缓慢。指甲生长速度要比趾甲快，尤其是优势手。女性甲生长较男性

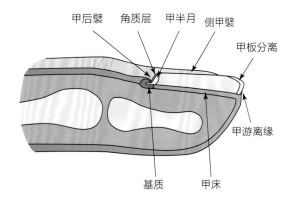

图 20.1　甲横截面示意图

缓慢，但在妊娠期间甲生长加速。指甲每周约增长 1mm，趾甲每周约增长 0.25mm。

二、甲形状、表面和附件的改变

点蚀

甲点蚀在临床上表现为甲板表面的小凹陷，由鳞片角化不全（如银屑病）引起（图 20.2）。炎症性疾病影响近端甲基质的生长，造成角化不全，如银屑病、湿疹、扁平苔藓和斑秃。

甲下角化过度

远端甲床出现甲下鳞屑，鳞屑致密积聚，导致甲下角化过度，最常见的是银屑病、湿疹、真菌性指甲病。若发生在趾，这可能是创伤或全身角化过度反应的一部分。

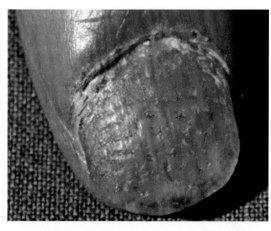

（a）

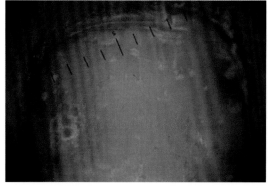

（b）

图 20.2 （a）和（b）甲点蚀及皮肤镜下指甲外观

油斑

此征象是银屑病特有的，提示甲床上有一银屑病斑块，与游离边缘不相连。甲有一小片变色，呈现出油性外观。

甲剥离

附着在甲床上的甲板发生部分或全部脱落。这可能是由于甲床的炎症、肿瘤、创伤或感染过程引起，改变了甲床的生物学功能，影响甲板附着。急性外伤引起的甲剥离通常能自行愈合。慢性外伤，包括修甲，即使用锋利的工具去除甲下的甲屑（图 20.3）。这种形式的创伤可以是造成甲剥离的独立诱因，也可与皮肤病（如银屑病）等共同作用导致甲剥离。甲状腺功能亢进是造成甲剥离的系统性原因。

慢性甲剥离易继发于温暖潮湿环境中的微生物感染。主要是念珠菌属和铜绿假单胞菌。这些微生物可导致甲床上的裂痕持续存在，并会增加不适感，产生臭味。

甲板增厚

多种疾病可造成甲板增厚，变黄，也是趾正常老化的一部分。湿疹、银屑病、扁平苔藓和黄甲综合征是导致甲板增厚的主要炎症性疾病。真菌感染也会导致甲板增厚，和其他所有炎症性疾病一样，可分为甲下角蛋白增加引起的甲板增厚和甲板改变引起的增厚（图 20.4）。慢性创伤亦可导致甲板增厚，甲的反应与皮肤的反应大体相似。可以看到趾锤状指，趾的游离边缘向下，每走一步都像钢琴弦锤一样。这种力传回甲基质，导致指甲板增厚。

甲横沟

最常见于银屑病和湿疹，近端甲襞炎症导致继发性甲基质功能改变。指的创伤可能导致类似的横沟，多为单条。

刺激性皮炎（湿疹）

这是造成慢性甲沟炎的一个重要原因。常见因素是刺激。如本身存在过敏或其他部位的皮肤问题，再加上甲根区或两侧皮肤的

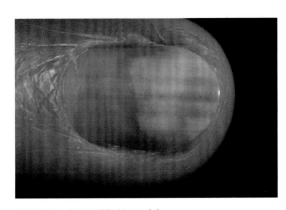

图 20.3　修甲引起的甲剥离

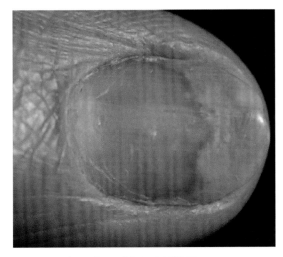

图 20.4　银屑病甲剥离和甲板增厚

职业性刺激，即可引起甲沟炎。由此产生的炎症可扩散到甲基质。当处于潮湿环境中，或进行潮湿作业时，会有继发念珠菌属感染的可能。

博氏线

严重的全身性疾病可导致甲基质功能紊乱，如果导致甲形成暂时受阻，那么在甲板中就会出现横向断裂，可同时出现在多个甲，随后甲继续生长。横向断裂如同日历一样，可记录甲生成受阻发生的时间。这一点最初是由巴黎心脏病学家 Joseph Beau 发现，他根据希腊语将其称为回顾性标记。虽然博氏线通常被认为是过去生理变化的指标，但也可见于某些疾病加重时，如湿疹或银屑病，

还有一些比较罕见的疾病，如大疱性类天疱疮。

甲缺失（脱甲症）

如果甲基质炎症广泛且严重，可能会导致甲脱落，甲板基质产生完全中断，可继发于严重的皮肤感染或外伤。外伤可导致甲下大量出血，使甲板与甲床分离。

甲纵向裂隙

甲纵向裂隙是指一个甲上的单个裂口，没有其他甲病变或皮肤疾病，提示局部基质损伤（图 20.5）。这可能是由于急性创伤伴瘢痕造成的，也可以是甲上或甲下的肿物造成的慢性损伤，或小面积的甲基质发育不良，以致甲不能生长。出现这种情况需要仔细查体以及影像学检查，必要时可手术探查和取样。如果是多发性的纵裂，通常是全身炎症或退行性病变的结果，最常见的原因是扁平苔藓和老化。老化是一个非特定的过程，甲基质的流失和脆弱性的增加，会导致裂痕产生，多出现在甲的远端几毫米处。在遗传性

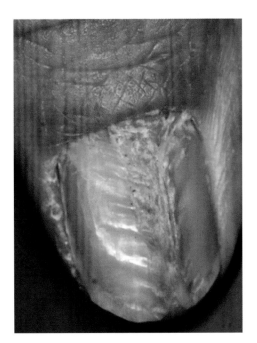

图 20.5　甲纵裂伴营养不良，称为 canaliform dystrophy of Heller。可能是由甲襞创伤引起的基质炎症造成

皮肤病 Darier 病中可以看到炎症和退行性变的混合，甲的远端划痕可能向近端延伸，具有明显的破坏性（图 20.6），同时出现该病特有的其他体征。

横向（层状）裂隙

常见于甲远端和游离缘。好发于儿童，多见于大脚趾，或经常被吮吸的甲。也可在中年及以后出现，可能是退化过程的一部分。甲板垂直方向上有超过 100 个细胞组成，横向裂隙提示甲板片层之间的黏附性丧失。甲的游离缘很容易受到一些溶剂渗透腐蚀，导致片层之间的黏合力丧失。

甲周皮肤脓疱

脓疱出现在甲周围，会对甲造成一定的影响。脓疱可以是无菌的或感染性的。急性甲周皮肤脓疱，在没有明确证据之前，多认为是感染性的。感染多由轻微创伤引起，导致化脓性细菌，如金黄色葡萄球菌感染，手指肿胀发红，有一个或多个脓疱，是为急性甲沟炎。

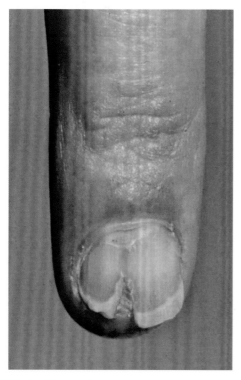

图 20.6   Darier 病

单纯疱疹可以产生类似的表现，其特点是体积较小，数量较多，成簇分布的小水疱。念珠菌也可以导致脓疱，多为慢性过程。无菌脓疱多由银屑病引起。与急性感染性疾病相比，无菌性脓疱的痛感较低，相关炎症反应较少，可累及多个手指，身体其他部位也可出现脓疱。脓疱逐渐消退后，留下褐色残留物。在某些情况下，无菌性银屑病脓疱可影响指甲，可能是广泛的脓疱型银屑病的一部分表现，或是掌跖脓疱病、肢端皮炎或 Hallopeau 的变体。

匙状甲

匙状甲是指指甲的"匙形"畸形。这在正常婴儿身上可见，主要是趾甲。在老年人中，可能是缺铁性贫血的表现。匙状甲也是指甲萎缩性疾病的非特异性特征。在甲板薄弱部位，甲板向中央倾斜，这在变异型扁平苔藓中可以看到。

杵状指

杵状指是指甲形状的变化，继发于甲周组织的慢性肿胀和脉管系统的增加。甲的横向和纵向曲率增加（图 20.7）。甲根区与近端甲襞相交的地方，由于肿胀，与甲襞的夹角消失了，且质地松软。杵状指可由于系统性疾病或遗传因素引起，可影响所有的甲，但是趾的变化不如指明显。如果是由先天性心脏病或肺空洞纤维化引起的，可伴有甲床发绀。特发性变异，或炎症性肠病和肝病引起的杵状指，甲颜色可以是正常的粉红色。

甲颜色的变化

甲床或甲板的改变会引起甲颜色的变化，有时两者同时存在。皮肤镜是评估甲色素的有用工具。

三、甲床病变

白甲病

甲的白化可根据引起颜色改变的原因来分类。明显的白甲（图 20.8）反映了甲床血

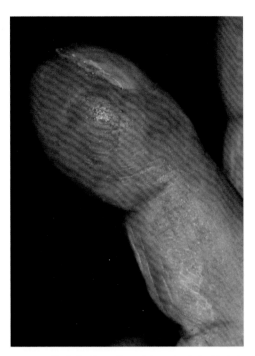

图 20.7　杵状指伴近端甲襞与甲板之间的夹角消失

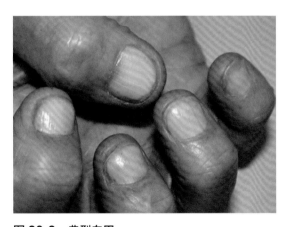

图 20.8　典型白甲

管状态的变化。最常见的诱因是水肿或正常血管色素丧失，如肝硬化低蛋白血症。真正的白甲病是原位病变或者撕脱导致指甲板的成分改变，都呈现白色。从生物学上讲，有以下两个原因。

首先，甲形成后发生的改变，最常见的原因是真菌感染。其次，甲板生成异常可能导致白甲，多为白点或白线，没有什么临床

意义，并不代表缺钙。还有一种家族性变异，整个甲可能是白色的。

明显的白甲病多发生在低蛋白血症者和老年人。在炎症性关节病、心力衰竭、发绀型先天性心脏病或呼吸系统疾病中可见红色甲半月。它可以波动，可能不是身体疾病的指征。

米帕林（mepacrine）可引起灰甲。

甲下出血导致甲紫色或黑色变。

四、甲床病变

斑片状棕色变色见于"黄甲综合征"、真菌感染和银屑病。药物引起的颜色改变比较均匀，例如，四环素会使甲发黄，抗疟药会使甲发蓝，氯丙嗪会使甲发棕。

真性白甲病是真菌感染（浅表白甲真菌病）、外伤和自身免疫性指甲病引起。米氏线可见于真性白甲病，是甲上的白色横纹。患者多有使用或接触有毒药物的经历，如使用化疗药物，白色横线的位置可以体现化疗药物的剂量和用药间隔。

黄甲综合征与呼吸系统疾病和鼻窦疾病有关。长期反复使用甲油会导致甲角质的改变，肉芽形成，会使甲呈现黄色外观（图20.9）。

甲增厚是由于外伤、慢性炎、营养不良或真菌感染引起。

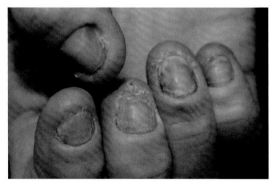

图 20.9　黄甲综合征

棕甲或黑甲是指由于甲基质中色素的产生而在甲中形成的棕色条纹（图20.10）。黑色素的来源可能是良性的，也可能是恶性的。天生深色皮肤的人通常有明显的良性多发性棕色条纹。如果白色皮肤的人出现黑甲，则应引起重视，可能有恶变（黑色素瘤）。肾上腺功能不全引起的艾迪生病可能会出现轻微的甲变色。

米诺环素和齐多夫定可导致黑甲。

甲板内黑色素沉积增加导致纵向黑斑（框20.1）

纵向棕色条纹常见于有色人种的甲，在白种人中是罕见的。若白种人出现孤立的甲棕色条纹，虽然可能是良性的，仍需由专家诊断，排除甲下黑色素瘤的可能性。纵向棕色条纹多与哈钦森征有关，即色素沉着延伸到周围组织，特别是角质层。肾上腺疾病很少与纵行条纹有关。

五、常见皮肤病和甲病变

银屑病是一种最常见的导致甲受累的皮肤病。大约80%的银屑病患者在病程的某个阶段会有一些甲的特征性改变，包括凹陷、横脊、甲剥离、油斑、甲下角化过度（图20.11）和慢性甲沟炎等。当疾病严重时，可能因疼痛而导致甲功能丧失，无法承受压力或进行精细操作。

湿疹与甲脆性增加和断裂有关。甲增厚和畸形可发生在湿疹或接触性皮炎中，有时伴有横向隆起。还可以看到点蚀。甲床变化比银屑病少见，但变应原隔离在甲床下，可导致急性和慢性甲床疾病（图20.12）。

扁平苔藓对甲的影响与银屑病类似，其最典型的表现是甲板萎缩甚至完全消失。可能出现角质层增厚并生长在甲板上，称为翼状胬肉形成（图20.13）。

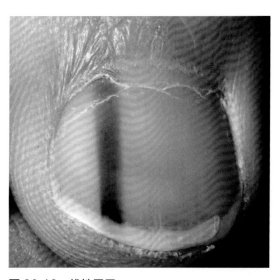

图 20.10   线性黑甲

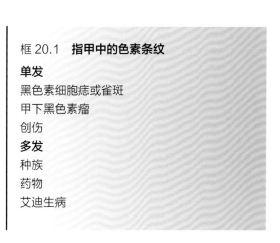

框20.1   **指甲中的色素条纹**

单发

黑色素细胞痣或雀斑

甲下黑色素瘤

创伤

多发

种族

药物

艾迪生病

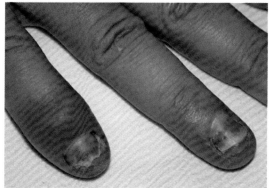

图 20.11   银屑病甲剥离，点蚀，伴小指远端指间关节关节炎

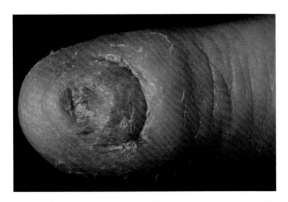

图 20.12　湿疹引起甲基质炎性改变，并与周围湿疹混合，甲失去完整性

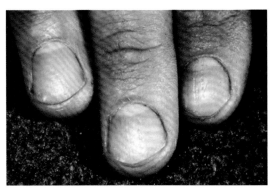

图 20.14　斑秃伴甲营养不良，出现多个小而规则的凹陷

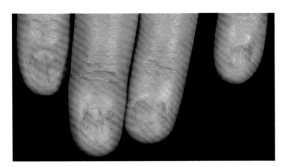

图 20.13　扁平苔藓

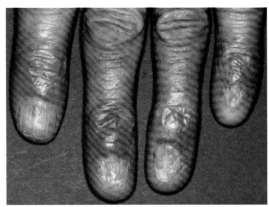

图 20.15　狼疮性甲萎缩

大约 30% 的斑秃患者会出现甲改变。其特征包括甲皱缩，凹陷，白甲和脆性增加。如果甲脆性增加，称为甲粗糙脆裂（trachyonychia）。可能影响所有甲，称为二十指甲营养不良（图 20.14）。

Darier 病与指甲营养不良和纵向条纹有关，在游离边缘形成三角形缺口（图 20.6）。背区、胸区和颈区皮肤中央可有特征性的褐色鳞屑丘疹。日晒会使病情加重。

自身免疫性疾病，如天疱疮和类天疱疮，可能引起多种甲变化，包括甲襞隆起、分裂、部分或全部甲萎缩和脱落。

甲变色和易碎多与红斑狼疮有关（图 20.15 和图 20.16）。

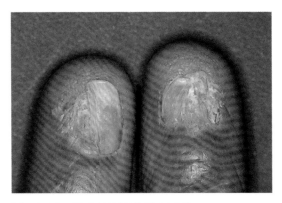

图 20.16　狼疮伴甲翼状胬肉形成

六、感染引起甲病变

甲周组织细菌感染

甲感染可能影响周围软组织或甲床。近端甲襞和远端甲襞易受金黄色葡萄球菌感染，比较少见链球菌或革兰氏阴性菌感染。治疗方法是引流脓液和系统性使用抗生素，应根据脓液培养及药敏结果调整治疗方案。

甲剥离可能会引起甲床感染（图20.17）。念珠菌和假单胞菌是最常见的致病菌，甲剥离空间的湿热特性能促进致病菌生长。治疗需要修剪甲，暴露甲床，避免潮湿的工作，每日用吹风机吹干甲下面，并使用抗菌剂。外用抗菌治疗可以在甲下使用庆大霉素滴眼液，或者每日用醋或次氯酸钠溶液浸泡5分钟，用作预防复发的长期治疗。感染的治疗需要依赖于甲剥离的好转。

真菌感染

甲板受到皮肤真菌感染会影响甲床，常发生在既往外伤的甲，趾甲比指甲更易受累，应寻找和治疗邻近皮肤的感染，尤其是在第四和第五趾之间。在开始治疗之前，需明确是真菌感染引起的，因为银屑病、湿疹可以引起类似的甲改变。通过对甲板和甲下碎屑进行显微镜检查和培养（图20.18），可以确诊。真菌培养阳性是系统性抗真菌治疗的先决条件。在某些情况下，可采用PCR技术来确定真菌感染，但是PCR检测阳性，并不意味着存在活的真菌。

培养可确定真菌是否为皮肤真菌，如红色毛癣菌，或非皮肤真菌。后者更难有效治疗，需由皮肤科专科医生或甲疾病专科医生根据病情制订治疗方案。

对于皮肤真菌引起的甲真菌病，可根据患者的意愿和临床情况制订治疗方案。用特比萘芬进行系统性治疗可使大约50%的患者的病甲恢复正常。若联合外用阿莫罗芬，每周使用，治愈率将有所增高。

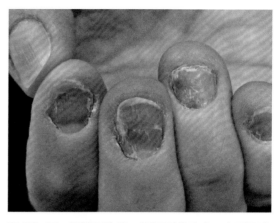

图20.17 慢性甲沟炎，甲板形状改变，角质层丧失，并由于甲襞炎症和微生物感染而变色

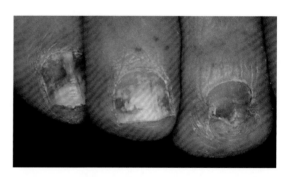

图20.18 浅表型真菌感染（第四趾）和小趾远端及甲下型真菌感染

七、外伤性甲疾病

急性创伤多是挤压伤或撕脱伤。挤压伤多会造成甲下出血。如果出血面积超过甲面积的50%，则需要引流以缓解疼痛，并减少长期压迫对基质造成损伤。急诊处理可将回形针掰直，烧红后在甲上钻一个小孔引流血液。撕脱伤会导致甲盖完全或部分提起，后一种情况下可出现甲撕脱。最好清洗甲，并将其放回原位，作为甲床伤口的覆盖物，再用敷料或氰基丙烯酸酯胶水固定。当其下长出新的甲时，原来的甲最终会脱落。

趾甲的慢性损伤多是由于鞋子不合脚，甲的游离边缘与鞋反复接触摩擦造成的。穿尖头鞋或高跟鞋时最明显，足进入鞋子后，会受到向下的挤压力。一些运动，如踏板健身操、爬山（向下）、滑雪和长跑时，由于鞋子和趾头之间的作用，也会造成趾甲创伤。慢性创伤最初可表现为无症状出血。随后甲增厚变黄。多年以后，甲基质的形状发生改变，甲可能向上生长，失去甲床附着。在马拉松赛跑中，人们赛后掉甲的情况并不少见。

甲的慢性损伤可由习惯性抠咬甲（图20.19）、修甲或职业性重复性创伤（如纸箱组装）引起。

对所有慢性创伤引起的甲损伤，其治疗都有赖于发现和避免病因。对于一些自身习惯造成的创伤，要让患者明白他们的习惯在甲创伤中的作用可能并不容易。治疗上可采用敷料封闭对甲和甲襞进行物理保护，可辅以皮质类固醇激素软膏。

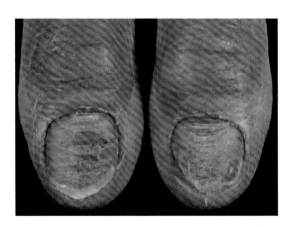

图 20.19 近端甲襞的慢性摩擦损伤导致纵向萎缩

八、系统性疾病对甲的影响

系统性疾病中的甲改变

急性 急性疾病导致甲的横向萎缩线称为博氏线。严重疾病可引起甲剥离和甲脱落。

慢性 杵状指影响末节指骨的软组织，导致肿胀，甲板与甲襞之间的角度增加。甲周组织慢性肿胀，血管系统增加，甲横向和纵向弯曲度增加（见图20.7）。在甲底部，由于肿胀，甲板与甲襞的夹角消失，甲襞变

得松软。杵状指多由于系统性或遗传因素引起，所有的甲可受累，但趾甲的变化不如指甲明显。多与慢性纤维化、感染性或恶性呼吸系统疾病、发绀型先天性心脏病以及少数炎症性肠病有关。杵状指也可能是遗传性的，单侧出现伴血管异常。

发绀多是由发绀型先天性心脏病或肺空洞引起的，甲床可以发绀。在特发性变异时，或者有炎症性肠病和肝病时，甲也可能是正常的粉红色。

点片状出血发生在甲下面，常是轻微创伤造成的。其他很多疾病可引起甲下点片状出血，如亚急性细菌性心内膜炎和严重的类风湿关节炎。

甲旁病变

病毒性疣常见于甲襞（详见第14章）和甲床，对甲板也有一定的影响。儿童时期，病毒性疣可不治而愈。在成年人中，其病程多不可预测。可行局部治疗、手术、激光和化疗等，侵袭性治疗可能出现疼痛、感染和瘢痕等并发症，导致治疗失败。

黏液样假性囊肿是由于滑膜囊的损伤，使皮下组织中的滑液逸出而引起。多继发于骨关节炎，也可由其他特殊部位的创伤造成。液体聚集在手指背侧，在基质上方近端甲襞下方，或基质下方。当囊肿位于甲基质时，由于压力的影响，甲盖生长将发生改变（图20.20）。可小心地缝合滑膜囊的缺损以治疗囊肿，但趾囊肿治疗的失败率相对较高。

痣可能出现在甲附近，良性黑色素细胞痣可产生色素条纹。

黑色素瘤（图20.21）多由于甲基质中的色素病变引起，导致甲板色素沉着，并在甲中形成深色纵向条纹。早期黑色素瘤很难与良性痣区分开。随着病程的进展，黑色素瘤可导致角质层的色素沉着，是为Hutchinson征。黑色素瘤进一步发展，损伤甲板，导致甲开裂或脱落。有时，甲下黑色素瘤是不含黑色素的，因此没有色素变化，

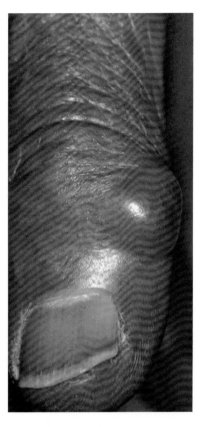

图 20.20 黏液样囊肿，又称黏液样假性囊肿

任何快速增长的软性肿瘤应该高度怀疑是否为黑色素瘤。黑色素瘤与化脓性肉芽肿有一些相似之处，多需要组织学检查进行区分。由于甲比较厚，甲的黑色素瘤通常比其他部位的黑色素瘤发现得晚，因此发现即是晚期，预后更糟。

鳞状细胞癌（squamous cell carcinoma，SCC）是一种原位病变，相当于 Bowen 病，可发生于甲襞、甲床和甲基质。发生在甲床和基质中的 SCC，可影响甲附着，改变甲板的生长周期；发生在甲襞时，可造成质地的改变和分裂，多伴有疼痛。目前认为 16 型和 18 型人乳头瘤病毒与甲鳞状细胞癌形成有关（类似于会阴和口咽的鳞状细胞癌）。免疫抑制可诱发该病，导致多个手指受累，患者在治疗后容易复发。最常见的治疗方法是外科手术，首选莫氏显微外科手术，在这种手术中，对于局限性病变，可以保留部分甲。

甲下外生骨疣是一种可导致甲下疼痛的病变（图 20.22）。可经 X 射线检查确诊。需行正侧位片，确保不遗漏任何骨凸起。甲下外生骨疣病理上多为软骨帽，具有放射透光性，因此病理学检查的病损面积比影像学检查提示的病损面积要大。

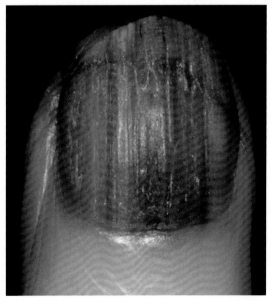

图 20.21 甲板原位黑色素瘤，伴进行性色素沉着

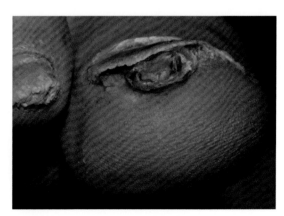

图 20.22 大脚趾甲下外生骨疣

血管球瘤是甲下的皮肤肿瘤,其特点是疼痛,在寒冷和夜晚时加重,抬高患肢可以减轻疼痛。当肿瘤位于甲床时,可能没有临床变化或变化很小。当它位于基质层之下时,由于压迫会对基质层功能造成影响。血管球瘤可在甲出现红色条纹,最终可能会穿过甲并产生裂痕。目前的治疗方法是手术切除。

甲周纤维角化瘤表现为坚硬的纤维团块,可呈球形或细长,对甲基质层的压力会影响甲的生长。甲周纤维角化瘤,除外成人的单发性甲周纤维角化瘤,多与结节性硬化症有关。应对患者进行全面检查,并询问家族史,以确保没有漏诊。多发性甲周纤维角化瘤患者更易患结节性硬化症。可采用手术治疗造成功能损害或疼痛的纤维瘤。

九、甲疾病的治疗

炎症和感染性甲病通常发生在手或足护理不充分的情况下。甲护理原则如下:

1. 保持甲长度适当。不要把趾甲剪得过短,以免甲向内生长。

2. 清洗后仔细擦干手和足,尤其是指或趾之间和指环下方。

3. 从事湿处作业、园艺或接触溶剂或研磨材料的作业时,应佩戴手套。

4. 确保鞋子合脚,足够宽敞以容纳趾。

5. 使用润肤剂防止皮肤干燥,并尽早用外用抗真菌乳膏治疗足癣。

如果是肿瘤则需要外科治疗,最好就诊于皮肤科医生或具有手足外科专业知识的整形外科医生。

严重的系统性炎症性疾病可能造成甲的病变,足以影响甲的功能和并降低生活质量。在这些情况下,需开展系统性治疗,如使用环孢素、甲氨蝶呤、维 A 酸、泼尼松龙,或生物制剂等。由于甲生长的周期,治疗的效果可能在 2 ～ 3 个月内看不到,但一旦炎症得到抑制,就需停止治疗,等待进一步的改善。全身治疗可采用脉冲疗法,以降低不良反应,并使成本效益最大化。

甲的美化

美甲可用来掩盖治疗无效的甲疾病。甲凹痕可以用彩色指甲油或填充丙烯酸凝胶来掩盖,也可以掩盖甲剥离。然而,一旦甲板出现结构变化,如分裂或甲床附着减少,任何形式的人工甲都有可能造成进一步的问题。最常见的是甲剥离加重,因为附着的人工甲可以起到杠杆作用,把残留的甲从甲床上拉得更远。其他问题包括甲下感染,由于人工甲不能完美贴敷,会出现缝隙。去除人工甲也会导致患病甲板进一步分解。

延伸阅读

Baran, R., de Berker, D.A.R., Holzberg, M. et al. (2019). Baran and Dawber's Diseases of the Nails and Their Management, 5e. Oxford: Wiley-Blackwell.

Chapter 21 | **Genital Dermatoses**

第21章 | 生殖器皮肤病

Fiona Lewis
St John's Institute of Dermatology, Guy's and St. Thomas' Hospitals, London, UK

概述

- 生殖器皮肤病很常见，但如果不仔细检查，可能会漏诊。
- 生殖器部位可能出现一些特异性的皮肤病，如硬化性苔藓和扁平苔藓。
- 同一病变在生殖器皮肤上和其他部位的皮肤上的表现不同，治疗方法也需要改进。
- 生殖器皮肤病多需特殊处理，以避免并发症和功能损伤。

一、简介

　　两性的生殖部位都很复杂，既包含角质化皮肤，又有非角质化的黏膜。该部位会发生一些特定疾病，但也可能是其他部位皮肤病的一部分。由于环境潮湿，在皮肤其他部位容易识别的疾病，在生殖部位的临床表现可能会发生改变。刺激、摩擦和特定的菌群会加重皮肤病。生殖器皮肤病的治疗需要调整，因为在其他部位有效的一些局部治疗，用于外生殖器部位会对皮肤产生刺激。一般来说，软膏比乳膏更适用，1 次 /d 的局部皮质类固醇激素治疗就足够了。可以用简单的软膏型润肤剂替代肥皂。

二、病史和体格检查

　　完整的病史应包括一般皮肤病史中的所有常见问题，但对于任何有生殖器症状的患者，还需要一些其他问题。如必须包括女性的性生活史、对排尿、膀胱或肠道症状的影响以及完整的妇产科病史。

　　体格检查需要在光线好的环境下进行，必要时，还应放大检查。应进行系统的查体，涵盖所有部位，包括肛周皮肤。对于有阴道糜烂或上皮内瘤变的患者，需要对阴道进行内镜检查。进一步检查皮肤、口腔、头皮和甲可提供有用的诊断信息。

　　生殖器的外观因人而异，因此医生要了解外阴和阴茎的正常变异，可避免不必要的检查或外科切除。

　　血管角化瘤在两性中都很常见，好发于大阴唇和阴囊（图 21.1），是一种良性血管肿瘤，其上覆角化上皮，直径 1 ~ 3mm，多发。不需要治疗。

　　前庭乳头状瘤是前庭部位的圆形小凸起，约 50% 的绝经前妇女可能出现前庭乳头状瘤。它们与人乳头瘤病毒（HPV）无关，

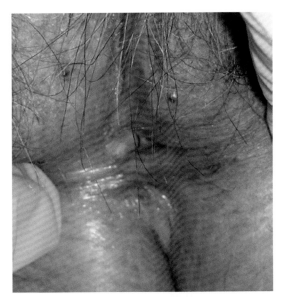

图 21.1　大阴唇血管角化瘤，多发性小血管病变

不会引起症状，不需要治疗。

　　福代斯斑实质是异位皮脂腺，在年轻女性可以非常明显。表现为小阴唇内侧的黄色小点。哈特线是角质化皮肤和非角质化黏膜之间的连接线。

　　约 20% 的年轻男性阴茎出现珍珠疹，多位于冠状沟。组织学为血管纤维瘤。

三、湿疹

　　有几种类型的湿疹可出现在生殖部位皮肤，应注意区分。特应性湿疹通常不会在生殖器部位出现。

　　治疗生殖部位皮肤湿疹可定期使用润肤剂和弱效外用皮质类固醇激素。

　　脂溢性湿疹　是生殖部位皮肤最常见的内源性湿疹。患者常有头皮和面部脂溢性湿疹病史。

　　刺激性湿疹　常见于儿童和有尿失禁的老年妇女，表现为外阴或阴茎干弥漫性红斑。常影响肛周皮肤，在臀区出现对称性红斑，有时伴有鳞屑。刺激性湿疹可因过度清洁而加重，尤其是在使用刺激性清洁液的情况下。

　　过敏性接触性皮炎　生殖部位常见的变应原包括香水、防腐剂、抗生素、局部治疗中使用的卡因类局部麻醉药和橡胶制品等。急性过敏性接触性皮炎，皮肤可出现严重的炎症反应（图 21.2），并伴有渗出和糜烂。可发生继发性细菌感染。如果怀疑是过敏性接触性皮炎，患者需要进行斑贴试验以确定变应原。治疗主要是避免接触变应原。皮疹初期可使用外用皮质类固醇激素和润肤剂治疗，若出现渗出和糜烂，需要用 1：10000 高锰酸钾液浸泡。

四、单纯性苔藓

　　单纯性苔藓多是由瘙痒后搔抓造成的。强烈的瘙痒，往往足以干扰睡眠，由此引起的搔抓会导致皮肤广泛苔藓化。生殖器部位是单纯性苔藓的好发部位，在治疗之前，常会扩散到肛周，病变多见于大阴唇（图 21.3）和阴囊。可使用润肤剂治疗，强效外用皮质类固醇激素可缩短疗程为 2～3 个月。在肛周受累严重时，应考虑进行斑贴试验。

五、阴茎头炎和阴茎头包皮炎

　　阴茎头炎是指阴茎头部的炎症，包皮炎是包皮的炎症。患者可能有潜在感染（如念珠菌、链球菌）或皮肤病，但大多数病例是非特异性的，未发现主要致病原因。可使用温和的润肤剂和弱效外用皮质类固醇激素来治疗。

六、银屑病

　　银屑病可单独发生于生殖部位，或作为全身性疾病的一部分累及肛门生殖器皮肤。由于潮湿的环境，在褶皱部位不会出现典型的银白色鳞片，可出现明显的红斑斑块，有时在游离边缘有少量的鳞片（图 21.4）。瘙

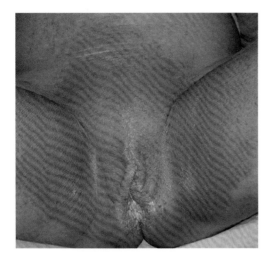

图 21.2　急性过敏性接触性皮炎的广泛红斑

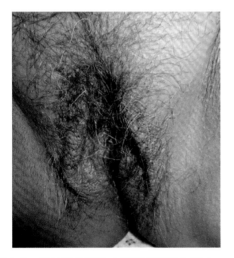

图 21.3　单纯性苔藓伴大阴唇苔藓化和脱皮

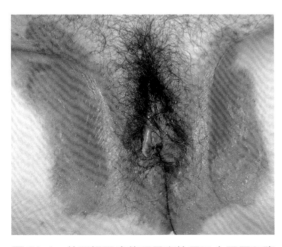

图 21.4　外阴银屑病伴明显斑块累及大阴唇和腹股沟皱襞

痒是银屑病的主要症状，龟裂也很常见，导致疼痛和性交困难。在女性中，银屑病好发于大阴唇和耻骨外侧，男性最常累及龟头、阴茎干和阴囊。在两性中都可出现皮损延伸至肛周皮肤和臀裂的现象。

在生殖器部位，银屑病的局部治疗需要进行调整，因为用于其他部位的一些药物对肛门生殖器皮肤太过刺激。可定期使用润肤剂，使用中效外用皮质类固醇激素减量方案，4 ~ 6 周可缓解。多需间歇用药，以控制病情。钙调神经磷酸酶抑制剂有时作为外用皮质类固醇激素的替代治疗，效果比较明显，但单独使用很少能根治。

七、硬化性苔藓

硬化性苔藓（lichen sclerosus，LS）是生殖器部位最常见的皮肤病。该病在男性女性中都可发生，但在女性中更为常见，且有两个发病高峰，一个在儿童时期（3 ~ 5 岁），第二个高峰发生在绝经后的成年女性。大约20% 的病例在生育期出现硬化性苔藓。

硬化性苔藓的病因尚不明确，可能与遗传因素有关，过去认为可能与伯氏疏螺旋体感染有关，但该理论尚未得到证实，也有专家认为与此无关。有临床证据表明，男性的尿道瓣膜功能失调时，尿液流出受阻，与硬化性苔藓的发生有关。

在女性中，硬化性苔藓多与其他自身免疫疾病如甲状腺功能减退和恶性贫血有关，但男性不是，而且这些自身免疫性疾病也不一定是致病因素。

组织学检测显示在变薄的表皮下有一条致密的胶原条带。真皮中有明显的淋巴细胞浸润，在疾病后期浸润加深。

在女性，主要症状是瘙痒。如果有皮肤开裂，会伴有疼痛，肛周裂在儿童多会引起便秘。阴道狭窄可引起性交困难。在男性，主要症状与包皮过长有关，可出现排尿困难或性交困难。

硬化性苔藓的典型临床表现是白色硬化斑块，主要影响大小内阴唇（图 21.5）、阴蒂和会阴。瘀斑是 LS 的主要症状，是由于皮肤浅部血管破裂引起的。在一些患者中，瘀斑可很严重，尤其常见于儿童，导致对儿童性虐待的错误诊断。LS 可造成正常结构的改变，可能会伴随小阴唇的吸收和阴蒂包皮的封闭（图 21.6）。内大阴唇的融合可以导致阴道口封闭。LS 不影响阴道。

在男性中，病变最常见于阴茎头（图 21.7）和包皮内侧，导致包茎。在接受包皮环切的男性中，可以看到冠状沟的闭塞。尿道狭窄需要泌尿科专家评估。

LS 的鉴别诊断包括扁平苔藓（LP）、黏膜类天疱疮和白癜风。一些 LS 患者在同一部位也可出现白癜风。

超强效的外用皮质类固醇激素，如 0.05% 丙酸氯倍他索软膏，可作为成人和儿童 LS 的首选治疗方法。可采用为期 3 个月的逐步减量方案，第 1 个月 1 次 /d，第 2 个月起隔日使用 1 次，然后每周 2 次。此后，治疗应根据患者的实际情况实施，以控制症状和体征。不幸的是，治疗不能逆转瘢痕的产生，但可阻碍其加重，因此早期诊断和治疗非常重要。包皮环切术对男性包茎患者很有帮助。但是尽量避免对女性开展手术治疗，除非有严重的瘢痕导致功能问题或恶性肿瘤的发生。

LS 患者发生鳞状细胞癌（SCC）的风险为 3% ~ 4%，适当的治疗和良好的疾病控制可以大大减少 SCC 的发生。罹患 SCC 的患者多有非典型特征与角化过度。这些患者通常对治疗反应很差，应该在专科诊所进行仔细的监测。任何有不典型体征部位都应该进行活检。

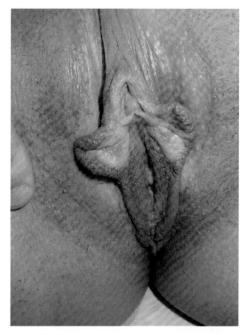

图 21.5　外阴硬化性苔藓，小阴唇和阴蒂包皮上有白色硬化斑

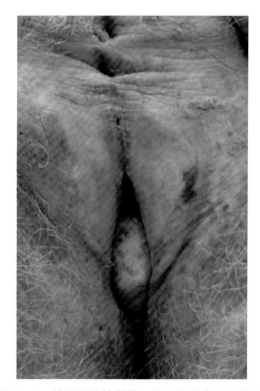

图 21.6　外阴硬化性苔藓，小阴唇融合和阴道口狭窄。可见瘀斑

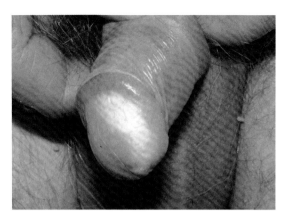

图 21.7　硬化性苔藓影响阴茎头

八、扁平苔藓（LP）

扁平苔藓（lichen planus，LP）是一种炎症性皮肤病，生殖器多有受累。典型的皮肤 LP 患者中，约 25% 的男性和 50% 的女性会出现生殖器病变。发生在生殖器皮肤的 LP 主要有 3 种。

1. 典型（丘疹鳞片状）LP。病变与发生于其他部位的平顶紫色丘疹非常相似，常见于阴茎干和大阴唇外侧，可影响黏膜表面，边缘常可见 Wickham 纹。此型常可见口腔受累。病变可伴瘙痒，也可无症状。

2. 糜烂性 LP。糜烂性 LP 的病变多位于前庭（图 21.8）或阴茎头（图 21.9），可见表面光滑的红斑。瘢痕可导致正常解剖结构的改变。糜烂性 LP 的一种变体是外阴 – 阴道 – 牙龈或阴茎 – 牙龈综合征。阴道壁上的糜烂会导致阴道瘢痕形成，造成性交困难。患者可能有其他部位的疾病，包括泪道、耳道和食管。

3. 肥厚性 LP。是一种罕见病变，但非常重要，因其有恶变的风险。临床表现为增厚的结节，伴剧烈瘙痒。

LP 的一线治疗方案是使用超强效的外用皮质类固醇激素 3 个月，用于治疗硬化性苔藓，患者需要持续治疗。糜烂性 LP 患者

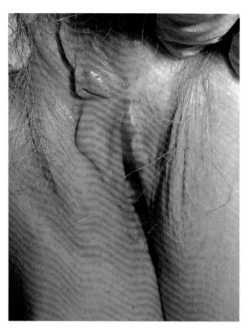

图 21.8　外阴糜烂性扁平苔藓伴前庭糜烂和结构改变

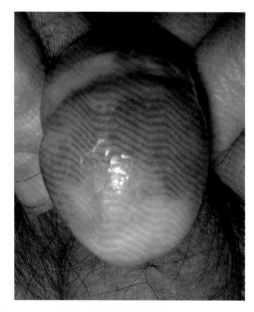

图 21.9　阴茎头糜烂性扁平苔藓

需要皮肤科专科医生治疗，以监测和治疗瘢痕形成引起的并发症。系统性用药包括羟氯喹和麦考酚吗乙酯。

九、其他炎症性皮肤病

自身免疫性大疱病

寻常性天疱疮和大疱性类天疱疮可以影响到生殖器，作为广泛疾病的一部分。黏膜类天疱疮比较特殊，波及黏膜。其免疫荧光表现与大疱性类天疱疮相同。瘢痕的发生与 LS 和 LP 相似。

线性 IgA 病很罕见，儿童型（儿童慢性大疱性疾病）病变通常始于生殖器及其周围皮肤，多呈环状的群集水疱。基底膜区 IgA 呈线性沉积是诊断依据。

系统性疾病引起的生殖部位皮肤病变

贝赫切特综合征　一种多系统综合征，没有任何特异性诊断检查，通过临床表现评分来诊断该病。贝赫切特综合征必须存在口腔溃疡，还需要有至少两个其他部位的表现，包括生殖器溃疡、关节炎、眼病变、毛囊炎和过敏反应。生殖器溃疡多发生在大阴唇、阴囊和阴茎头，比口腔溃疡大，愈合时留下瘢痕。

克罗恩病　生殖器部位皮肤损害在胃肠道受累或不受累的情况下都可发生。其特征表现为深的"刀砍"裂缝、溃疡、水肿。常见肛周裂和先天性裂。治疗包括口服抗生素、全身免疫抑制和使用生物制剂如阿达木单抗和英夫利昔单抗。患者需要多学科联合护理。

肠病性肢端皮炎　该病在口周和生殖器皮肤表现为特征性红斑、糜烂性皮疹，主要发生在儿童身上，多是由于缺锌引起的。补锌后皮肤损伤迅速消退。

赖特综合征　这是关节炎、结膜炎和银屑病样环状病变（环状阴茎头炎）的反应性三联征，可以是某些感染的前驱症状，如志贺菌感染或非淋菌性尿道炎等。在女性中极为罕见。

黑棘皮病　该病表现为典型的色素沉着，天鹅绒样的斑块，多累及腹股沟皱襞，也可能存在于其他部位。

表 21.1　生殖部位溃疡的病因

感染——性传播	梅毒，软下疳，单纯疱疹，性病淋巴肉芽肿，donovan 病
感染——非性传播	EB 病毒感染，单纯疱疹，肺结核，阿米巴病
药疹	多形性红斑，中毒性表皮坏死松解，固定性药疹
炎症	贝赫切特综合征，克罗恩病，Lipschutz 溃疡，口腔溃疡
外伤	外伤，动脉性皮炎
恶性肿瘤	鳞状细胞癌，基底细胞癌，皮肤淋巴瘤，黑色素瘤

十、生殖部位溃疡

对生殖部位溃疡患者需要详细询问病史。除了一般信息外，性生活史和冶游史尤其重要，因为一些性传播感染可能会出现溃疡。生殖部位溃疡的原因见表 21.1。

Aphthous 溃疡

Aphthous 溃疡，与口腔溃疡相同，但发生在外阴，男性很少见。Aphthous 溃疡是疼痛的浅表溃疡，边缘有红斑，基底部脱落，主要见于大阴唇内侧。数日内可愈合，1 次 /d 中效外用皮质类固醇激素可以加速愈合。

Lipschutz 溃疡

Lipschutz 溃疡多急性发病，仅见于年轻女性，在大阴唇上出现大而疼痛的溃疡，并在 24 小时内迅速扩大。在溃疡出现前 10 日内，多有上呼吸道感染或流感样疾病的病史，溃疡可能是一种应激表现。可采用短疗程的泼尼松龙治疗，10 ~ 15mg/d，为期 1 周，对溃疡的愈合非常有帮助，能充分缓解疼痛。溃疡多在 3 周后愈合，不留瘢痕。

药疹

严重的药疹可能影响到生殖器部位的皮肤，如多形性红斑和中毒性表皮坏死松解。

固定性药疹可出现在生殖器部位皮肤上，更常见于男性。可出现大疱和溃疡。药疹可以间歇性发作，因为有些药物需要间歇性用药，如非甾体抗炎药、氟康唑等。

十一、色素沉着

生殖器部位皮肤常见正常色素沉着改变。炎症易发生低色素或高色素沉着，尤其是在典型的 LP 和银屑病之后。生殖器雀斑样痣可以是一些罕见综合征的一部分，如雀斑样痣、心房黏液瘤和蓝痣综合征（LAMB，lentigines, atrial myxoma and blue naevi）。

黑变病

黑变病在生殖器部位皮肤很常见，男性和女性均可发生。其病理机制是基底黑色素细胞中的黑色素增多，但黑色素细胞的数量并没有增加。表现为非常黑的不规则的色素沉着区域，可多发（图 21.10）。由于其组织学表现具有特征性，因此可进行皮肤活检以确诊。目前没有证据表明黑变病会进展为黑色素瘤。

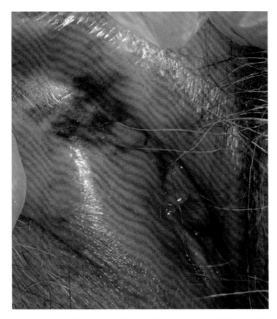

图 21.10　外阴黑变病——内阴唇不规则色素沉着

生殖器痣

生殖器部位的痣在临床表现和组织学表现上都不典型，需要皮肤科专家对其进行组织学检查，防止黑色素瘤的误诊。

十二、感染

在这里将讨论常见的生殖器感染，对于任何怀疑或确认有性传播感染的患者，应转诊至泌尿生殖科诊所进行诊断、治疗和接触追踪。

阴虱

阴虱感染可引起剧烈瘙痒。阴毛上可见虱卵。治疗方法是外用氯菊酯。

疥疮

生殖器部位的皮肤经常感染疥疮，表现为阴茎干或大阴唇的炎症性、瘙痒性丘疹。治疗方法是外用氯菊酯。

念珠菌病

念珠菌属是女性正常菌群的一部分，当菌群平衡失调时（例如抗生素治疗后或免疫抑制患者）就会发生念珠菌感染。90% 以上的念珠菌病是由白念珠菌引起的，表现为干酪样分泌物，皮肤开裂时有明显的瘙痒和疼痛。一般来说，外用唑类化合物治疗就足够了，但是对于继发于其他皮肤感染的念珠菌感染患者，需口服 150mg 氟康唑。

单纯疱疹病毒感染

典型表现为疼痛的丛集性水疱，多在 7 日内消失。这种感染并不总是通过性传播的，有时可同时检测出 1 型和 2 型单纯疱疹病毒（HSV）。该病在一些患者中反复发作，可延长阿昔洛韦治疗疗程，200 ~ 400mg，2 次 /d。在免疫抑制患者中，疱疹性病变的表现是非典型的，并类似于恶性病变。

人乳头瘤病毒（human papilloma virus，HPV）感染

许多不同类型的人乳头瘤病毒可感染肛门生殖器部位。90% 的生殖器疣由 6 型

和 11 型 HPV 引起，16 型和 18 型 HPV 与大多数外阴上皮内瘤变（ vulva intraepithelial neoplasia，VIN）有关。在接种疫苗的人群中，疣和 VIN 的发病率都显著降低。生殖器疣通常表现为小疣丘疹，可融合，在免疫抑制患者中皮疹可非常广泛。治疗方法包括冷冻疗法、咪喹莫特或外科消融。

十三、上皮内瘤变

生殖器皮肤发生的恶性肿瘤有两种类型。最常见的类型与感染致癌类型的 HPV 有关，主要是 16 型和 18 型，可引起细胞变化，导致 VIN 或阴茎上皮内瘤变（penile intraepithelial neoplasia，PeIN）。已知的危险因素有免疫抑制和吸烟。以前曾用过几个术语来描述这一点，如 Bowenoid 样丘疹、Queyrat 红细胞增生等，现在已不再使用。在女性中，称为高危鳞状上皮内病变。

HPV 相关的上皮内瘤变的病变在外观上具有多态性，从扁平的色素斑到广泛的红斑和疣状角化过度斑块（图 21.11）都可出现。有时是单发的，但更常见的是多发性的，阴道、子宫颈和肛周皮肤中可发现类似的皮损（图 21.12）。应对这些部位进行定期检查，患者的治疗管理需要与妇科医生、泌尿外科医生和结直肠外科医生共同实施。

对较小的单发灶病变可进行手术切除，对较大的多发性皮损可使用 5% 咪喹莫特进行药物治疗。

第二种类型是慢性炎性疾病（如硬化性苔藓或 LP）发展为恶性肿瘤。这种情况不常见，最初可能会出现与第一型不同表现的 VIN 或 PeIN，但在组织学上很难诊断，需要非常明确的临床病理相关性才能诊断。这部分患者通常有非典型的临床特征，如角化过度和糜烂，对治疗效果差，有些没有并发症。基底层有细微变化，其余表皮分化正常。分化型 VIN 或 PeIN 进展为浸润性 SCC 的风险

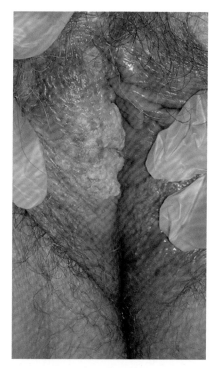

图 21.11　外阴上皮内瘤变伴白色角化过度斑块

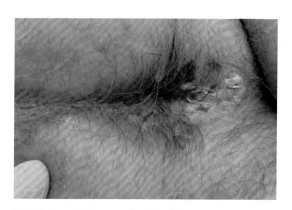

图 21.12　肛周 HPV 相关上皮内瘤变

非常高，需手术切除。

十四、乳房外佩吉特病（ Paget 病 ）

Paget 病是一种原位腺癌，好发于乳头部位。生殖部位是乳房外 Paget 病（extramammary Paget disease，EMPD）最常见的发病部位，虽然罕见，但女性的发病率远高于男性。通常发生在老年人，诊断往往被延

误，患者可出现广泛的疾病表现。

EMPD 临床表现为湿性红斑斑块，可类似于其他炎症性皮肤病，斑块多是不对称的。对临床诊断为银屑病但治疗无效的患者，都应进行皮肤活检。

组织学检查可作为 EMPD 的诊断依据，临床病理相关性也很重要，组织学诊断需要与 Bowen 病和黑色素瘤相鉴别。特异性免疫组化检查可发现细胞角蛋白 7 和角蛋白 20，但 S100 阴性。

EMPD 患者罹患乳腺癌的风险很高，EMP 中约 20% 的患者会发生相关肿瘤，可能累及生殖道、胃肠道或肾。当诊断出 EMPD 时，应进行相关肿瘤的检查。

EMPD 的治疗非常棘手，因为皮损多广泛存在，即时皮损边界清晰，其手术后的复发风险也高达 60%。如果患者情况允许，可外用 5% 咪喹莫特治疗。也可采用放疗和光动力疗法作为替代疗法。

十五、外阴和阴茎疼痛

有外阴或阴茎糜烂、开裂或溃疡的患者会出现疼痛，恰当的治疗能缓解疼痛。但是，外观正常的生殖器部位皮肤，或没有任何导致烧灼、不适和疼痛的皮损，仍然可能出现神经病理性疼痛，多不伴瘙痒。这种情况在女性中的研究比男性多，称为外阴痛，定义为"外阴疼痛持续时间超过 3 个月，无明显炎症、感染或神经诱因"。

这种症状有两种典型的模式，在一些患者中，这两种模式之间可能存在重叠。

1. 局部激惹性外阴疼痛   常见于年轻患者，随着外阴受压（如性交或插入卫生棉条）疼痛逐渐加剧，穿紧身衣或触摸该部位也会产生类似的疼痛。随着压力解除，疼痛可以缓解。大多数女性的疼痛症状位于前庭，因此称为"前庭痛"。可通过用棉签触压前庭来确诊，症状很容易重现。

2. 一般性自发性外阴疼痛   这些患者往往年龄较大，疼痛影响整个外阴，通常持续存在，严重程度可有所波动。这种疼痛还可以辐射到臀区和股，没有激惹因素。

这两种类型患者，其症状的发作都与其他疾病密切相关，如膀胱易激综合征、肠易激综合征、纤维肌痛、偏头痛和颞下颌关节功能障碍等。

治疗应针对神经病变，可使用局部麻醉制剂、神经调节剂（如三环类药物、加巴喷丁）等。专业的理疗有助于缓解继发性阴道痉挛。

延伸阅读

Bunker, C.B. and Porter, W.M. (2016). Dermatoses of the male genitalia. In: Rook's Textbook of Dermatology, 9e (ed. C.M. Griffiths, J. Barker, T. Bleiker, et al.). Chichester: Wiley-Blackwell.

Lewis, F.M., Bogliatto, F., and van Beurden, M. (2016). A Practical Guide to Vulval Disease – Diagnosis and Management. Wiley-Blackwell.

Lewis, F.M., Tatnall, F.M., Velangi, S.S. et al. (2018). British Association of Dermatologists guidelines for the management of lichen sclerosus, 2018. British Journal of Dermatology 178 (4): 839–853.

第22章 | 皮肤良性肿瘤

Rachael Morris Jones

Guy's and St Thomas' NHS Foundation Trust, London, UK

概述

- 皮肤细胞可以以一种良性可控的方式增殖，称为增生，或以一种不受控制的发育不良方式生长而产生癌症。
- 良性皮肤病变很常见，多有明确的界限。如果良性病变出现突发的体积增大、形状不规则或出血，提示可能恶变。
- 良性皮肤病变通常无症状，但可能持续出血（化脓性肉芽肿）或引起疼痛（炎性硬结）。一些良性肿瘤会使人毁容并引起心理问题。
- 良性色素性肿瘤有脂溢性角化病、雀斑和皮赘等。
- 色素痣可能是先天性或后天出现的。绝大多数是良性的。若短时间内出现颜色、质地、大小的改变，或新的卫星病变的发展提示可能有恶变。
- 良性血管病变包括葡萄酒样斑、海绵状血管瘤和新生儿红痣。
- 最常见的获得性血管病变是蜘蛛痣、樱桃状血管瘤（又称 Campbell de Morgan 斑）和化脓性肉芽肿。

一、简介

皮肤内的任何细胞都可以增殖形成良性肿块或皮肤肿瘤。一般来说，细胞增殖可导致增生（良性过度生长）或不典型增生（恶变或癌症）。本章主要讨论皮肤的良性病变，虽然非恶性，但会引起疼痛、瘙痒和出血等症状，或影响容貌。许多良性皮肤病变有色素沉着，引起患者和医务人员的焦虑，因为这类皮损易与黑色素瘤混淆。

组织病理学检查对良性皮肤病变的正确诊断具有重要意义。皮肤皮损的临床特征可以作为鉴别良恶性病变的指征。但是，如果临床检查后对皮损的性质存在不确定性，则必须取皮损组织进行组织病理学学诊断。如果诊断仍不明确，请记住这句老话："如果有疑问，就把它切掉。"

良性皮肤病变普遍存在于成人的皮肤上，因为常见，故大多被忽视，而未曾就医。尽管如此，若短期内出现新病灶，有瘙痒、疼痛、出血或病灶的性质难以确定，则会引起患者及医生的注意。良性病变多只需要安慰治疗。在某些情况下，良性皮肤病变也需要切除，例如，如果它们持续出血（化脓性肉芽肿），反复被衣服挂住（隆起的良性痣）或引起疼痛（足上汗孔瘤）。一些良性皮肤病变会影响患者的容貌，因此，出于心理原因，这些病变也需要切除。

作为医生，需要决定良性皮损是否可以保留，还是应该积极治疗。本章集中讨论常见良性肿瘤的临床和病理特征之间的相关性，这将有助于其诊断（表22.1）。第23章将讨论癌前和恶性皮肤肿瘤。

表 22.1　常见良性皮肤肿瘤的鉴别诊断

临床表现	鉴别诊断
色素沉着	脂溢性角化病、黑色丘疹性皮肤病、雀斑、日光性雀斑、黑色素细胞痣、蓝痣、蒙古蓝斑、皮肤纤维瘤、顶泌汗腺汗囊瘤
血管化	鲜红痣、草莓痣、葡萄酒样斑、蜘蛛痣、樱桃状血管瘤、化脓性肉芽肿
丘疹	皮赘（纤维上皮息肉）、粟粒疹、皮脂腺增生、黑色丘疹性皮肤病、汗管瘤、毛发上皮瘤、顶泌汗腺汗囊瘤
结节	皮肤纤维瘤、脂肪瘤、血管脂肪瘤、表皮样囊肿、毛发囊肿、毛母质瘤、汗孔瘤、皮内痣、顶泌汗腺汗囊瘤
斑块	皮脂痣、表皮痣、炎性线状疣状表皮痣（ILVEN）、脂溢性角化病

二、色素沉着型良性肿瘤

脂溢性角化病

随着年龄的增长，脂溢性角化病的发病率逐渐增高。病变最常见于躯干、面部和颈区，直径0.5～3.0cm。脂溢性角化病的皮损可以几乎摸不到，也可以是隆起的，或有蒂，表面粗糙。颜色从浅棕色到深棕色变化很大（图22.1）。当发生色素沉着、炎症或快速生长时，其表现类似于恶性肿瘤，易引起焦虑。脂溢性角化病有其自身的特征，包括：

1. 边界清晰（图22.2）。
2. 疣状、乳头状，常伴有角蛋白塞。
3. 高出周围皮肤，似黏附在皮肤表面。

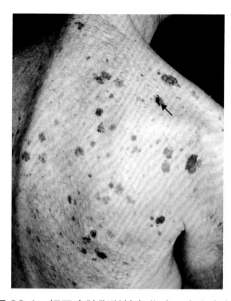

图22.1　躯干皮肤脂溢性角化病，右上肩有黑色素瘤（箭头所示）

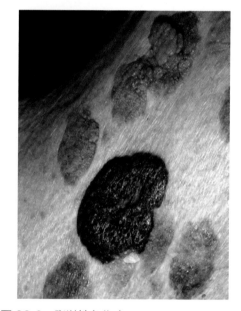

图22.2　脂溢性角化病

黑色丘疹性皮肤病（dermatosis papulosa nigra，DPN）

DPN的皮损为多发性小的色素丘疹，最常见于成年黑人的面部（图22.3），高达1/3的Ⅵ型皮肤者会罹患此病，多有明确的家族史。好发部位包括脸颊、前额、颈区和胸区。组织学上与脂溢性角化病类似。一些专家认为它们是由毛囊的发育缺陷引起的。DPN 多无需治疗，但如果影响患者的容貌，可行电干燥术或刮除术。但不可避免会出现新的皮损（详见第 24 章）。

皮赘

皮赘可能有色素沉着，很容易诊断。它们通常是多发性的，常见于闭合部位，在这些部位，皮肤与皮肤间，皮肤与衣物或首饰可发生摩擦，如腋窝、颈区、腹股沟和乳房下方等（图 22.4）。如果皮赘易被衣物等挂住拉扯，则应在局部麻醉下行刮除术。

雀斑

患者常将日光引起的雀斑称为"晒斑"或"肝斑"。雀斑是黄色、界限清楚的小的色素病变，常发生在受到阳光照射的皮肤上（图 22.5）。最初出现在儿童时期，随着年龄的增长，数量往往会增加。皮肤白皙的人比深色皮肤的人更易出现雀斑。雀斑深浅不一，颜色可从浅褐色到近乎黑色，这通常与黑色素细胞数量增加导致黑色素产量增加相对应。与黑色素细胞簇集分布的痣（naevi）不同，雀斑中的黑色素细胞多沿着基底膜排列。

良性雀斑也可能出现在口唇和生殖器黏膜上。出现在唇的雀斑可能与 Peutz-Jeghers 综合征（一种遗传性胃肠道息肉疾病）、Laugier-Hunziker 综合征（与甲色素沉着有关）和 LAMB 综合征（lentigines, atrial myxoma, mucocutaneous myxomas and blue naevi，雀斑、心房黏液瘤、黏膜皮肤黏液瘤和蓝痣）有关。在 LEOPARD 综合征中（lentigines, electrocardiocon-duction defects, ocular hypertelorism, pulmonary stenosis, abnormal genitalia, retardation of growth and deafness，雀斑、心电传导缺陷、高眼压、肺动脉狭窄、生殖器异常、生长迟缓和耳聋），在颈区和躯干出现特征性雀斑。雀斑往往不需要特殊治疗。可以用液氮或激光处理使其褪色。

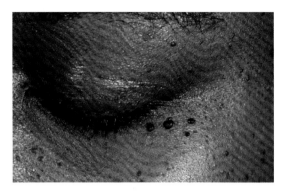

图 22.3　黑色丘疹性皮肤病

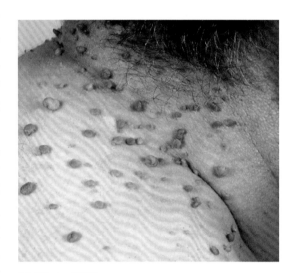

图 22.4　皮赘

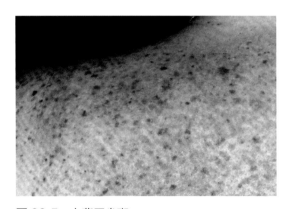

图 22.5　上背区雀斑

三、黑色素细胞痣

大多数痣是良性的，安全的，可以不用处理。但是，经验不足的皮肤科医生可能很难判定哪些痣是有潜在危害或恶变风险。本章将讨论良性痣的临床特征，以帮助诊断。恶性痣可参见第 23 章。

痣（naevi）一词来源于希腊语，意思是"巢"。黑色素细胞的增殖在皮肤的不同层次上形成巢穴，从而表现为痣。如果黑色素细胞的巢穴位于真皮与表皮交界处，这种痣被称为交界性痣；如果黑色素细胞仅存在于真皮内，则称为"皮内痣"；如果黑色素细胞同时存在于表皮和真皮内，则称为"复合痣"。痣可能是先天性的（称为"胎记"）或后天性的，通常在儿童早期即可出现。痣的数量在成年期多保持不变，到了 60 岁以后数量会减少。

先天性黑色素细胞痣

1%～2% 的新生儿在出生时有先天性黑色素细胞痣。2 岁以前可出现类似的病变，组织学上类似先天性痣。黑色素细胞来源于神经嵴细胞。在胚胎发育过程中，黑色素细胞迁移到皮肤和中枢神经系统。先天性痣是一种错构瘤，目前认为是由黑色素细胞发育或迁移异常引起的，其中很大一部分包含体细胞 BRAF V600E 突变。先天性痣按大小分为：小痣（直径 < 1.5cm），中痣（直径1.5～19.9cm），大痣（直径 20～40cm）和巨大痣（直径 > 40cm）。先天性痣通常与儿童的生长成比例，颜色从浅棕色到黑色不等。随着年龄的增长，先天性痣常长出毛发并变得更加突出（图 22.6）。

巨大的痣可以覆盖躯干和臀区相当大的面积，如躯干痣。绝大多数有体细胞获得性 NRAS 基因突变，并且比小的先天性黑色素细胞痣更容易发生恶性改变（恶变率为2%～5%，其中 50% 发生在 5 岁之前）。

大多数先天性痣是良性的。如果先天性痣突然出现大小、颜色和边界的改变，或出现新的卫星病变，则怀疑发生恶变，必须行手术切除。大的病灶经 1 次手术完全切除是非常困难的，多需用到组织扩张器，分期手术和植皮。刮除术或激光切除术都是手术切除的替代方法，但复发的可能性更大。

蒙古蓝斑（先天性皮肤黑色素细胞增多症）是一种良性先天性皮肤病变，由皮肤深处的黑色素细胞聚集而成，常出现在背区。病变多表现为斑片，体积较大，可为多发性。这种情况在黑人和亚洲人皮肤中最常见（图22.7），多于 2 岁时消退。

后天性黑色素细胞痣

后天性黑色素细胞痣通常是在儿童时期长出来的。它们形成的主要刺激因素被是太阳辐射和遗传易感性，其外观由黑色素细胞的深度和细胞类型决定。

交界痣多为扁平的斑点样痣，黑色素细胞在皮肤的表皮与真皮交界处增殖形成色素"巢穴"（图 22.8）。

复合痣在真皮表皮交界处和真皮内有成簇的黑色素细胞，表现为凸起的色素沉着（图22.9）。由于黑色素细胞的增生，痣表面可能出现折叠，呈现乳头状外观。

在完全性皮内痣中，黑色素细胞的"巢"仅能在真皮内发现。这些痣通常无色素，最常见于面部（图 22.10）。皮内痣可在皮肤表面形成隆起，可能会挂住衣物或引起美容方面的问题，因此可以在局部麻醉下对痣的顶区进行"刮除"治疗。

蓝痣是一种良性的深色黑素细胞集合，位于真皮深处，这是痣呈深蓝色的原因（图22.11）。

Spitz 痣发生在儿童中，表现为肉粉色或色素沉着性丘疹，最常见于面部或小腿（图22.12）。它由大梭形细胞和上皮样细胞组成，偶有巨细胞，排列成巢状，组织学上类似黑色素瘤。

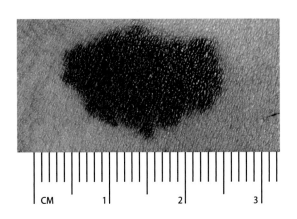

图 22.6 先天性黑色素细胞痣

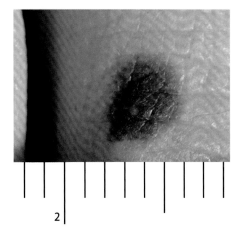

图 22.9 复合痣

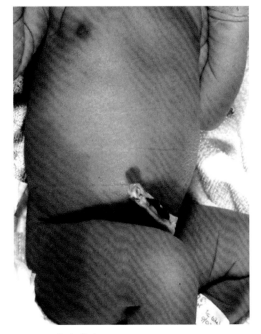

图 22.7 蒙古蓝斑

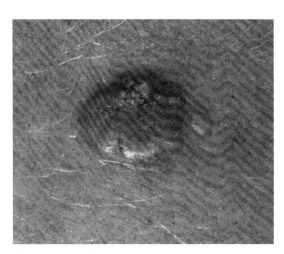

图 22.10 皮内痣

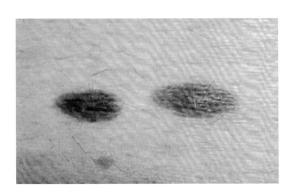

图 22.8 交界痣

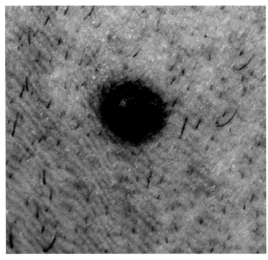

图 22.11 蓝痣

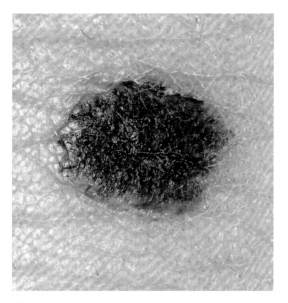

图 22.12　Spitz 痣

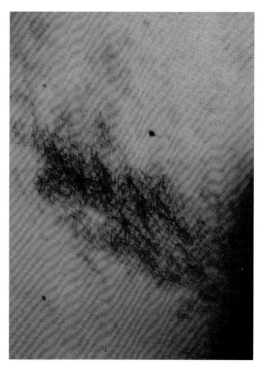

图 22.14　Becker 痣

　　晕痣由黑色素细胞痣及其周围色素缺失环组成（图 22.13）。患者可能同时有几个晕痣。晕痣的出现被认为与抗黑色素细胞抗体的存在有关，这会导致整个痣最终消失。

　　Becker 痣是一片色素沉着区域，常与毛发生长增加有关，多见于上躯干或肩区（图 22.14）。Becker 痣在男性中更为常见，最常出现在青春期前后，因此认为雄激素刺激是其出现的原因。

四、皮肤纤维瘤（良性纤维组织细胞瘤）

　　常见于女性腿部，是存在于真皮中的坚硬的、不连续的、凸起的结节。病变最初可能为红色或浅棕色，逐渐成熟后，成为一个坚实的棕色丘疹，周围有一圈较深的色素沉着（图 22.15）。皮肤纤维瘤可能发痒甚至疼痛。其病理生理学机制还不清楚，一些学者认为它们出现在昆虫叮咬或轻微创伤的部

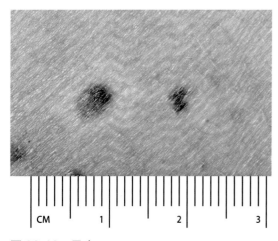

图 22.13　晕痣

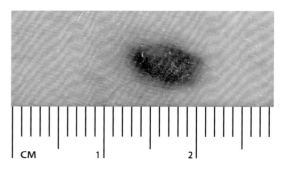

图 22.15　皮肤纤维瘤

位，而另一些学者认为它们是一种真正的良性成纤维细胞肿瘤。皮肤纤维瘤可以在局部麻醉下切除，但手术会造成线状瘢痕。

五、良性血管肿瘤

本章将讨论最常见的良性血管畸形和肿瘤以及其治疗方案。

新生儿鲜红斑痣是指出生时最常见于眉间、眼睑和颈后区的"鹳吻痕"或"鲑鱼斑"（图22.16）。多达 1/3 的新生儿可出现这种鲜红斑痣。颈区病变可终身存在，但面部病变通常在 2 岁时消退或完全消失。

葡萄酒色斑是指出生时皮肤浅层血管的毛细血管畸形。因此，它们并不是严格意义上的肿瘤，但为了方便起见在这里讨论。葡萄酒色斑最常见于头区和颈区。病变初始可为淡粉色，但随着年龄的增长，逐渐变暗，呈红色至紫色。毛细血管畸形的大小与儿童的成长成比例增加，并往往持续存在。面部的葡萄酒色斑通常是单侧的，中间有清晰的边界（图 22.17）。随着时间的推移，由于血管和结缔组织的增生，病变部位多隆起和增厚。如果发生在三叉神经眼支或上颌支的部位，则可能发生与癫痫相关的脑膜血管瘤——Sturge-Weber 综合征。患者应进行磁共振成像（MRI），并进行钆强化造影，以显示神经受累情况。Klippel-Trenaunay 综合征表现为毛细血管畸形伴肢体过度生长和静脉曲张。另外，肢体病变可能与动静脉瘘有关，即所谓的 Parkes-Weber 综合征。

毛细血管畸形可用以氧合血红蛋白为靶标的脉冲染料激光治疗（详见第 25 章）。理想的治疗年龄很难确定。一些专家认为激光治疗应该在 1 周岁之前进行，但是治疗时需全身麻醉，因此有些专家提倡等到孩子能够"合作"的年龄再进行治疗。激光治疗的效果取决于皮肤病变血管的大小、位置和深度，大多数病变需要多次治疗。可以为患者提供

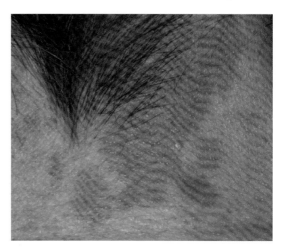

图 22.16　新生儿鲜红斑痣

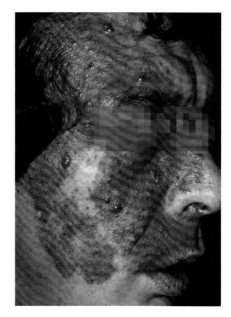

图 22.17　Sturge-Weber 综合征

化妆品进行修饰掩盖。

婴儿血管瘤（infantile haemangiomas，IH），又称草莓痣，是一种真正的良性血管肿瘤，其生长与新生儿的生长不同步。高达 10% 的新生儿会发生婴儿血管瘤，通常在出生时或出生后的最初几周出现，并在 6 个月左右迅速扩大（图 22.18a）。婴儿血管瘤的确切病因不明，目前就其发病机制有几种理论存在，如推测它们可能是由内皮细胞脱离

胎盘引起的。IH 的危险因素包括女婴、白种人、早产或低出生体重儿、多胎妊娠、高龄母亲和胎盘异常或出血。病变可以是单发（80%）或多发，更常见于在母亲曾接受过绒毛膜取样的婴儿中。临床表现为软的血管肿胀，最常见于头部和颈部。病变多可短期内自行消退，多无需治疗，除非发生反复出血、溃疡或视觉发育受到干扰。对于危及生命，影响其他功能或婴儿发育，或出现溃疡和出血的血管瘤，口服普萘洛尔［1 ~ 3mg/（kg·d）］或阿替洛尔是目前首选的治疗方案，可以缩小瘤体（图 22.18b）。第 1 次给药时需监测心脏功能和血压。血管瘤的位置和大小将决定缩小病变所需的疗程长度。在12 个月的时候，可能需要暂停治疗，以防阻碍生长。其他治疗措施还可以有激光治疗、泼尼松龙治疗和硬化治疗（详见第 25 章）。

蜘蛛痣（血管瘤）由中央小动脉组成，有细小的放射状"腿"（细小的血管）从中央向外发散（图 22.19）。蜘蛛痣常见于儿童和妇女。大量的蜘蛛痣提示有罹患肝病的风险，或潜在的结缔组织疾病如系统性硬化。蜘蛛痣可自行消退，必要时可以用脉冲染料激光祛除。

樱桃血管瘤，又称 Campbell de Morgan斑，是直径 1 ~ 5mm 的离散性红色丘疹。其本质是成熟的毛细血管增生，在成人中的发生率高达 50% 的。樱桃血管瘤为多发性，最常见于在躯干（图 22.20）。

化脓性肉芽肿，虽名为化脓性，但并非由感染引起，而是一种小叶性毛细血管瘤。单发性血管病变生长迅速，容易出血，创伤较小（图 22.21a）。出血量可以很大，且反复发生。皮损可出现于外伤部位，多发生在手指上。多发性化脓性肉芽肿可继发于口服维 A 酸、他克莫司 BRAF/ 酪氨酸激酶 / 表皮生长因子受体抑制剂等药物（图 22.21b）。虽然化脓性肉芽肿是良性的，但很少能自发消退，需要通过刮除和烧灼术去除，在手指

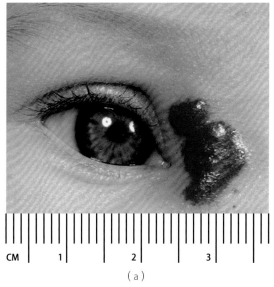

（a）

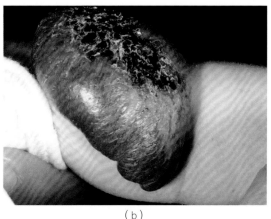

（b）

图 22.18 （a）海绵状（草莓状）血管瘤；（b）溃疡性和出血性海绵状血管瘤，适合用全身 β 受体阻滞药治疗

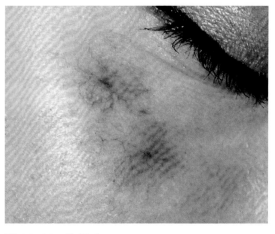

图 22.19 蜘蛛痣

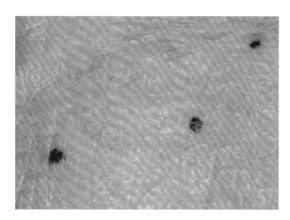

图 22.20　樱桃状血管瘤

部位的手术需在利多卡因局部麻醉下进行（详见第 24 章）。切除的病变应送组织学分析，与无色素性黑色素瘤相鉴别，因为这两者有相似的临床表现。

六、良性丘疹样肿瘤

常见的良性丘疹样肿瘤包括皮赘（纤维上皮息肉，如前所述）、DPN（如前所述）、汗管瘤、毛发上皮瘤、顶泌汗腺汗囊瘤、粟粒疹和皮脂腺增生等。

汗管瘤是良性的小汗腺附件肿瘤。病变常是多发性的，生长缓慢，体积小，呈肉色，多于青春期前后出现在面部（图 22.22），躯干和腹股沟也可受累。以美容为目的的治疗方法是手术切除或烧灼病灶。

毛发上皮瘤是起源于毛囊的良性附件肿瘤。毛发上皮瘤的临床表现类似于汗管瘤或基底细胞癌，体积很小，多见于面部和头皮上（图 22.23）。手术切除或激光治疗有助于美化外观，但病变往往是多发性的，并可能复发。

顶泌汗腺汗囊瘤是顶泌汗腺的良性附件肿瘤，在眼睛周围形成丘疹或结节。病变为单发或多发，可为半透明（图 22.24）或苍白至黑色（脂褐素沉积）。

粟粒疹是一种小的角质囊肿，临床表现为颊区和眼睑上的白色小丘疹。粟粒疹常出现于新生儿的颊区，继发性粟粒疹可能发生在皮肤创伤或炎症后（图 22.25）。这些微小的囊肿是无害的，多不需要治疗，也可以在局部麻醉下用无菌针头挑出。

皮脂腺增生是良性错构瘤性皮脂腺肿大，因此不是肿瘤。然而，这些小丘疹经常会与良性皮肤肿瘤和基底细胞癌混淆，因此在这里讨论（图 22.26）。随着年龄的增长，腺体内的皮脂细胞转化减少，导致皮脂腺增生。这种情况在使用环孢素免疫抑制的患者中尤为突出。据报道，Muir-Torré 综合征患者发生皮脂腺增生的概率增加。患者可能会发生皮脂腺腺瘤或癌，并伴有全身恶性肿瘤。

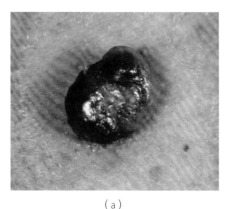

（a）

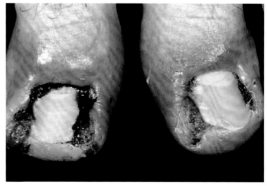

（b）

图 22.21　（a）化脓性肉芽肿；（b）多发性化脓性肉芽肿

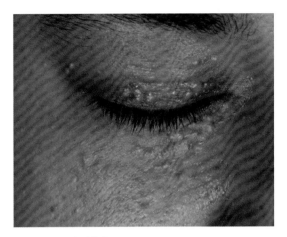

图 22.22 　汗管瘤

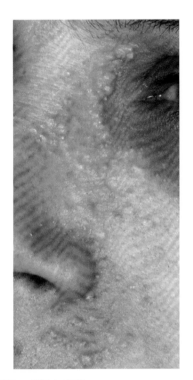

图 22.23 　毛发上皮瘤

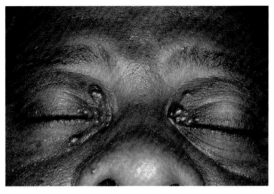

图 22.24 　顶泌汗腺汗囊瘤

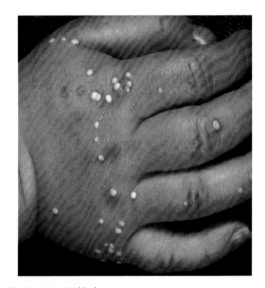

图 22.25 　粟粒疹

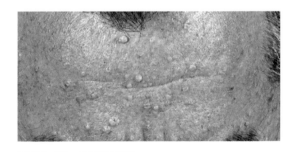

图 22.26 　皮脂腺增生

七、良性结节性肿瘤

脂肪瘤是常见的生长缓慢的良性皮下脂肪肿瘤，可以是先天性的或后天性的，单个或多发（图 22.27）。脂肪瘤通常无症状，但当与 Dercum 病相关时，通常会引起疼痛（绝经后妇女出现肥胖、抑郁或酗酒，小腿多发疼痛性脂肪瘤）。血管脂肪瘤也可能是有痛的。

皮肤良性疼痛性肿瘤有：

1. 蓝色橡皮疱痣。

2. 小汗腺螺旋腺瘤。

3. 神经鞘瘤或神经瘤。

4. 血管球瘤。

5. 血管脂肪瘤。

6. 平滑肌瘤（图 22.28）。

表皮样囊肿（过去称为皮脂腺囊肿）很常见，多发于面部、颈区、肩区或胸区。表皮样囊肿多柔软、边界清晰、可移动，有明显的中心点（图 22.29）。表皮样囊肿的产生是由于表皮细胞在真皮层内增殖，可来源于毛囊。表皮样囊肿大多数无症状，部分会发炎或感染，引起患者不适，并产生分泌物（有难闻气味的质地厚重的黄色物质）。如果囊肿影响患者的生活，可手术切除或针刺去除（详见第 24 章）。

头皮上的毛囊肿也非常常见，常是多发性的。临床上，他们可以类似表皮样囊肿，但没有中心点。毛囊肿来源于毛囊。在某些情况下，如经常"脱壳"，需手术切除。

毛基质瘤是毛发基质的良性肿瘤。临床表现为非常坚硬、生长缓慢的肿块，常出现在儿童的头或颈区（也可能出现在成人身上）。病变直径可能只有几厘米。多发性病变可能提示潜在的综合征。毛基质瘤可自行消退，但由于大多数病变被切除进行组织学分析，这种情况临床很少见。

汗孔瘤可以是皮肤的顶泌汗腺或小汗腺来源的良性肿瘤。这些结节性病变呈肉色，生长缓慢，可伴有疼痛（图 22.30）。很少有病变发生恶性转化。手术切除是治疗汗孔瘤的首选方法。

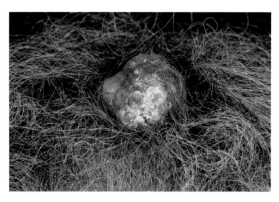

图 22.28 平滑肌瘤

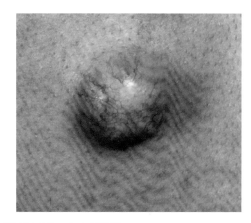

图 22.29 表皮样囊肿

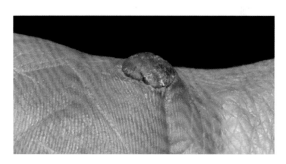

图 22.30 小汗腺汗孔瘤

瘢痕疙瘩是一种良性皮肤成纤维细胞肿瘤，形成于皮肤创伤部位，可以是轻微伤，如擦伤或烧伤，或继发于炎症，如水痘或痤疮，也可继发于皮肤穿刺伤（图 22.31）或任何类型的手术。瘢痕疙瘩多见于色素沉着的皮肤和年轻人。瘢痕疙瘩的增生超出了受伤的部位，不像增生性瘢痕那样可自行消退。

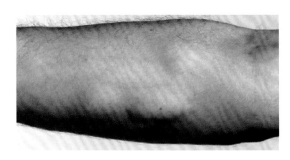

图 22.27 脂肪瘤

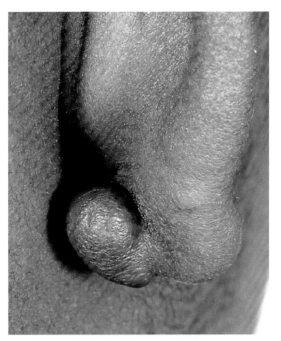

图 22.31 继发于打耳洞的瘢痕疙瘩

会变红和发炎，被误认为湿疹（图 22.34）。外用皮质类固醇激素和润肤剂有助于缓解瘙痒和干燥。

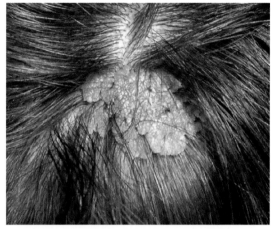

图 22.32 皮脂腺痣

八、良性斑块性肿瘤

　　皮脂腺痣是一种疣状斑块，直径 0.5 ～ 2cm，主要发生在头皮上。病变可能在出生时就出现，也可能在儿童时期出现，并逐渐增大。临床表现为新生儿头皮上的无毛黄色斑块（图 22.32）。随着病变的成熟，可能会变成疣状，偶尔也会发展成毛母细胞瘤。这是一种良性肿瘤，在组织学上可能被误诊为基底细胞癌。非常大的病变可能与内部疾病有关。

　　表皮痣是一种先天性错构瘤，可呈线状或簇状，在皮肤上表现为疣状棕色丘疹样皮损（图 22.33），随着时间的推移，皮损可变黑变厚。

　　炎性线状疣状表皮痣（inflammatory linear verrucous epi-dermal nevus，ILVEN）可能在出生时就出现，或在出生后的头五年内出现，最常见于下肢或躯干。皮损呈疣状，棕色，可呈线状或簇状排列。有时皮损可能

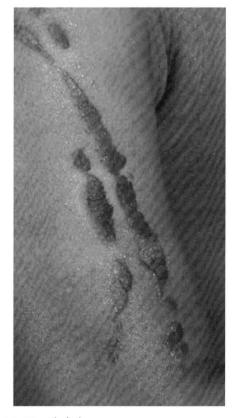

图 22.33 表皮痣

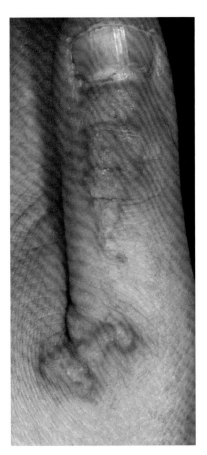

图 22.34　炎性线状疣状表皮痣（ILVEN）

延伸阅读

Baykal, C. and Yazganoglu, K.D. (2014). Clinical Atlas of
　　Skin Tumours. Springer.
https://patient.info/doctor/benign-skin-tumours.

第23章 | 皮肤的癌前病变和恶性病变

Rachael Morris Jones

Guy's and St Thomas' NHS Foundation Trust, London, UK

概述

- 皮肤癌是最常见的人类癌症。
- 癌前病变是指细胞生长异常，但不完全发育异常。癌前病变可见于光线性角化病和 Bowen 病。
- 鳞状细胞癌（SCC）可发生于正常的皮肤或继发于已有的病变，如光线性角化病或 Bowen 病。
- 基底细胞癌（basal cell carcinoma，BCC）是人类最常见的癌症。基底细胞呈簇的异常增生，形成结节，结节扩张并破裂形成溃疡，有卷曲状边缘。
- 目前公认紫外线可导致皮肤癌。
- 黑色素瘤是黑色素细胞的恶性肿瘤。其发生的主要危险因素是高强度紫外线照射，尤其是在儿童时期。
- 黑色素瘤有多种临床表现，其中表面扩散性黑色素瘤最常见。其他类型包括雀斑恶性黑色素瘤，结节性黑色素瘤，肢端黑色素瘤和无色素性黑色素瘤。
- 黑色素瘤的预后取决于肿瘤侵袭深度。

一、简介

皮肤恶性肿瘤是人类已知的最常见的癌症之一。在良性肿瘤中，分化良好的细胞增殖有限，而在恶性肿瘤中，发育不良的未分化细胞以不受控制的方式扩张。太阳光在许多类型的皮肤癌中起着关键作用。100 年前，晒黑的皮肤意味着从事户外工作。而现如今，许多人为了晒黑而刻意晒太阳。假期越来越长、机票越来越便宜、晒黑的肤色越来越流行，以及臭氧层的"空洞"越来越大，这些都可能是过去十年中黑色素瘤发病率翻倍的原因。

高强度紫外线（UV）会导致皮肤白皙的人出现晒伤，是发生黑色素瘤的危险因素，黑色素瘤是最严重的皮肤癌。

近年来，在全球范围内，对强光危害的认识日益提高。在澳大利亚发起了一项公共卫生运动，称为"slip slop slap"（在进行日光浴前"穿上 T 恤衫，涂上防晒霜，戴上遮阳帽"），在改变人们进行日光浴的行为方面非常成功。大多数专家认为皮肤癌是一种"可预防的"癌症。皮肤癌大多可见，接受过专业培训的经验丰富的医生可以通过肉眼做出初步诊断，组织学确诊也是必不可少的。为了使患者的皮肤癌发病率降到最低，避免引起死亡，医生对恶性皮肤肿瘤要做到早期识别。

二、皮肤肿瘤的癌前病变

光线性角化病

光线性角化病（actinic keratosis，AKs）发生在暴露于日光下的皮肤上，特别是那些户外工作或短时间暴露于高强度紫外线的人。AKs 可发生在面部（包括口唇）、手背、远端肢体和裸露的头皮上，常见于皮肤白皙易受日晒损伤的人，且随年龄增长发病率增加（图 23.1）。临床上，光线性角化病的外观可以是皮肤局部粗糙，也可以是隆起，边缘不规则，直径通常小于 1cm。组织学上，AKs 改变了角质化，导致不典型增生，最终导致浸润性鳞状细胞癌（SCC）。AK 突然迅速生长，伴疼痛或炎症，都要怀疑有恶变。

治疗

1. 医用液氮治疗（冷冻疗法或冷冻手术）对个别病变有效，治愈率约为 70%（详见第 24 章）。对于严重的角化过度病变和前臂、手上的病变，疗效较差。目前有多种外用制剂，患者可自行使用。含 5% 氟尿嘧啶（5-FU）的乳膏（Efudix®）和 0.5% 溶液（Actikerall®）可用于治疗大面积晒伤及多发性 AKs，1 次 /d，疗程持续 4 ~ 6 周。氟尿嘧啶可清除发育不良的角质形成细胞，在用药部位引起急性炎症反应。因此，如果出现严重不适，在治疗过程中需要停药几日。目前，氟尿嘧啶是治疗 AKs 最具成本效益的方法。

2. 5% 咪喹莫特（Aldara）是一种免疫调节制剂。这是能调动免疫细胞到达被应用的皮肤区域，从而消除发育不良的细胞。咪喹莫特使用 4 个月，3 次 / 周。3.75% 咪喹莫特（Zyclara）近期已经上市，并且应该每日使用，一共用 2 周。中间停 1 周，再重复治疗，再用 2 周。有证据指出，记忆 T 细胞通过这次治疗，数量减少，之后出现临床 AKs 数量更少。

3. 外用非甾体抗炎药双氯芬酸（Solaraze®）对小面积的 AKs 有效，可 2 次 /d，疗程 3 个月。与氟尿嘧啶或咪喹莫特相比，这种疗法产生的皮肤刺激更少。

4. Ingenol mebutate 凝胶（Picato®）是 AKs 治疗的最新替代制剂。是一种从马利筋植物中提取的细胞毒性剂，其配方有两种浓度，分别为 0.015%（可用于面部，1 次 /d，连续 3 日）和 0.05%（用于躯干和四肢，1 次 /d，连续 2 日）。其作用是在使用部位产生急性炎症反应，据报道，对皮损的清除率在 34% ~ 42% 之间，在使用后 1 年的随访中，复发率约 50%。

5. 光动力学疗法（photodynamic therapy，PDT，详见第 25 章）在治疗 AKs 方面的效果与氟尿嘧啶相仿。PDT 只可由专科医生实施，患者不能自行操作，可用于治疗大面积的皮肤损伤。PDT 的主要局限性是患者在治疗过程中会出现皮肤灼痛。也可以使用日光光动力疗法，其优点是可以同时治疗较大面积的皮肤，而且引起的疼痛较轻，较少需要暂停治疗。据报道，与氟尿嘧啶和冷冻疗法相比，光动力疗法和咪喹莫特治疗 AKs 的美容效果最好。任何对上述治疗措施无反应的病变都应进行活检，以确定是否有侵袭性恶性肿瘤。

Bowen 病

Bowen 病为原位鳞状细胞癌，鳞状细胞癌发生在表皮，没有皮肤浸润的迹象。

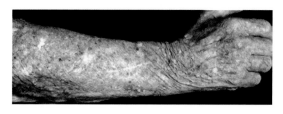

图 23.1　日晒伤的皮肤出现多发光线性角化病

Bowen 病在老年人中更为常见，好发于躯干和四肢。引起 Bowen 病的危险因素包括太阳辐射、16 型 HPV 感染、放疗、服用的补品中含有砷及接触化学物质。临床上，Bowen 病的特征是边界清楚的红斑斑块，伴有轻微结痂（图 23.2）。病变缓慢扩大，直径可达 3cm。多年后，可能发展为浸润性癌。Bowen 病可能与湿疹或浅表基底细胞癌（BCC）相混淆。Queyrat 增殖性红斑是发生在阴茎头或包皮上的类似疾病。

　　皮肤活组织检查可确定诊断。治疗方法包括皮损切除、刮除和烧灼，冷冻疗法，局部外用氟尿嘧啶制剂、5% 咪喹莫特和 PDT 等（详见第 24 章和第 25 章）。

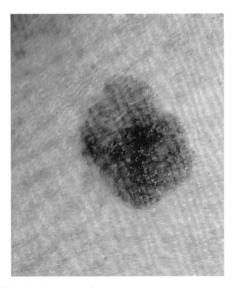

图 23.2　Bowen 病

三、皮肤恶性肿瘤

基底细胞癌

　　基底细胞癌是人类最常见的癌症，终生发病风险约为 30%。已知的基底细胞癌危险因素包括年龄增长、皮肤白皙、高强度紫外线照射、辐射、免疫抑制、基底细胞癌既往病史和先天性疾病，如戈林综合征等。暴露在阳光下的面部"面膜区"皮肤最常受累。

病变开始时多为小丘疹，并逐渐变大，多有珍珠样光泽，呈半透明的质地。皮损颜色从透明到深的色素沉着不等。肿瘤由大量分裂的基底细胞组成，这些基底细胞失去了进一步分化的能力，使得肿瘤表皮尚未形成，表面即可破裂形成溃疡，结节的残留边缘形成特征性的"卷曲边缘"。一旦基底细胞侵入更深的组织，卷曲的边缘就会消失。

　　基底细胞癌的分型　结节型病变表现为小丘疹或结节，边缘卷曲（图 23.3），常伴有中央凹陷，可形成溃疡。结节呈珍珠状，表面可能有扩张的毛细血管。基底细胞癌的组织学特征为基底细胞样的肿瘤细胞聚集（图 23.4），其模式决定组织学类型（即结节型、浅表型、异形型、囊肿型等）。在治疗前需确定肿瘤的组织学类型，以确保为每位患者制订最合适的治疗方案。如果最初的肿瘤没有完全切除或治疗不充分，基底细胞癌可能复发（图 23.5）。现在，许多面部的基底细胞癌都可通过 Mohs 显微手术进行常规治疗，以确保在初次手术时完全切除肿瘤（详见第 24 章）。

　　浅表型病变表现为皮肤上的红斑，常出现在躯干上，可被误认为是湿疹或癣斑，多不伴瘙痒，且缓慢扩大（图 23.6），可以有比较硬的线状边缘。

　　色素沉着型基底细胞癌的表现可与痣、脂溢性角化病和黑色素瘤混淆（图 23.7）。

　　异形型或硬化型基底细胞癌表现为皮肤表面的萎缩性瘢痕，正常皮肤纹理缺失，边界不明显（图 23.8），使得浸润性基底细胞癌不易被完全切除，因此需要 Mohs 显微手术（见第 24 章）以确保治愈。

　　BCC 的治疗　BCC 的治疗方案需要根据其组织学生长模式制订，因此在治疗前都要进行活检。基底细胞癌的部位和大小、合并症和患者偏好都决定了什么样的治疗方案最合适。治疗包括切除术（Mohs 显微外科手术）、切除和移植、刮除和烧灼、放疗、

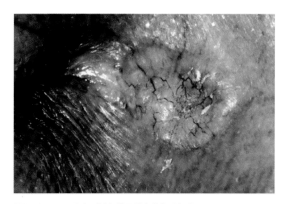

图 23.3   眼内眦结节型基底细胞癌

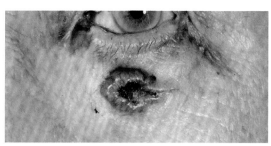

图 23.5   复发性结节型基底细胞癌，起源于低色素瘢痕

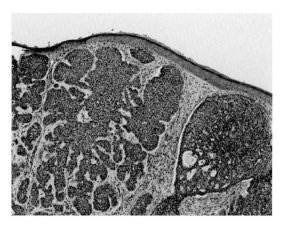

图 23.4   结节型基底细胞癌的组织学表现

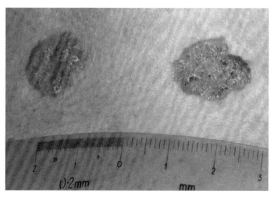

图 23.6   表浅型基底细胞癌

冷冻治疗、外用 5% 咪喹莫特和 PDT 用于大面积浅表型 BCC（详见第 24 章和第 25 章）。晚期或转移性基底细胞癌，不适合手术治疗和放疗，可口服 Vismodegib（Erivedge™），150mg/d。Erivedge 通过阻断 Hedgehog 通路中的异常信号传导（存在于 90% 的 BCC 中），可以缩小 30% ~ 40% 的肿瘤。

对于每个患者的最佳治疗方法的决定过程非常复杂，需要多学科的医护人员，包括皮肤科医生、整形外科医生、眼外科医生、肿瘤专家和癌症专科护士，与患者反复讨论后制订。

一般来说，手术瘢痕会随着时间的推移而改善，但放疗部位皮肤往往有一些恶化。Mohs 显微手术逐渐成为完全切除面部和头

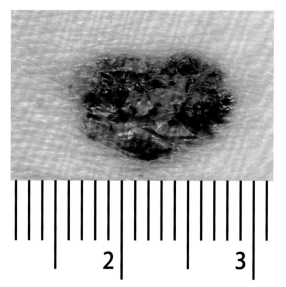

图 23.7   色素沉着型基底细胞癌

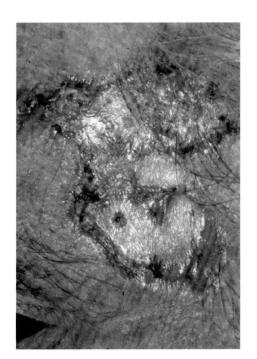

图 23.8　异形型基底细胞癌

皮基底细胞癌的"黄金标准"，尤其是靠近眼和其他重要结构的基底细胞癌，需清晰地识别肿瘤边缘，以保存正常组织和功能。鼻尖部位大面积病变更理想的治疗方法是放疗，因为这这个部位很难进行移植。

鳞状细胞癌

鳞状细胞癌是仅次于基底细胞癌的第二常见皮肤恶性肿瘤。鳞状细胞癌的危险因素与基底细胞癌相似，但除此之外，鳞状细胞癌还可在任何慢性伤口或瘢痕（马约林溃疡）中发展，并且 HPV 感染在发病机制中起了重要作用。接受移植手术的患者术后需要免疫抑制治疗，特别容易发生 HPV 介导的SCC。

SCC 是异常角质形成细胞的过度增殖，可能是新发病变，或继发于先前存在的皮肤病变，如 AKs 或 Bowen 病。根据定义，鳞状细胞癌在真皮内有浸润性肿瘤细胞，70%的病变发生在头颈区。当皮损快速生长、出现疼痛和明显角化过度时，应怀疑为鳞状细胞癌（图 23.9 ~ 图 23.11）。鳞状细胞癌多

为结节性，可能出现结痂、溃疡或形成皮角。有些病变可能是疣状，易被误诊为病毒性疣，或者确实是由慢性病毒性疣引起的。唇、耳、手 / 足和生殖器的鳞状细胞癌发生转移的风险很高。

目前认为角化棘皮瘤是鳞状细胞癌的一种变体，应该按照鳞状细胞癌治疗。角化棘皮瘤皮损多在数周内迅速出现，并在结节内有一个特征性的中心凹坑（图 23.12）。它们可能会自发地消退，留下明显瘢痕，这使得对角化棘皮瘤的确切性质以及应该如何治疗

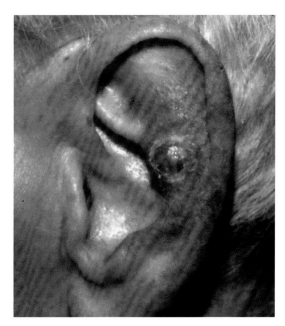

图 23.9　耳郭鳞状细胞癌

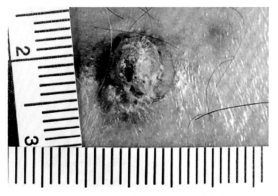

图 23.10　头皮角化过度快速扩大的鳞状细胞癌

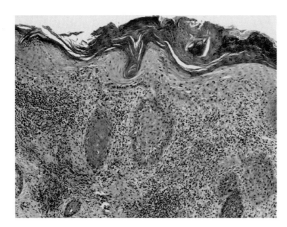

图 23.11　鳞状细胞癌组织病理学表现

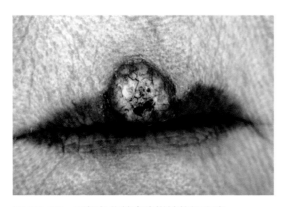

图 23.12　唇部角化棘皮瘤样鳞状细胞癌

有不同的意见。从组织病理学上看，角化棘皮瘤是恶性的，而且大多数专家认为应将其当作鳞状细胞癌来治疗。

对怀疑是鳞状细胞癌的患者，应触诊病变周围淋巴结，以明确是否有局部转移。此外，鳞状细胞癌还可能累及其他器官，如肝、肺或脑。对大的或侵袭性病变，治疗前应行计算机断层扫描（CT）。

SCC 的治疗　SCC 的治疗方案，也应在与患者和多学科医护人员进行讨论后制订（见 BCC 管理部分）。

手术治疗。理想情况下，应切除病灶及其边缘 4 ~ 6mm 的区域。根据病灶大小和部位，可能需要植皮。由经验丰富的医生进行肿瘤刮除和烧灼术（对皮损部位进行 3 次

烧灼）的成功率很高。

药物治疗。放疗适用于不能接受手术的肿瘤患者，但需要多次去医院治疗，并且在治疗过程中可能出现疼痛症状。多发性 SCC 患者，如肾移植患者，可考虑口服维 A 酸进行二级预防。研究证明这些措施可以减少新发病变的数量。

四、痣：良性还是恶性？

痣（mole）一词源于希腊语，意为"巢"，由黑色素细胞增殖形成。良性痣通常会随着它们的成熟而发生轻微的变化，如变得稍微凸出。妊娠期间痣的变化会更明显。痣的快速变化有转化为黑色素瘤的可能。可以用 ABCDE 法来评估痣是否有恶变的可能：不对称（asymmetry）、边界不规则（border）、颜色不均匀（colour）、直径 > 0.5 cm（diameter）、不断进展（evolving）（框 23.1）。原来无症状的痣出现任何症状，如疼痛，结痂，溃疡，或出血，也提示有恶变。要教育患者，注意痣的哪些变化，特别是"丑小鸭征"，多能提示有恶变。医生也应该经常检查患者的皮肤，看看是否有"鹤立鸡群"的痣（丑小鸭征）。

五、发育不良痣

发育不良痣的外观多不典型（"滑稽的痣"），颜色较深，边缘多不规则（图 23.13）。在临床和组织病理学上，它们具有非常早期的恶变特征，因此可能发展为黑色素瘤。30% 的浅表扩散性黑色素瘤是由已有的痣引起的，70% 的黑色素瘤是新发的。

一些患者有多个非典型痣，称为发育不良痣综合征，多有发育不良痣的家族史。在青春期，患者躯干部出现多发性色素痣。与正常痣相比，这些痣体积更大，色素更不均一，需要皮肤科专科医生定期监测。

框 23.1　**恶性色素性病变的 ABCDE**

- 不对称性（asymmetry）。通过痣的中心画一条线，不论怎么画，痣都能呈轴对称，则很可能是良性的（不对称生长可能是黑色素瘤的第一个标志）。
- 边界（border）不规则。良性痣通常轮廓均匀、规则。如果边缘出现凹痕，如扇形边缘，则可能是恶变的表现，因为痣的一部分加速生长。
- 颜色（colour）不均匀。颜色的变化是痣发育不良或恶性改变的标志。黑色素瘤可以是深黑色，或同一病变内表现出不同的颜色，可以是白色、石蓝、黑色和棕色等。无色素性黑色素瘤表现为很少或无色素沉着。
- 直径（diameter）增大。除了先天性痣，大多数良性痣直径 < 1cm。任何直径 > 0.5cm 的病变都应仔细检查。但是也有一些黑色素瘤很小，直径在 0.1 ~ 0.2cm。
- 不断发展（evolving）。随着时间的推移，痣逐渐变化。

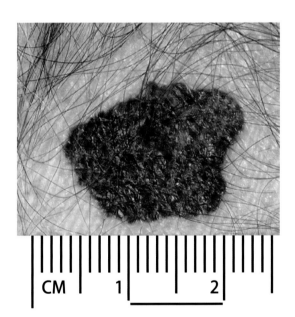

图 23.13　发育不良痣

六、黑色素瘤

黑色素瘤是黑色素细胞恶变而来的侵袭性恶性肿瘤。黑色素瘤仅占皮肤肿瘤的 4%，但其死亡率占皮肤癌死亡率的 75%。大多数病例是 30 岁以上的白人成年人。在美国，女性比男性发病率高，但在澳大利亚相反。太阳辐射是一种已知的致癌原因，是导致黑色素瘤的主要危险因素，尤其是在儿童时期间歇性不规律光照和高强度紫外线照射。其他黑色素瘤的危险因素包括肤色浅、皮肤易晒伤、红发或金发、浅色眼睛、女性、年龄大、有黑色素瘤个人或家族病史以及先天性 DNA 修复缺陷（干皮色素沉着症）。巨大的先天性黑色素细胞痣、1 ~ 4 个发育不良痣、多发性痣、光化皮炎以及痣发生改变都是黑色素瘤的危险因素。

发病率

在过去的 20 年中，黑色素瘤的发病率增加了 3 倍。在澳大利亚，1/35 的女性和 1/25 的男性在一生中会患上黑色素瘤。在欧洲，每年有 63 000 例新发黑色素瘤病例，占全球所有病例的 2%。在美国，患黑色素瘤的终身风险估计为 1/60。

阳光照射

黑素瘤发病率最高的国家都位于赤道附近，全年紫外线强度较高。皮肤类型和暴露在阳光下的规律性对黑色素瘤的发生也很重要。肤色较浅的人，仅在假日集中高强度暴晒，其黑色素瘤的发病率比深色皮肤一年中经常暴露于强光下的人更高。晒伤是黑色素瘤的危险因素。女性黑色素瘤最常见的部位是腿，而男性则是躯干。多认为这是由于两类人群晒太阳的习惯不同引起的，即女性多露出双腿，而男性则习惯脱下衬衫。

既往痣

普通痣恶变为黑色素瘤很少见，但巨大的生殖器痣和多发性发育不良痣很容易发展成黑色素瘤。30% 的黑色素瘤是由已经存在的痣恶变而来。

黑色素瘤的类型

临床上，黑色素瘤主要有 5 种类型。

浅表扩散型黑色素瘤是最常见的类型，多见于男性背区和女性腿部。顾名思义，黑色素瘤细胞在表皮表面扩散，数月或数年后向深部侵袭。该型皮损边缘和表面不规则，颜色从棕色到黑色不等（图 23.14），周围可有炎症和退行性表现——皮损内部或周围有苍白区域（图 23.15）。当肿瘤具有侵袭性时，瘤体内可能出现结节，预后多不良。

雀斑型黑色素瘤多见于老年人的面部。最初，患者可能有一个或多个光敏性雀斑，很常见，多为良性，但看起来可疑。随着时间的推移，患者皮肤上出现生长缓慢、不规则且面积较大的色素斑（恶性雀斑）（图 23.16a），如果面积非常大，可使用咪喹莫特治疗数月，不能行广泛的手术切除（图 23.16b）。若色素斑内出现结节且颜色较深，则高度怀疑为恶性雀斑型黑色素瘤（图 23.17）。

结节型黑色素瘤初始为深色的结节，没有原位表皮生长期（图 23.18）。男性比女性更多见，好发于老年人。肿瘤从一开始就处于垂直生长期，因此预后相对较差。

肢端黑色素瘤发生在手掌和足底以及甲周围或甲下方。这些部位也可出现良性色素痣，需要注意其发展，早期识别发育不良的变化（ABCDE——如上所述）。一个非常重要的恶变迹象是甲变色，由甲襞及毗邻的甲发生色素沉着（图 23.19）引起，称为"Hutchinson 征"。肢端黑色素瘤需与黑足鉴别，因为外伤（如运动时受压）导致皮肤乳头出血，足底或足跟上出现黑色。用手术刀

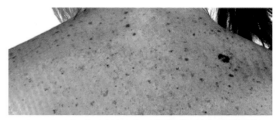

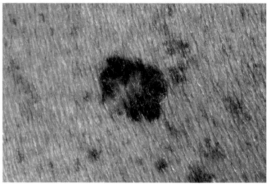

图 23.14 右上背区浅表扩散型黑色素瘤

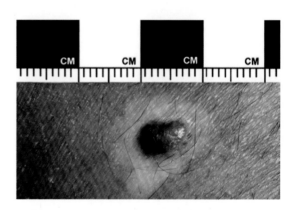

图 23.15 黑色素瘤周围有苍白退行区域

轻轻切开皮肤，可以看到明显的充血的乳头。

无色素型黑色素瘤。随着黑色素瘤细胞发育不良的程度越来越高，分化程度越来越低，失去了产生黑色素的能力，形成无色素型黑色素瘤（图 23.20）。这种无色素结节可能被误诊，但实际上是高度恶性的。促结缔组织增生型黑色素瘤是一种罕见但高度恶性的黑色素瘤（图 23.21）。

预后

黑色素瘤的预后取决于组织学上所见的肿瘤对表皮基底层以下的穿透深度，即所谓的 Breslow 厚度，是组织学测量到的从颗粒

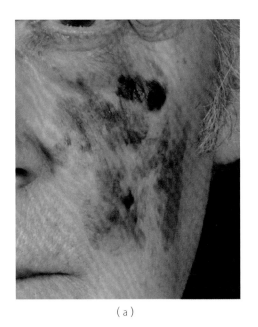

（a）

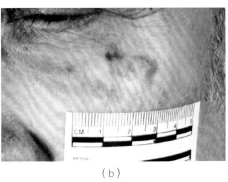

（b）

图 23.16　（a）咪喹莫特治疗前的恶性雀斑型黑色素瘤；（b）局部咪喹莫特治疗中的恶性雀斑型黑色素瘤

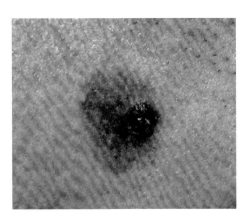

图 23.17　恶性雀斑型黑色素瘤

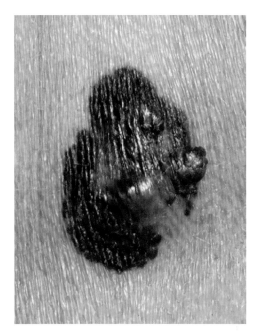

图 23.18　结节型黑色素瘤

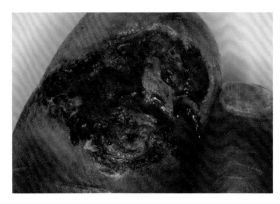

图 23.19　肢端黑色素瘤

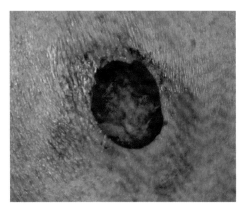

图 23.20　无色素型黑色素瘤

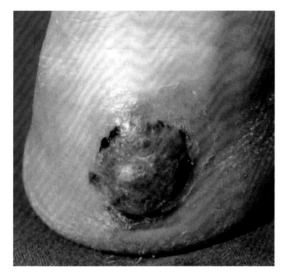

图 23.21　促结缔组织增生型黑色素瘤

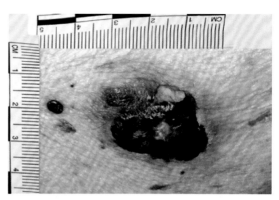

图 23.22　溃疡型黑色素瘤伴卫星灶和转移

层到最深的浸润层的距离，以 mm 为单位。Breslow 厚度可以作为评估黑色素瘤预后的指标：Breslow 厚度 < 1.5mm，5 年生存率可达到 90%；Breslow 厚度 1.5 ~ 3.5mm，5 年生存率约 75%；Breslow 厚度 > 3.5mm，5 年生存率约 50%。这些数字来源于原始病变被完全切除的患者。苏格兰最近的一项研究显示，女性的 5 年生存率为 71.6% ~ 77.6%，男性为 58.7%。仅用 Breslow 厚度还不能准确的判断预后，如溃疡、淋巴结受累和皮肤转移者多预后较差。因此，更准确的黑色素瘤预后评估不仅要考虑 Breslow 厚度，还要考虑溃疡、淋巴结受累和远处器官转移。如果黑色素瘤未被彻底切除，可能会发展为黑色素瘤卫星灶（病灶附近的黑色素瘤小岛），并最终发生远处转移（图 23.22），扩散方式可以经血液扩散和淋巴管扩散（表 23.1）。

黑色素瘤的治疗

如果怀疑是黑色素瘤，理想情况下应立即切除全部病变，并切除 2mm 的手术边缘用于组织学分析。手术切除范围根据 Breslow 厚度（组织学上确定）以及淋巴结受累的风险来决定。Breslow 厚度越厚，引流淋巴结中黑色素瘤转移的可能性越大。如

果在检查中发现可触及的淋巴结肿大，需行细针抽吸活检或淋巴结切除，分别进行细胞学和组织学检查。如果未触及淋巴结，但 Breslow 厚度 > 1mm，则可对患者进行前哨淋巴结活检（sentinel lymph node biopsy，SLNB）（黑色素瘤皮肤部位的第一个接受引流的淋巴结），或对引流淋巴结进行超声检查。

前哨淋巴结活检（SLNB）　是否有淋巴结转移是一个重要的预后指标。因此，目前在一些医疗机构给 Breslow 厚度 > 1mm 的黑色素瘤患者进行 SLNB。SLNB 常与广泛的局部切除术同时进行。为了检测到前哨淋巴结，需行淋巴系闪烁造影术（用锝 –99m 标记淋巴管），加上在切除部位周围渗透亚甲基蓝染料，并用伽玛探针来识别阳性淋巴结。所有蓝色淋巴结和放射性超过 10% 的淋巴结都被确认为前哨淋巴结。对前哨淋巴结行组织学检查以确定是否有黑色素瘤微转移。据报道，该方法的假阴性率为 4% ~ 12%。如果黑色素瘤的前哨淋巴结呈阳性，需行局部淋巴清扫和其他辅助治疗。但是，目前并没有数据表明接受 SLNB 和淋巴区域清扫术可以提高生存率，但可以有效地控制局部病情复发。

辅助治疗　对于 4 期黑色素瘤患者（即黑色素瘤已从其皮肤原发部位扩散为卫星灶

表 23.1　黑色素瘤的分期及预后

黑色素瘤分期	5 年生存率 %
0 期原位黑色素瘤, 黑色素瘤细胞仅在表皮, 无侵袭	100
1A 期黑色素瘤, Breslow 厚度≤ 1mm, 无溃疡及淋巴结受累	95
1B 期黑色素瘤, Breslow 厚度≤ 1mm, 有溃疡但无淋巴结受累, 或 Breslow 厚度为 1.01 ~ 2mm, 无溃疡及淋巴结受累	91
2A 期黑色素瘤, Breslow 厚度 1 ~ 2.01mm, 无溃疡或转移, 或 Breslow 厚度 2.01 ~ 4mm, 无溃疡或淋巴结受累	77 ~ 79
2B 期黑色素瘤, Breslow 厚度 2.01 ~ 4mm, 有溃疡 / 无淋巴结受累, 或 Breslow 厚度 > 4mm, 无溃疡, 无淋巴结受累	63 ~ 67
2C 期黑色素瘤, Breslow 厚度 > 4mm, 伴溃疡, 无淋巴结受累	45
3A 期黑色素瘤, 无论 Breslow 厚度多少, 无溃疡, 有 1 ~ 3 个淋巴结微转移	63 ~ 70
3B 期黑色素瘤, 无论 Breslow 厚度多少, 有溃疡和 1 ~ 3 个淋巴结微转移, 或无论 Breslow 厚度多少, 无溃疡, 有 1 ~ 3 个淋巴结大转移	46 ~ 59
3C 期黑色素瘤, 无论 Breslow 厚度多少, 无溃疡和 1 ~ 3 个淋巴结大转移, 或≥ 4 个淋巴结转移或黑色素瘤卫星灶	24 ~ 29
4 期黑色素瘤伴远处皮肤、皮下组织或淋巴结转移或内脏器官转移	7 ~ 19

或有远处转移 ）, 如果无法进行全切手术, 可采用一些辅助治疗。目前主要有 3 种类型的辅助治疗: 免疫治疗、靶向治疗和细胞毒性化疗。

免疫治疗　可用靶点抑制剂对已知有肿瘤转移的患者进行免疫治疗, 是辅助治疗的最新进展。目前的首选药物是 Nivolumab, 以程序性细胞死亡蛋白 1 （PD-1 ）为靶点。Ipilimumab 是一种针对细胞毒性 T 淋巴细胞相关蛋白 4 （CTLA-4 ）的单克隆抗体。随机试验表明, Nivolumab 治疗 12 个月时无复发生存率（relapse-free survival, RFS ）为 70%, 不良反应率为 14%, 与 ipilimumab （12 个月时的 RFS 为 50%, 不良反应率为 46% ）相比, Nivolumab 具有更好的 RFS 和更低的不良反应。这一结果与是否有 BRAF 突变、疾病处于 3 期或 4 期、PD-1 状态、淋巴结受累程度以及是否存在溃疡无关。因此, 2017 年 12 月, FDA 批准 Nivolumab 作为该组患者的一线治疗药物（每 2 周服用 240mg 或每

4 周服用 480mg ）。

目前的一些研究着眼于两种药物联合治疗。结果显示, 首先给予 Nivolumab, 然后给予 Ipilimumab, 而不是任何一种药物单独使用时, 患者的生存率都会提高。但是, 序贯联合治疗组中也有很多患者出现药物毒性反应, 此时需要停止治疗。

靶向治疗包括检测和定位患者黑色素瘤内的基因突变。50% 的黑色素瘤存在 BRAF 单基因突变。BRAF 是一种人类基因, 它编码合成一种叫做 B-Raf 的蛋白质, 是一种细胞生长的信号蛋白。因此, BRAF 基因的突变会导致肿瘤细胞生长的无限启动, 黑色素瘤会依赖 BRAF 的合成 B-Raf 作用, 以达到肿瘤细胞的生长和存活, 即所谓的 "癌基因成瘾"。新的靶向治疗, 如 Vemurafenib、Dabrafenib 和 Trametinib 可阻断 B-Raf 蛋白的产生, 导致肿瘤缩小, 将生存时间延长 6 个月。但是, 如果治疗继续, 黑色素瘤会寻找替代途径刺激肿瘤再次生长。BRAF 抑制

剂的不良反应有光敏性、关节疼痛、疲劳，以及非黑色素瘤皮肤癌的发生增加［约 25% 的患者服用 Vemurafenib 或 Dabrafenib 后会发生，是由于丝裂原活化蛋白激酶（MEK）通路的反常激活造成的］，多需要手术切除。Trametinib 是一种 MEK 抑制剂，对有 BRAF 突变的肿瘤也具抑制作用，常与 BRAF 抑制剂联合使用以提高总生存率。

细胞毒性化疗目前常保留作为转移性黑色素瘤的二线或三线治疗方案。大剂量白细胞介素 –2 和 α – 干扰素治疗可能有助于某些免疫治疗或靶向治疗无效的患者，但是没有强有力的证据表明总生存率增加。

黑色素瘤疫苗正在进行 4 期黑色素瘤患者临床试验，为未来的患者提供希望。初步研究结果表明，将患者自身功能成熟的树突状细胞进行修饰，可产生白细胞介素 12p70，患者用这些细胞免疫后，不再产生针对 gp100 肿瘤抗原的细胞毒性。这种疫苗接种以一种非常特殊的方式增强了患者杀死肿瘤细胞的能力。需要进一步的更大规模研究来评估该疫苗的应答率和 5 年生存率。

七、皮肤淋巴瘤

皮肤淋巴瘤是由异常的 T 淋巴细胞或 B 淋巴细胞侵入皮肤引起的。

皮肤 T 细胞淋巴瘤（cutaneous T-cell lymphomas，CTCLs）是一组异质性疾病，占原发性皮肤淋巴瘤的 80%（B 细胞型淋巴瘤占 20%）。CTCL 最常见的形式是蕈样肉芽肿（mycosis fungoides，MF），好发于年长者、男性和深色皮肤人种。MF 总体预后相对较好，但一些患者可进展为更具侵袭性的疾病。临床上，MF 的表现最初可能类似湿疹、银屑病或真菌感染。患者皮肤上有鳞片状红斑斑块，多分布在躯干和臀区（图 23.23），可伴瘙痒或无症状。病灶通常保持固定，局部使用低效皮质类固醇激素或抗真菌药膏无效。这些病变可多年稳定存在，但最终可能转变为肿瘤，在原有斑块上长出结节或在新发部位出现结节。

5% 的 MF 患者出现全身性剥脱性红皮病，伴有淋巴结病和外周血非典型 T 细胞（Sézary 细胞）——即所谓的 Sézary 综合征。目前认为这是一种更具侵袭性的 MF。通过 T 细胞基因重排研究，可以发现恶性 T 细胞存在于皮肤、淋巴结和血液中。

早期斑块期 MF 的治疗可采用强效外用皮质类固醇激素、外用氮芥和光疗［补骨脂素紫外线 A（PUVA）］。斑块或肿瘤需局部放射治疗，对于更广泛的斑块或肿瘤，需行全皮肤电子束治疗。

多药化疗方案的结果已被公布。Bexarotene 是人工合成维 A 酸，一种可激活维 A 酸 X 受体的维 A 酸亚类，在过去的 10 年中已被用于治疗晚期 CTCL，总有效率为 75%。其不良反应可能使患者不能使用最佳

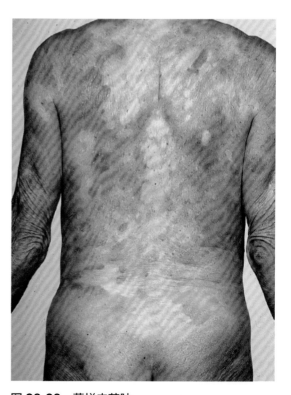

图 23.23 蕈样肉芽肿

剂量，包括甲状腺功能减退、甘油三酯升高、肝功能异常、血糖异常和中性粒细胞减少等。Brentuximab vedotin（与微管蛋白破坏剂结合的抗 CD-30 抗体）可有效治疗肿瘤阶段疾病。对于红皮病 MF 除了上述药物外，还可用 alemtuzumab（抗 CD52）。

异基因干细胞移植已用于少数 CTCL 患者的治疗，传统疗法对这些患者无效。在输注供体干细胞给患者前，要进行高剂量或常规剂量（非清髓性）化疗加 / 不加放疗。小数据研究显示 75% 的患者在 5 年内保持无病灶再发。但是约 25% 的患者死于与干细胞移植相关的并发症。

原发性皮肤 B 细胞淋巴瘤（cutaneous B-cell lymphomas，CBCL）是由 B 淋巴细胞在不同发育阶段的恶性转化引起的，可分为多种类型，包括滤泡型、边缘型、弥漫性大 B 淋巴细胞型（非特殊类型）和腿部弥漫性大 B 淋巴细胞型（后者预后较差）。临床上，病变表现为坚硬的丘疹、结节或斑块，可为红色、紫色或棕色（图 23.24）。

B 细胞淋巴瘤的治疗取决于其类型，但一般来说，低级别孤立性病变可通过手术切除、局部放疗、病灶内注射 α–干扰素或病灶内 rituximab 治疗。系统性 rituximab 可治疗多发性病变。高度预后不良的 CBCL 可采用聚乙二醇脂质体阿霉素治疗或 CHOP 化疗（环磷酰胺、羟基柔红霉素、长春新碱和泼尼松龙）。

八、其他皮肤恶性肿瘤

乳腺 Paget 病表现为乳晕或乳头的单侧非特异性红斑性改变，可扩散至周围皮肤。其病因是潜在的乳腺导管腺癌。如果一侧乳房出现湿疹样改变，简单治疗无效，则应考虑是否为乳腺 Paget 病（图 23.25）。乳房外 Paget 病可影响腋窝和腹股沟。

皮肤恶性病变可来源于内脏转移，最常见的是乳腺癌、肺癌、胃肠道癌、肾癌、口咽癌、喉癌和黑色素瘤（起源于视网膜和软脑膜）。早期识别恶性病变的皮肤转移，可以更准确和快速诊断内部恶性肿瘤，使其得到早期治疗。

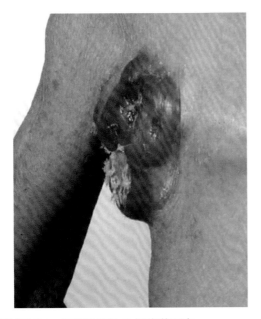

图 23.24　原发性皮肤 B 细胞淋巴瘤

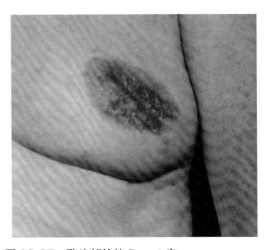

图 23.25　乳头部位的 Paget 病

延伸阅读

Baldi, A., Pasquali, P., and Spugnini, E.P. (2013). Skin Cancer: A Practical Approach. Humana Press.

Rigel, D., Robinson, J.K., Ross, M. et al. (2011). Cancer of the Skin: Expert Consult, 2e. Saunders.

第24章 | 皮肤科实用操作和手术

Raj Mallipeddi
Dermatological Laser and Surgery Unit, St John's Institute of Dermatology, Guy's and St. Thomas' Hospitals, London, UK

概述

- 皮肤科物理治疗的目的是去除病变，并在适当情况下，取组织进行组织病理学检查。
- 破坏性治疗方法包括冷冻疗法、电灼术和激光治疗。刮除术既可去除病变，又可为组织病理学检查提供标本。
- 冷冻疗法是利用制冷剂产生低温，来破坏病损组织。制冷剂可采用固体二氧化碳、一氧化二氮和氯乙烷等，最有效和最常用的是液氮。冷冻疗法可能会引起炎症反应并导致溃疡。
- 电灼术是利用电流加热破坏病损组织，有两种形式：使用加热元件的电灼术和使用高频交流电的电干燥。
- 刮除术适用于浅表病变，通常与电灼术结合使用。
- 组织病理学标本可以是病变的一部分，也可以是整个病变。部分病变可通过切开、刮除和穿刺活检获得的，与完全切除获得的标本相比，不能了解整个病变的情况。
- 手术切除病变需要足够的操作培训和皮肤损伤治疗知识，目的是通过适当的手术方式尽量完整的切除病变，同时努力减少瘢痕的产生。
- 本章侧重于一般操作中的传统手术方式。

一、简介

冷冻疗法是指利用制冷剂产生低温，以破坏病变组织（框 24.1）。病变组织被冷冻到零度以下后，细胞凋亡脱落。冷冻疗法的作用机制包括，细胞内的水分脱离细胞，引起脱水渗透作用；细胞内冰形成，破坏细胞膜；血管冻结引起的病变组织缺血损伤。液氮是最常用的制冷剂，还可以用固体二氧化碳，一氧化二氮以及二甲醚和丙烷的混合物。除非另有说明，本节所提到的冷冻疗法都是液氮冷冻疗法。

二、操作技巧

最好使用液氮喷射枪（图 24.1）。

另一种方法是用棉签在液氮中浸泡，然后敷在需要治疗的病灶上，施以中等压力，直至病变冷冻。该方法需要多次操作。应为每位患者使用新的无菌棉签，以降低人乳头瘤病毒传播的风险。但是，这种方法不好控制温度，部分原因是棉花的热容量差，棉尖从液氮容器转移到患者皮肤时也不能保持原有的低温。冷冻治疗的时间很重要，应根据不同病变调整治疗时间。

框 24.1　**冷冻疗法的注意事项**

- 在用冷冻疗法治疗之前，要先确定该病变适用于冷冻治疗，如果有任何疑问，需进行活检或请专家会诊。
- 要严格监控冷冻时间，可采用短时间喷射治疗，在规定的时间内终止治疗。
- 预先告知患者冷冻治疗可能出现的不良反应，如局部疼痛、发红、肿胀和起疱。
- 由于儿童不能很好地耐受冷冻疗法，因此需考虑其他替代疗法。
- 由于液氮温度低（-196 ℃），易于储存和成本较低，是一种有效和方便的制冷剂。但是其低温也会导致快速汽化，因此应小心地储存在通风良好的区域，最好是在加压容器中。

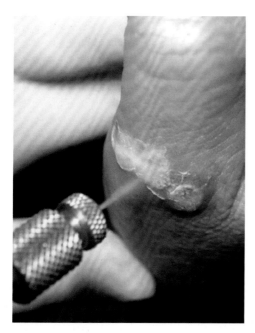

图 24.1　冷冻治疗

冷冻时间是从整个病变冰冻变色的那一刻算起的，而不是从喷洒制冷剂算起。一旦喷洒完成，组织的解冻速度是影响治疗效果的关键，快速冷冻和缓慢解冻可更多的破坏病变组织。可以重复"冻融"，以增加病变的损伤程度，并且由于先前冷冻组织的冷传导性得到改善，之后的冷冻可以更好的渗透到深部组织。冷冻时间和冻融循环次数取决于病变类型（即良性还是恶性）、大小和厚度。

三、冷冻治疗的风险和预防措施

1. 应提醒患者注意治疗后 48 小时内可能出现的不良反应，如疼痛、发红、肿胀和水疱，以免引起过度警觉。在治疗部位可使用强效外用皮质类固醇激素，以缓解不良反应。

2. 治疗后可能出现溃疡，尤其是下肢灌注不良的情况下。

3. 继发性细菌感染很少见，但若治疗后 2 ~ 3 日出现疼痛、发红或肿胀加重，可能继发细菌感染。

4. 冷冻治疗后风险为瘢痕产生、色素减退或色素沉着，后两者常见于深色皮肤的患者。这些都是长期治疗会遇到的问题。

四、适合冷冻治疗的皮肤损伤

冷冻治疗通常是在临床诊断的基础上开始的，没有事先的组织学证实，因此，临床医生必须对诊断有信心。如果对诊断有任何疑问，考虑活检，或其他替代疗法，也可同时获得组织病理学标本。以下病变常采用冷冻治疗。

病毒性疣

一次冷冻治疗时间 10 ~ 30 秒，冷冻范围包括皮损边缘外正常皮肤 1 ~ 2mm。对于体积较小的病毒性疣，仅 1 次冷冻治疗即可清除病损。对于较厚的疣，可行 1 次冻融循环，以提高清除率。为了根除疣，可间隔 2 ～ 3 周重复冷冻治疗，反复几次。冷冻治疗也可以与外用药物治疗相结合，如水杨酸制剂，以提高疗效。冷冻治疗前可先用刀片刮除疣，有助于清除。

脂溢性角化病

一次冷冻 5 ～ 20 秒，冷冻范围包括皮损边缘外正常皮肤 1 ～ 2mm，可缓解大部分脂溢性角化病。冷冻病灶解冻几秒后，也可以轻松刮掉。对于大面积较厚的病变可能需要延长冷冻时间，或重复冻融循环才能去除，但也会导致疼痛和炎症反应的发生。在这种情况下，最好采用刮除法或轻轻地烧灼该部位。

乳头状瘤和皮赘

一次冷冻 5 ～ 10 秒就足以去除乳头状瘤和皮赘。可用金属钳固定皮赘，使液氮斜喷到皮赘上，避免损伤正常皮肤。还可以采用浸有液氮的动脉钳压迫治疗。

光线性角化病

治疗光线性角化病时，建议单次冷冻 5 ～ 15 秒，包括皮损边缘 1 ～ 2mm 的正常皮肤。必要时，先去除坚硬的角蛋白，露出下面的异常上皮，可使治疗更有效。极少数情况下可能需要两次冻融循环，特别要注意的是，冷冻治疗无效的病变可能是鳞状细胞癌。

Bowen 病

Bowen 病是一种表皮内（原位）鳞状细胞癌，单次冷冻 30 秒即可有效治疗，治疗范围包括皮损及其边缘 1 ～ 2mm 正常皮肤。同样，如果对诊断有任何疑问，必须活检。治疗后需定期随访，以确保病变已经清除，没有进一步发展。

基底细胞癌

对于浅表型基底细胞癌（BCC），病变为原发性的（即以前未治疗过）、体积较小（直径＜ 1cm）、且边界清楚者，可行冷冻治疗。对其他类型基底细胞癌，冷冻疗法的治愈率低于其他治疗方法，如切除术。单次冷冻治疗持续 20 ～ 30 秒，需行两个冻融循环，解冻时间为 2 分钟，冷冻范围包括病变边缘临床正常皮肤 3mm。

五、电外科

电外科是指用电加热造成组织破坏。治疗方法主要有两种：电烧灼法和电干燥法。

电烧灼

来自电加热元件的热量通过直接传热引起组织热损伤。记住，在这种情况下，处理元件是热的。

电干燥（透热疗法或电灼）

由于组织的电阻作用，高频交流电能被转换成热能。治疗电极是冷的，在组织内产生热量。电极与皮肤接触导致浅表组织脱水。电灼是电干燥法的一种，将电极保持在距离皮肤表面 1 ～ 2mm 的位置，以引起表皮表面的碳化。此外，通过调节电流电压和电磁波形，可以控制组织切割（电切）和凝固（电凝）的程度。如果只有一个治疗电极，那么交流电就可以不规则地进出组织，电子会随机地消散到环境中，这就是所谓的单极程序。如果有两个同样的电极组成电路，则称为双极。使用交流电时，治疗电极不是真正的正极或负极，称为单极和双极更准确。

在一些常见的皮肤病中，可单独使用电烧灼或电干燥治疗血管病变（如蜘蛛痣和毛细血管扩张），但这些病变更多的使用血管激光术治疗，效果更好，瘢痕形成风险更低。电烧灼和电干燥治疗更常用于皮肤手术中的止血（图 24.2）或与刮除术结合使用（详见下文）。

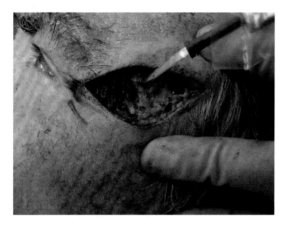

图 24.2 术中电干燥

六、刮除术

这是一种去除浅表病变的简单方法，尤其是在真皮层较厚的区域，如躯干和四肢（框24.2）。刮除术是指使用带有锋利边缘的金属勺或金属环刮掉病变（图 24.3）。与冷冻疗法相比，刮除术的优点在于可以取样本送组织病理学检查，但刮除物的完整性不能保证。刮除术结合电干燥或电烧灼术可用于治疗皮肤良性病变，如脂溢性角化病和黄瘤，以及发育不良病变（光线性角化病和 Bowen病）和基底细胞癌。为了取得较好的刮除效果，理想情况下，病灶应该比周围未受影响的皮肤软。

框 24.2 **刮除术的操作注意事项**

· 使用适合病变大小的刮匙。
· 用非主力手拉伸皮肤，主力手牢牢控制刮匙，以避免意外刮伤正常皮肤。
· 将样本送组织病理学检查，要注明是刮除术标本。
· 在开始刮除术和电烧灼术之前，先考虑取标本送组织病理学检查，术前标本比术后的碎片更适合做活检。

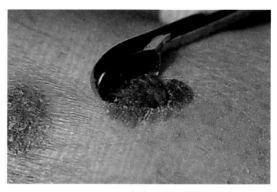

（a）

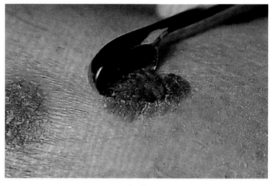

（b）

图 24.3 （a）匙刮术；（b）环刮术

适合行刮除术的病变包括：
1. 脂溢性角化病。
2. 孤立性病毒性疣。
3. 光线性角化病和 Bowen 病。
4. 皮角。
5. 小的 BCC。

操作过程

先在病灶下方及周围区域注射局部麻醉药。接下来，用非主力手的拇指和示指确保病变周围的皮肤绷紧，以便有一个坚实的基础进行刮除。刮除病变，然后烧灼基底，以达到止血以及清除残余病变的目的。切记避免刮除正常皮肤。对于基底细胞癌，重复该过程，可进行 2 个或 3 个循环的刮除和电烧灼 / 电干燥。

手术风险和预防措施

1. 术前告知患者，伤口可能需要 3 ~ 4

周才能愈合，术后可能产生扁平白色斑块样瘢痕，但最终瘢痕会凹陷（萎缩），或呈粉红色凸起（肥大），治疗越积极，伤口越深，越易出现此类瘢痕。

2. 如果出现灌注不良，可能会发生溃疡，尤其是在下肢。

3. 适用于这种方法治疗的基底细胞癌类型为原发型或结节型，体积较小（直径＜1cm），边界清楚，位于非高危部位或非美容敏感部位。手术通常要避开眼、鼻、口唇、下巴、耳和头皮周围。

4. 如果刮除导致皮下脂肪暴露，则应放弃手术，将该区域切除至脂肪，并缝合。这样做首先是因为不易准确区分软组织肿瘤和脂肪，其次是一旦脂肪层被破坏，不利于伤口愈合和瘢痕形成。

七、诊断性活检

在多数情况下，仅凭临床检查就可以做出诊断，但借助组织病理学检查来确定诊断结果非常重要。例如，黑色素细胞痣在组织学上可以是良性的，或者完全相反，是恶性黑色素细胞瘤。进行诊断性活检有不同的方法，每种方法都有各自的优缺点。在开始手术前，必须用局部麻醉药充分渗透待活检的区域。

刮取活组织检查

该方法适用于取组织活检或切除局限于表皮和真皮乳头层的病变，包括脂溢性角化病、结节性基底细胞癌和痣等。先将皮肤绷紧，用水平放置在皮肤表面的手术刀或双刃刀轻轻切开病灶。刀片的角度决定了切口的深度，目标应该是到达真皮层中部。可以通过电外科手术或氯化铝来止血，多数情况下用力按压就可以止血。该方法的优点是不需要缝合。但是，对于任何可疑的痣，不建议使用这种方法取组织活检，这部分痣应该全部切除。

穿刺活检

用于穿刺活检工具的尺寸为 2 ~ 8mm（图 24.4），包括一个带有切割边缘的小圆柱体，操作者握住工具，旋转，使其穿透表皮。穿刺活检时，首先将皮肤紧绷，与松弛皮肤张力线（"褶皱线"）的方向成 90°，从而取活检后形成椭圆形缺陷，伤口更容易闭合（图 24.5 ~ 图 24.9）。用镊子将皮块取出，尽可能深地切断。止血可采用加压和 / 或电外科手术。与刮取活检相比，其优点是获得的标本具有全层厚度，包括表皮、真皮和脂肪，但取样的面积较小。穿刺活检也可以在囊肿和脂肪瘤上打洞，通过这些洞挤出内容物。穿刺活检后的伤口一般需要缝合，对于尺寸较小的（2 ~ 3mm）伤口，根据部位可以考虑二次愈合。

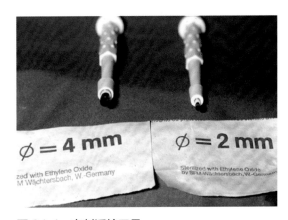

图 24.4　穿刺活检工具

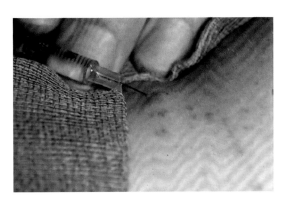

图 24.5　穿刺活检：局部麻醉

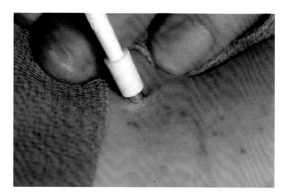

图 24.6 穿刺活检：插入工具

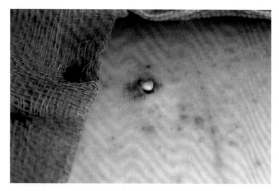

图 24.7 穿刺活检：皮块

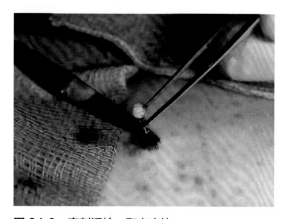

图 24.8 穿刺活检：取出皮块

八、切口活组织检查

该方法适用于较大的病灶，沿病灶边缘形成椭圆形切口。在一些情况下，必须包括较深的真皮层，如肉芽肿或不局限在表皮附件的淋巴浸润。切除时应包括足量的正常

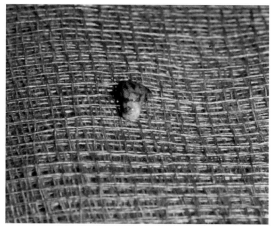

图 24.9 穿刺活检：活检标本

组织，以便与病变区域进行比较。也能够保证有足够的正常皮肤可将切口缝合（图24.10）。

九、外科手术切除术

手术切除皮肤病变既是诊断也是治疗（框 24.3）。如果有多个小丘疹或水疱，可以完整切除其中的一个，这是最好的诊断方法。切口应沿着皮肤张力线或褶皱线（图24.11 ~ 图 24.13）。

若为恶性病变，充分切除整个病变组织尤为重要。病理学家可以报告切除是否充分，但在多灶性基底细胞癌等细胞散在聚集的病变中很难准确评估。如果对切除是否完整有

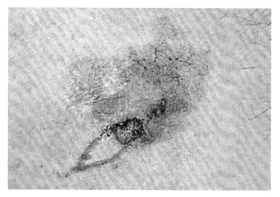

图 24.10 切口活检：标记取样区域

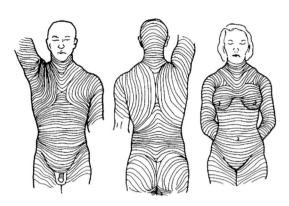

图 24.11　手术切除：躯干"皮肤褶皱线"

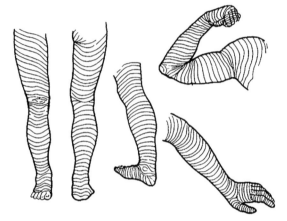

图 24.12　手术切除：四肢的"皮肤褶皱线"

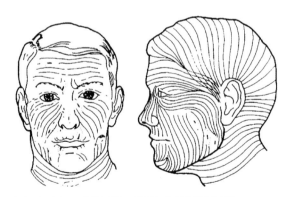

图 24.13　手术切除：面部"皮肤褶皱线"

任何疑问，最好在切除标本的一端加一条缝线，便于病理学家描述送检组织的哪一边（如果有的话）延伸到切除边缘之外。

操　作

　　基本操作是切除病变组织，形成一个椭圆形切口（图 24.14 ～图 24.16），切口长

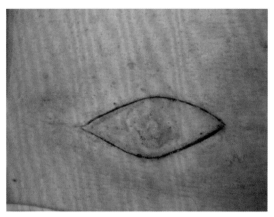

图 24.14　下背区基底细胞癌切除术。椭圆形切口设计，包括边距 4mm

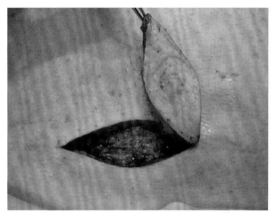

图 24.15　基底细胞癌的外科切除：取出标本，显示缺失

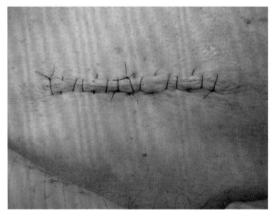

图 24.16　基底细胞癌手术切除：缝合后，伤口外翻

度约为宽度的 3 倍，切口两端的角度约为 30°，以最大限度地减少组织直立锥体（又称狗耳）的形成。切除的长轴应平行于皮肤的"褶皱线"或 Langer 线。虽然在身体的大部分区域，Langer 线和褶皱线密切相关，但它们并不完全相同，因为 Langer 线对应的是真皮内胶原纤维的排列。与之平行的瘢痕往往愈合得更好，也不太明显。胸骨、上胸区和肩区切除的病变更容易导致瘢痕疙瘩形成，最好转诊至皮肤科或整形外科。

在皮下注射局部麻醉药，应更靠近皮肤表面。做垂直切口，而不是楔形的。在缝合伤口（框 24.4）之前，通常需要逐层缝合以降低伤口张力。这涉及皮肤下层的解剖（钝和 / 或锐利），其深度取决于身体部位。

如果伤口不能直接闭合（即切口两侧直接缝合），或者直接闭合不能产生最佳的美学效果，可行皮瓣移植或皮肤移植。皮瓣有

蒂与本体相连，可以前后移动、旋转或换位。皮肤移植如果包括整个表皮和真皮，称为全厚皮片移植，如果移植不涉及到真皮，则定义为薄层皮片移植。本书不再详细讲解。

十、Mohs 显微外科手术

对于某些高风险的肿瘤（最常见的是基底细胞癌和鳞状细胞癌），Mohs 显微手术是首选的治疗方法。病变恶性风险高的因素包括组织病理学侵袭度、肿瘤边界不清、体积较大（>2cm）、位于关键部位（如眼、口唇、鼻和耳）以及既往治疗后的复发。对边缘清晰的肿物行传统切除术后，需切除比较宽的正常组织，而行 Mohs 显微手术的肿瘤被切除后临床边缘狭窄。肿瘤组织用不同颜色的墨水进行标记，并映射到患者的伤口上。在标准的 Mohs 手术中，通常在 1 小时内用冰

框 24.3　手术切除

- 插入针头后，先回抽注射器，检查针头是否进入血管。可在针尖前增加一个小的局部麻醉药"泡"有助于避免这种情况。
- 根据身体不同部位和病变大小选择适当的缝合术。
- 提前告知患者此操作会产生的瘢痕，并小心避免眼睑移位（睑外翻）等畸形。
- 将切除的病灶送去做组织病理学检查，因为相当数量的临床上认为可能是良性的病灶在组织学上实际上是恶性的。

框 24.4　缝合

- 正确的缝线位置对于优化伤口的美容效果至关重要（图 24.17 和图 24.18）。
- 行切除术后，放置皮下缝合线和表皮缝合线。
- 皮下缝合线可吸收，如 Vicryl（聚乳酸 910，美国 Ethicon 公司，美国新泽西州默萨维尔），需要 70 日才能完全吸收；而典型的表皮缝合线，如尼龙和聚丙烯是不可吸收的，根据部位的不同，在 5 日到 2 周之间拆线。
- 单丝缝线比编织缝线较少引起炎症和淤血，但牢固程度较差。
- 缝合线应使伤口有一定程度的外翻，从而产生的瘢痕不那么明显。

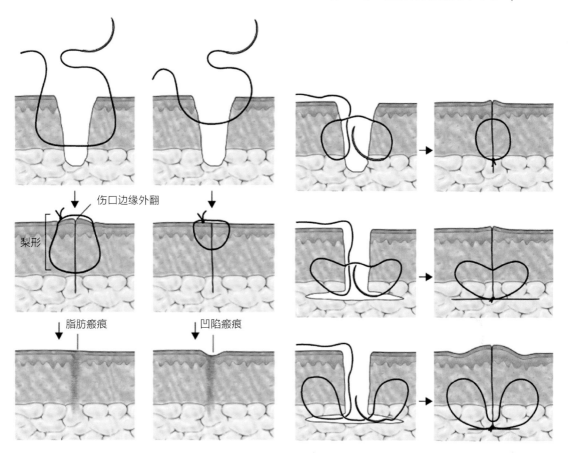

图 24.17　表皮缝线的位置

引自：Robinson 等，2005 年，经 Elsevier 许可转载。

图 24.18　埋置真皮缝合线的方法

引自：Robinson 等，2005 年，经 Elsevier 许可转载。

冻切片对组织进行显微镜检查。手术室内要有经过专门培训的 Mohs 生物学家和必要的处理设备。Mohs 手术中的切片是水平的，与传统的垂直切除术（如面包片一样）相比，整个边缘清晰可见，因此只有一小部分组织被分析。行 Mohs 手术的外科医生根据切片病理检查的结果决定手术范围，如果组织切片中仍有肿瘤存在，则需精确切除更多的组织。这既确保了肿瘤完全切除，又尽可能少的涉及正常组织，治愈率较高。

延伸阅读

Lawrence, C. (2002). Introduction to Dermatological Surgery, 2e. Oxford: Blackwell Science.

Lawrence, C.M., Walker, N.P.J., and Telfer, N.R. (2004). Dermatological sur-gery. In: Rook's Textbook of Dermatology, 7e, vol. 4 (ed. D.A. Burns, S.M. Breathnach, N.H. Cox and C.E.M. Griffiths), 78.5–78.7. Oxford: Blackwell Publishing.

Robinson, J., Hanke, C.W., Siegel, D.M. et al. (2015). Surgery of the Skin – Procedural Dermatology, 3e. Philadelphia: Elsevier Mosby.

第25章 激光、强脉冲光及光动力疗法

Alun Evans[1] and Saqib J. Bashir[2,3]

[1] Princess of Wales Hospital, Bridgend, Wales, UK
[2] Department of Dermatology, King's College Hospital, London, UK
[3] Skin55 Ltd, Harley Street, London, UK

概述

- 激光治疗是指使用不同波长的高能辐射，定向照射特定目标。
- 激光治疗需由经过专业培训后的医生进行操作。
- 必须确保患者的病情适合激光治疗，患者充分了解自己情况，并进行充分的术前评估。
- 激光治疗可能会引起不同程度的疼痛。必要时可使用表面麻醉、局部麻醉或全身麻醉。
- 不同类型的激光用于不同的皮肤组织，因此术前要选择适当的激光类型。激光的靶向可以是色素沉着（黑色素、纹身染料）、血细胞、毛囊或表皮细胞（重排）。
- 光动力疗法（photodynamic therapy，PDT）是指通过光照使局部光敏化学物质的活化，常用于治疗日光性角化病、Bowen 病和大面积浅表基底细胞癌。

一、激光皮肤病学

激光皮肤病学是一个迅速发展并不断扩大的领域，为治疗各种皮肤疾病提供了新的途径。该领域与医学皮肤病学、外科皮肤病学和光生物学的概念重叠，需要对这些领域有广泛的了解，才能成功进行激光手术操作。

本章将研究光能与皮肤组织的相互作用，光的特性及其向组织的传输需要与治疗相匹配。本章涉及不同类型的激光和光设备，以及激光治疗的常见适应证和一些罕见症。

二、激光与强脉冲光

激光和强脉冲光（intensive pulsed light，IPL）都是将高能光脉冲传输到皮肤的主要设备。虽然这两种类型的器械有着重要的区别，但在皮肤科术语中通常可以互换使用——为了方便起见，本章在提及治疗时都使用"激光"这一词。

这两者之间的主要区别在于激光设备不同，产生不同波长的光，用于瞄准的特定组织成分（如黑色素）也就不同。相对来说，IPL 产生的光的光谱较宽。大多数 IPL 会有一个可更换的滤光片，因此实际上只有很窄的波长范围发射到皮肤靶标，操作人员可以根据治疗的病变类型更换滤光片。IPL 往往有一个带有窗口的大型手柄，可直接应用于皮肤表面。其光束很宽，且没有聚焦。

激光设备产生单一波长的激光束，经平

265

行校准后形成平行的能量光束，可以非常精确地集中在一个目标上，如体积较小的血管瘤。当能量通过激光介质时产生激光束，电子被激发，然后释放能量以回到静止状态。这种能量的释放以激光的形式表现出来，可以聚焦在皮肤靶标上。经过不同介质产生的激光，具有不同的组织特异性。因此，在临床实践中，常用产生激光的介质对其命名，这种介质可以是液体（例如染料激光器）、气体（二氧化碳激光器）或晶体（钕：钇铝石榴石激光器）。

相对于 IPL，激光的优点是单波长，治疗具有特异性，经平行校准后可非常精确的瞄准靶标。激光器可以产生非常短的光脉冲，目前在临床应用中最常见的是皮秒。

三、激光治疗

激光与组织相互作用

激光器发射单一波长的光，这种光可以被特定颜色的靶标选择性地吸收，引起组织发热，继而溶解。这个靶标被称为生色团（chromophore），该词来自希腊语，意味"承载颜色"。激光脉冲的持续时间也可根据生色团的大小进行选择。较大的靶标，如毛囊，需要更长的加热时间和冷却时间，而体积较小的靶标，如黑色素小体，加热时间和冷却时间较短。生色团溶解后会留下一些小的颗粒，随后被巨噬细胞吞噬。这种选择性光热分解的概念是激光学的基础。表 25.1 列出了不同类型的皮肤病变及其适合的激光治疗类型。

激光的选择

鉴于上述选择性光热分解的概念，必须根据病变类型以及患者的皮肤类型，为每位患者选择适合的激光或 IPL 滤光片。如对含有血液的血管病变，可以以病变内血液中的氧合血红蛋白为靶标进行治疗，波长多在 500 ~ 600nm 范围内。

表 25.1　激光类型及其适应证

组织	生色团	激光类型
血管病变 蜘蛛痣血管瘤 葡萄酒色斑 线状静脉 瘢痕 妊娠纹	氧合血红蛋白	脉冲染料激光 Nd:YAG 激光 KTP 激光
色素沉着病变 咖啡牛奶色素斑 先天性痣 雀斑 黄褐斑 晒斑 纹身 药物／金属沉积 瘀伤／含铁血黄素沉着症	黑色素 含铁血黄素 纹身颜料 异物	Q 开关亚历山大石激光 Q 开关 Nd:YAG 激光 Q 开关红宝石激光 皮秒激光
结构性病变 抗衰老 老年斑 皱纹 瘢痕 皮脂腺增生 脂溢性角化病 皮肤磨削 皮肤紧致 妊娠纹 黄瘤	水	二氧化碳激光 铒：YAG 激光
毛发	黑色素	亚历山大石 二极管 Nd:YAG 激光 红宝石

激光或 IPL 的选择也受到患者皮肤类型的影响。较深的皮肤含有更多的黑色素，黑色素能吸收激光能量，因此在血管病变时，短波激光（500 ~ 600nm）会被黑色素吸收，甚至可能烧伤皮肤较深的患者。因此，应选择波长较长的激光，如产生 1064nm 光束的 Nd：YAG 激光，该激光的靶标仍为氧合血红蛋白，但在皮肤表面的黑色素吸收率较低。

除了选择激光类型（波长）外，操作人员还必须决定光束的持续时间（毫秒、纳秒、皮秒）和要传送的能量通量（焦耳／瓦）。

这方面的指导超出了本章的范围，需要专业培训。现阶段，一些先进的激光仪器有标准的预设病变类型，但是专业人员可能需要更深入的了解。

术前评估

激光治疗前应进行完整的病史采集和详细的皮肤科检查。

在激光治疗中心，应由有资质的医生对患者进行诊断和术前评估，为患者制订最合适的治疗方案。应始终牢记，激光治疗可能并不总是患者的最佳治疗，患者常可能被误诊。仔细选择适合进行激光治疗的患者，可以减少不良事件的发生、更好地实现的患者期望，使患者更加满意。选择适应证患者，进行充分的准备，详细了解病变的皮肤生物学特性，与激光治疗本身同样重要

激光治疗医生必须评估的关键点：

1. 患者的皮肤病诊断是什么？

2. 激光治疗是合适的治疗选择（综合考虑时间 / 成本 / 功效）吗？

3. 靶标生色团是什么？

4. 患者的皮肤类型是什么？

5. 需要什么类型的激光 /IPL 滤光片？

6. 想达到什么样的治疗效果？

7. 需要采取哪些措施来减少并发症？

根据治疗所使用激光的波长不同，其他术前注意事项包括：①使用去斑剂，如对苯二酚，以帮助减少炎症后色素沉着；②使用防晒霜预处理，以减少激光引起皮肤烧伤。

应书面告知患者激光治疗相关的全面信息，并让患者签署知情同意书。同意书本身应详细说明治疗可能出现的并发症（表25.2）。在某些部位，如胸区、肩区和背区，治疗后更容易留下瘢痕。在开始激光治疗或增加激光能量之前，最好进行小的斑贴测试。

在激光治疗前，患者应避免阳光直射，并使用高因子防晒霜，以尽量减少皮肤色素沉着，降低并发症的风险。

表 25.2　激光治疗的可能并发症

疼痛
红斑
瘀伤（血管激光）
色素改变（色素沉着或色素减退）
起疱
瘢痕

围手术期麻醉

患者在激光治疗过程中会经历不同程度的疼痛，麻醉必须根据患者的需要和正在进行的手术而调整。一些激光器附带了冷却装置，可以提供一定程度的麻醉，但是还有许多患者的治疗过程中不会有额外的疼痛缓解措施。在治疗前可用局部麻醉药（EMLA®，Ametop®）等进行封闭麻醉，但对于皮肤磨削或治疗广泛的葡萄酒色斑等手术，需要局部或区域麻醉。全身麻醉适用于治疗幼儿患者和其他特殊情况。

术后护理

激光术后护理的方法及注意事项有很多，有人可能会问，是否所有患者都需要昂贵的激光治疗后局部护理。对于非烧蚀性激光手术（未造成手术创伤），可选择芦荟胶等具有抗炎特性的冷却凝胶。其他具有舒缓功效的激光术后护理产品有硅基乳霜（其中一些可能含有铜），热水，或其他外用消炎药以及润肤霜或防晒霜。

当出现皮肤表面破损时，可使用较厚的润肤剂如白色软石蜡或液状石蜡混合物，以形成有效的皮肤屏障。这些可以与抗菌洗液如氯已定等联合使用，制成洗液，而不是肥皂基制品。

激光治疗口腔周围的病变后，有较高的感染风险，特别是金黄色葡萄球菌感染和单纯疱疹再激活。在皮肤磨削患者中，比较谨慎的做法是预防性口服抗生素和抗病毒药物。

在激光治疗后建议使用防晒霜，虽然防晒在非烧蚀治疗中的作用尚不清楚。在烧蚀治疗中，皮肤表面脱落，皮肤变薄，光的穿透力增强。因此，防晒对于减轻术后色素沉着非常重要。其他非烧蚀性激光手术后，可根据患者的暴露情况调整防晒霜的使用。重要的是确保患者在下一个疗程前不被晒黑，以增强激光的穿透力并减少灼伤的风险。

激光安全

激光带来的危害主要来自于光束中含有的能量，这种能量会产生热烧伤或引燃易燃材料。必须使用适用于所用激光类型的护目镜或眼罩对患者、手术医生及其助手的眼进行保护。高压电和操作人员的技术错误也可能带来其他风险。对所有进行激光手术操作的人员都应进行专业培训。

由经验丰富的医生仔细选择适合激光治疗的患者，可有效地降低不良事件发生率，更好地处理不良事件，实现患者的手术预期，提高患者满意度。在选择合适的激光器之前，患者的准备和选择以及对皮肤疾病的了解是至关重要的。在激光治疗中心应由有资质的医生进行术前咨询，该医生可以诊断和治疗皮肤病，并就最合适的治疗方法向患者提供咨询。

血管病变

皮肤表面可出现多种血管异常引起的病变，如葡萄酒色斑（图 25.1）、蜘蛛痣、毛细血管扩张和各种类型的血管瘤。可使用脉冲染料激光（585 ~ 600 nm）或 KTP 激光（532 nm）治疗，作用于血管内的氧合血红蛋白。通过设置脉冲持续时间，使较大的血管成为靶标，较小的正常皮肤血管系统保持完整。异常血管的溶解可以很快产生界限清晰的瘀斑，这种瘀斑可能非常明显，持续 14 日左右（图 25.2）。对于大多数患者来说，需间隔 8 周进行重复治疗。有些随着时间的推移而逐渐加重的葡萄酒色斑等病变可能需要持续治疗。

色素性病变

多种影响皮肤的色素性病变可使用激光治疗。根据色素沉着异常的原因和部位，选择合适的激光治疗。需要对色素沉着病变作出具体诊断，而不是简单地治疗"色素沉着"本身，因为不同疾病治疗的效果和不良反应差别很大。

最常见的色素性病变是皮肤内黑色素的异常积聚。黑色素包含在大小约为 0.4mm 的黑色素小体中。脉冲宽度很短的激光器，如532nm Q 开关 Nd-YAG 激光器或 Q 开关红

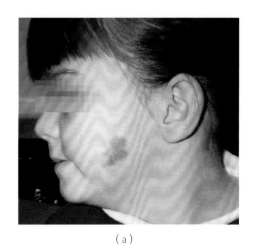
（a）

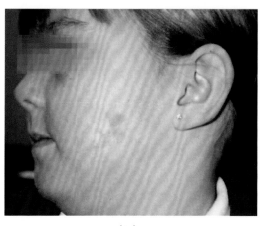
（b）

图 25.1　（a）和（b）脉冲染料激光处理前后的葡萄酒色斑

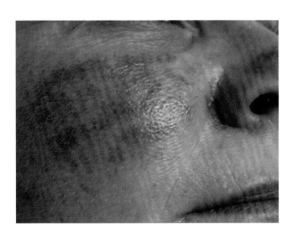

图 25.2   脉冲染料激光治疗后的瘀斑

宝石激光器，会选择性地瞄准表皮内的黑色素。晒斑、咖啡牛奶斑（图 25.3）和雀斑都可以用这种方式相对容易地治疗，多需要 1 ~ 3 个疗程的治疗才能达到患者满意的效果。随着时间的推移，有些病变会重新着色，可以在必要时再治疗。

当黑色素聚集于真皮时，需要较长波长的光，更大的穿透力才能到达生色团。可使用 1064nm Q 开关 Nd-YAG 激光治疗先天性

太田痣、伊藤痣和蒙古蓝斑。

痣是黑色素细胞过度增殖造成的，经常引起美容问题。色素痣很可能适合激光治疗，但对这一点尚有争议，因为有些痣有恶变的风险，可以极小（如交界性痣），也可能风险很高（如巨大的先天性黑色素细胞痣），需要定期检查。激光治疗对恶变的影响尚不清楚。许多人认为这种影响可以忽略不计，但仍然会担心激光治疗后，痣发生恶变或其周围组织发生恶变时，会引起医疗纠纷。

其次，局部色素变化可以是皮肤恶性肿瘤的一种表现，而这种色素的变化可能被激光治疗所掩盖。

某些类型的黑色素沉着不适合激光治疗。对于全身性色素性疾病，如与艾迪生病相关的色素性疾病，即使在暴露部位也不应尝试激光治疗，因为治疗后常导致皮肤颜色不均匀，会引起患者的不满。黄褐斑（chloasma）是由暴露在阳光下的皮肤中的黑色素分泌过多造成的。对激光治疗的反应很差，治疗后反而可能使病情恶化。炎症后色

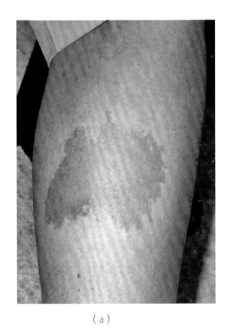

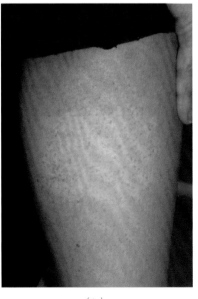

（a）   （b）

图 25.3   （a）和（b）Q 开关 Nd-YAG 激光治疗前后的咖啡牛奶斑

素沉着是炎症后黑色素细胞暂时过量产生黑色素造成的，激光治疗可能会引起进一步的炎症，并使病情恶化。

黑色素以外的物质也可引起皮肤各种形式的异常色素沉着。某些药物也可引起皮肤局部色素沉着，适合激光治疗。如胺碘酮和二甲胺四环素引起色素沉着，可用 Q 开关 Nd-YAG、红宝石和亚历山大石激光器选择性地靶向治疗。

含铁血黄素是一种含铁色素，在红细胞外渗后沉积在皮肤中。这种情况在小腿上很常见，但不需要激光治疗。

纹身

纹身是指将外源性色素注入皮肤真皮层以达到装饰效果的艺术，已经存在了数千年。纹身术后的肉芽肿反应可永久性地将色素固定在皮肤上，这种固定通常比人们保留纹身的愿望更持久。

如果纹身使用的色素的颜色和吸收光谱与周围皮肤有足够的差异，则可以进行激光治疗。根据纹身的颜色选择合适的波长（表 25.3）。

纹身色素的成分或用量并不均匀，因此对治疗的反应效果也不尽一致。一部分纹身

表 25.3　不同颜色纹身的激光选择

蓝色或黑色	Q 开关 Nd-YAG 激光 1064nm Q 开关 红宝石激光 694nm Q 开关 亚历山大石激光 755nm
红色	Q 开关 Nd-YAG 激光 532nm
绿色	Q 开关红宝石激光 694nm Q 开关亚历山大石激光 755nm

在 1 次治疗后会明显褪色，而有些纹身则不容易褪色。一般来说，业余纹身会比专业纹身褪色快，后者可能需要 10 次或更多次的治疗。应谨慎选择可以进行激光治疗的纹身，并且必须对患者的纹身可达到的褪色效果进行评估。负责任的激光治疗的医生认为一些大型的彩色纹身从一开始就无法去除。

激光处理纹身后，会在皮肤表面产生微小的气泡，被称为激光雪（图 25.4），几秒后即可消失。治疗后短期内，纹身的颜色没有明显差别，但在接下来的几个月里，巨噬细胞会吞噬新暴露的色素颗粒，纹身会逐渐褪色。因此，应 2 ~ 3 个月进行 1 次治疗。

最近多采用皮秒波长激光器祛除纹身。这类激光脉冲的持续时间要短得多，因此不会在皮肤内产生热量，可以减少不良反应，

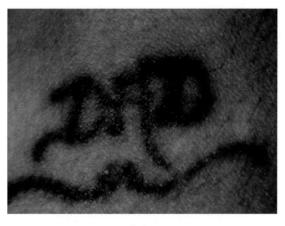
（a）

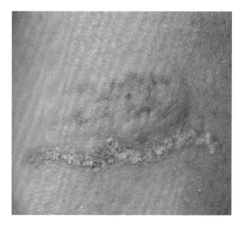
（b）

图 25.4　激光去除纹身

（a）治疗前；（b）Q 开关 Nd-YAG 激光治疗后纹身褪色和"激光雪"

提高疗效。皮秒激光器比 Q 开关激光器去除色素沉着所需要的时间要短很多。

脱毛

激光脱毛可使用亚历山大石、二极管、红宝石、或 Nd-YAG 激光，后者更适合深色皮肤类型。也可以使用 IPL，并为患者的皮肤类型配备适当的滤光片。脱毛时的生色团是头发中的黑色素，激光使黑色素周围的毛囊受热，最终破坏毛囊，达到脱毛的目的。因此，白色、灰色、金色或红色的毛发对激光治疗没有反应。激光脱毛时要注意保护皮肤色素沉着的部位。激光脱毛后，治疗部位可出现红斑，持续时间长达 48 小时。大约需要 6 次治疗才能获得满意的脱毛效果。

激光磨削

二氧化碳激光器（10600nm）和铒 YAG 激光器（2940nm）以水为生色团。人体的所有成分都含有水分，因而这些激光对皮肤的作用不具有选择性。相反，这类激光通过使组织蒸发来破坏实体。它们可作为窄的连续光束，用于切割组织，其具有在切割组织的同时适当止血的优点，能够方便地切除不需要的组织，例如瘢痕疙瘩。

激光作用于皮肤表面，使表皮发生一定深度的热熔解，达到皮肤磨削的目的。这种方法可以改善表皮病变的外观，如痤疮瘢痕、皱纹、或表皮痣。

要想获得满意的治疗效果，需严格筛选适合该操作的患者并注意术前和术后伤口护理。操作人员也需要专业培训。

点阵激光治疗

点阵激光治疗是使一系列的显微激光束穿透真皮，并均匀分布在整个治疗区域。该方法不会损伤整个治疗区域，但由此形成组织消融的柱状结构，会促进新胶原的形成。点阵激光可用于治疗瘢痕、皱纹和异常色素沉着。类似的表皮和真皮损伤柱可以通过使用带有小突起刺的金属滚轴（即所谓的"磨皮机"）机械地诱导。

四、磨皮和化学剥脱

皮肤表面的损伤，如皱纹、瘢痕和日晒损伤等，可以使用电动磨皮机进行轻微的磨削，以达到治疗的目的，称为磨皮。在磨皮治疗后的几周后，毛囊和皮脂腺周围更深层、更健康的表皮重新上皮化，使微小的伤口愈合。磨皮术需要局部或全身麻醉。尽管术前和术后有严格的护理，但仍可能会出现色素沉着、瘢痕或感染。目前有一种更温和的用小晶体进行手工磨皮的方法，既微晶磨皮，但效果不如机械磨皮好。

化学剥脱常使用酸性溶液在皮肤上引起炎症反应，导致皮肤脱落和新的皮肤形成。浅层的剥脱只能到达表皮层，而中等深度的剥脱可以去除表皮，到达真皮乳头层。更深的剥脱可以到达真皮更深部位。常用的化学剥脱剂为酸性溶液，有乙醇酸、三氯乙酸和乳酸等，可与其他药剂混合使用。化学剥脱可用于治疗皮肤表面的病变，如光线性角化病、脂溢性角化病和皮疹等。中等深度的剥脱可以用来改善痤疮瘢痕、皱纹、黄斑瘤和黑斑（治疗时需格外谨慎）。较深的剥脱现多被激光治疗取代。化学剥脱可以使皮肤看起来有光泽，去除细纹，淡化深的皱纹，刺激胶原蛋白收紧皮肤，淡化痤疮瘢痕等。治疗效果取决于患者的情况以及适当的化学剥脱操作。化学剥脱的不良反应包括瘢痕、长期发红和炎症后色素沉着过多或色素减退。

五、强脉冲光

非激光光源，如 IPL，可治疗各种皮肤异常（包括血管和色素性疾病），可作为激光治疗的替代，具有价格低廉，创伤小的特点。强脉冲光治疗发射一定波长范围内的光，使用滤光片来实现波长的选择。过去，多用 IPL 治疗简单的血管异常，如酒渣鼻患者的蜘蛛痣红斑和樱桃血管瘤，取得了不错的治疗效果。目前，IPL 正越来越多地用于治疗更复杂的血管病变，如葡萄酒色斑。IPL 对治疗异质性血管异常特别有效，因为在同一病变中可能存在静脉和动脉异常血管。IPL 具有较低的生色团特异性，可治疗混合性病变，并可引起热熔解和随后的深部血管凝固，这是传统血管激光治疗难以做到的。与激光治疗相比，IPL 引起的血管破裂较少，因此 IPL 后发生即刻紫癜较少。随着技术的进步，IPL 被越来越多地用于治疗更多类型的皮肤疾病，但迄今为止，人们认为 IPL 的疗效不如单色激光。IPL 的主要优点之一是能够快速治疗大面积皮肤病损，而患者的休整时间相对较短。

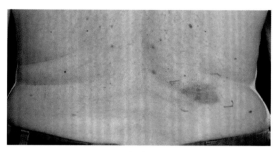

（a）

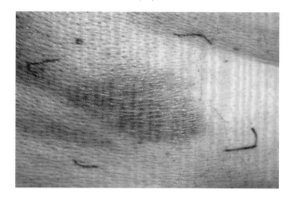

（b）

六、光动力疗法

皮肤病的光动力疗法（PDT）是指将具有光活性的毒素（如氨基乙酰丙酸或氨基乙酰丙酸甲酯）局部应用于病变，继而暴露于光下 3 小时，光的波长通常在 630nm 范围内，该波长的有效穿透深度为 1 ~ 3 mm。PDT 可用于治疗日光性角化病、Bowen 病和浅表基底细胞癌（图 25.5）等。

目前用以激活光毒性的光源可以是射灯、发光贴片或环境日光。如果使用射灯治疗，需要患者到专业医疗机构，并且经过 8.5 分钟的光照后，患者会有痛感。而发光贴片可以由护士给患者使用，患者可以回家，治疗过后归还光源即可。环境日光可治疗光线性角化病，但对基底细胞癌或 Bowen 病治疗无效。治疗过程中，患者可使用化学防晒霜，这种防晒霜可以滤除紫外线，但环境光仍能激活光毒性药物。该方法比射灯法治疗引起的疼痛小得多，可用于治疗面部和头皮的大面积皮损。

PDT 也可用于治疗痤疮和抗衰老，对其他皮肤病变的治疗效果尚未明确。

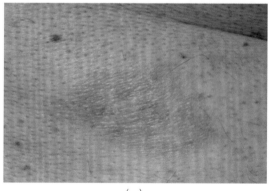

（c）

图 25.5　下背区浅表基底细胞癌

（a）、（b）Metvix 光动力疗法（PDT）治疗前；
（c）PDT 后 6 个月
引自：由卡迪夫威尔士大学医院的 Andrew Morris 博士提供。

七、总结

激光治疗和光疗法的原理是通过生色团靶向作用于特定组织。生色团可以是自然产生的，如黑色素，或人为注入皮肤，如纹身，或作为靶标的光吸收分子，如金或氨基左旋戊酸。

延伸阅读

New Zealand Dermatological Society: dermnetnz.org/procedures/lasers. html.

Tanzi, E.L. and Hazra, G.J. (2017). Lasers and Lights: Procedures in Cosmetic Dermatology, 4e. Elsevier.

第26章 美容皮肤科学

Emma Craythorne
Dermatology Surgery and Laser Unit, St John's Institute of Dermatology, Guy's and St. Thomas'
Hospitals, London, UK

随着微创美容手术的出现，主流人群的接受程度逐渐提高，美容皮肤科学领域的普及率呈指数级上升。值得注意的是，整容患者与医疗患者不同，因为在大多数情况下，治疗将针对正常的生理现象——衰老。整容手术的益处不仅仅在于改善了由于年龄的增长而逐渐衰老的外表，许多研究表明，它与就业率、收入、社会关系和心理健康的提高呈正相关。需要特别注意的是，不能为了迎合时尚而进行过度美容或整容，而且整容也并不能得到非常完美的效果。

一、美丽与可见衰老

美的概念很难被单一化定义，人们对美的理解因年龄、文化、种族和性别等有很大的差异。但是，有一些美的特征是有共性的，是标准化的，如对称和比例适当是决定美的关键因素。

和所有器官一样，皮肤的老化是不可避免的，是由外在因素和内在因素共同作用的结果。内在的老化会使皮肤呈现出均匀的皱纹，这是由遗传皮肤类型所决定的。外源性衰老会导致特征性的皮肤干燥、色素沉着、毛细血管扩张和皱纹产生（细纹或粗纹），主要由紫外线、烟草烟雾和其他形式的非电离辐射引起。皮肤的老化不仅仅是外观的改

变，还伴随着基础结构的改变。骨的老化（导致骨体积缩小，支撑力减弱），面部肌肉群肥大和萎缩，以及面部脂肪垫的减少和降低，这些都在面部老化中发挥了作用（图26.1）。

二、术前评估

病史采集

与医疗患者相同，病史采集是整容患者治疗过程的关键组成部分。在问诊时，医生可以了解患者对面容改善的担忧和期望，以及寻求整容手术的动机。病史采集要争取获得患者完整的医疗史和心理疾病史，既往整容手术史和满意度。应注意确定是否有医疗原因引起美容问题，如多毛症，或心理问题，如躯体变形障碍（body dysmorphic disorder，BDD）。从采集病史开始，就要怀有一种关心的心态。

体格检查

面部的检查应在患者直立状态下进行，并记录Fitzpatrick皮肤类型和皮肤质地。利用Glogau分类法（图26.2）记录光老化的表现，并应注意缺损、下垂或萎缩的部位。

体格检查时要将整个面部视为一个整体。摄影记录比文字写记录能更准确地记录治疗结果。

术前要无偏颇地探讨即将实施的干预措

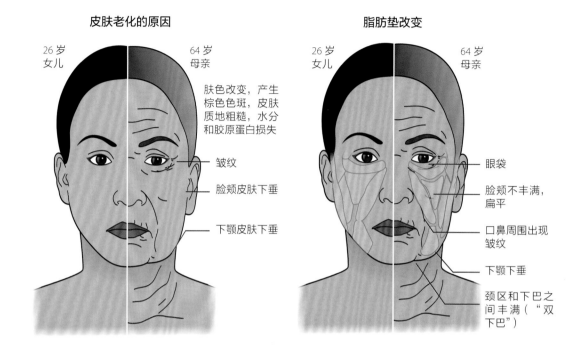

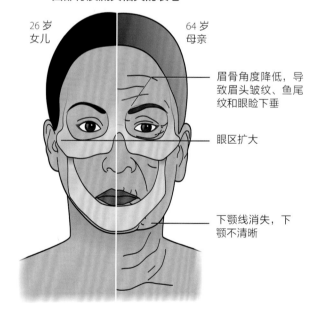

图 26.1   因骨质流失、脂肪垫萎缩和皮肤色素改变引起的与年龄相关的面部变化

类型	特征	年龄段	其他特征
1 型	初期皱纹	20 ～ 30 岁	轻微色素改变 早期光老化
2 型	表情纹	30 ～ 40 岁	早期光老化 微笑纹 扁平脂溢性角化
3 型	静态皱纹	50 岁 +	光老化加重 显著的棕色色素沉着 突出的小血管
4 型	只有皱纹	70 岁 +	严重光老化 黄褐斑

图 26.2 皮肤光损害的 Glogau 分类法

施，充分考虑手术的风险和益处，以及替代方案。应提前告知患者手术计划，让患者有足够的时间去考虑是否能接受该手术，而不是即刻实施手术。

三、软组织增强术

注射填充物可用于治疗脂肪垫萎缩及排列不齐导致的面部衰老，也可用于改善皮肤质地及淡化皱纹。早期的注射填充物是由胶原蛋白制成的，但是，由于感染的风险高，且易引起变态反应，胶原蛋白逐渐被透明质酸（hyaluronic acid，HA）产品取代，目前已很少使用。为了降低并发症，建议使用安全系数高、临床对照试验结果数据可靠的产品。需要注意的是，要为不同的患者选择适当的手术及合适的填充物，并正确填充于软组织内（图 26.3），因此要充分了解人体基础解剖结构。例如，起到丰盈作用的填充物只能用在组织深部，不能太浅，以免产生难看的蓝色隆起（Tyndall 效应）。

填充物的类型

临时填充物需是可生物降解的物质，进一步分为可刺激胶原的填充物和临床惰性填充物。

目前，透明质酸（HA）填充物在市场上占据主导地位，因为它们具有可逆性、持久性和低致敏性，并且许多品牌的产品具有良好的安全性。透明质酸可以结合自身体积1000 倍以上的水。不同厂家的透明质酸产品的浓度、颗粒直径、立体结构各不相同，有些产品还含有麻醉药。透明质酸的安全性很高，因为它具有可逆性，透明质酸酶可以使其降解。透明质酸酶可以在发生 HA 血管阻塞的紧急情况使用，也可用于处理填充物放置不当、矫正过度或治疗后炎性结节的情况。

产品名称	粘度	弹性	延展性	提拉
Radiesse 微晶瓷	349 830	1 407	黏稠	提拉效果好
Perlane 玻尿酸	124 950	541		
Restylane 玻尿酸	119 180	513		
Juvederm Voluma 丰颜玻尿酸	62 902	274		
Juvederm Ultra plus	17 699	75		
Juvederm Ultra	73 071 407	28	较稀薄	提拉效果一般

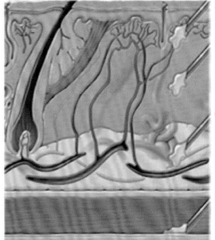

A. 浅层真皮

B. 真皮中部

C. 皮下脂肪

D. 骨膜

图 26.3 填充物应放置在皮肤内最适合其用途的位置（例如 A、B、C、D）

聚 –L– 乳酸（polyl-L-lactic acid，PLLA）能显著地刺激胶原再生。使用时多间隔 6 周注射 1 次，3 次注射为 1 个疗程，且起效延迟。PLLA 的主要不良反应是结节形成，虽然不常见，但在极少数情况下，这种不良反应性结节可非常大。

羟基磷灰石（hydroxyapatite，HA）由磷酸钙组成，最初用于治疗服用抗逆转录病毒药物的患者出现的脂肪萎缩。本品的不良反应为可诱导形成大的永久性结节。

永久性填充料，如硅酮、聚丙烯酰胺和聚烷基酰胺，由于会引起严重的急性或延迟不良反应，在当前的指南中不推荐使用。患者对永久性填充料的免疫反应会随着时间的推移而改变，并可能出现严重肉芽肿反应等。目前，除了外科手术取出外，没有能去除永久性填充物的方法。

聚甲基丙烯酸甲酯（PMMA）是目前可用的永久性填充料。它是一种 PMMA 珠粒和牛胶原蛋白的复合物质，可永久性地留在皮肤中，目前已获得治疗痤疮瘢痕的许可证。

填充操作

填充操作前，应全面了解面部解剖结构，以减少因意外注射到动脉中而导致严重并发症的风险。根据具体的适应证，可以使用针头或套管。有些部位只能使用针头注射，如注射填充物来改善皮肤质量。有些部位可以使用套管技术，以提高患者的安全性，因为套管技术可以降低穿透血管和栓塞的风险。确定好注射方式后，即可将填充物注入正确的组织平面，可以以微等份法，或堆叠法，或扇形分布注入填充物。注射部位的皮肤应进行彻底消毒，操作过程中注意无菌处理，以避免感染。

根据想要达到的填充效果，填充物可用于支撑底层骨骼上的皮肤、扩容和填充皱纹，或用于比较浅表的位置，用以改善肤色和纹理。也可注射到单个部位，如唇（图 26.4）。应注意确保单独治疗的部位与面部其他部位保持比例适当。

填充治疗的不良反应及处理办法

最严重的不良反应是发生血管内注射和动脉梗死。其他不良反应还包括脓肿、结节形成和免疫反应。结节的出现可能是由于生物膜的形成引起机体过度免疫反应，或机体对填充物产生免疫反应。

若出现动脉梗死，梗死处远端会出现疼痛和肤色苍白，需紧急处理。这种情况最常

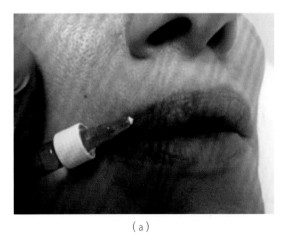

（a）

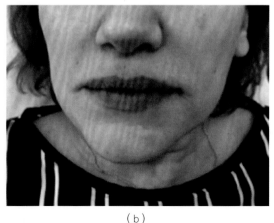

（b）

图 26.4　（a）和（b）用针头注射法将透明质酸置于唇下缘，用于丰唇

见于面部中部，可能引起视网膜动脉梗死，导致失明（风险估计为 300 万分之一）。如果使用 HA 作为填充物，则应立即注射透明质酸酶，以防止级联事件导致坏死。如果出现可见的脓疱和红斑，则应开始对症治疗。

透明质酸酶

透明质酸酶是所有临床医生进行填充操作时的必要工具，可在将透明质酸意外注射到血管中的紧急情况下使用，在非紧急情况下，可用于去除少量不必要的填充物。透明质酸酶是一种粉末，使用时用生理盐水重新配制成 150 IU/ml 的溶液。在填充物注射部位或椎间盘区域注射至少 200 IU 的透明质酸酶，每隔 60 分钟重复 1 次。如果由于血管梗死导致急性视力丧失，则需要在眼球后注射透明质酸酶。

结节的治疗取决于注入的填充物种类，如果不能确定填充物种类，可以进行活检。如果已经使用 HA 填充剂，则应在结节周围注射透明质酸酶，可与病灶内皮质类固醇激素注射和口服抗生素结合使用。

四、肉毒毒素

肉毒毒素（botulinum toxin，BTX）是一种神经调节剂，通过阻断神经肌肉连接处轴突末端乙酰胆碱的释放发挥作用，用于治疗由肌肉过度活跃引起的各种疾病。在医学美容领域内，BTX 用于减少动态肌肉的活动引起的面部皱纹，并减少多汗症患者的出汗量。

BTX 的核心分子是一种 150 kDa 的蛋白质，具有 3 个结构域，及不同血清型的神经毒素相关蛋白（neurotoxin associated proteins，NAPs）。BTX 作用于神经元终板，通过阻断乙酰胆碱的释放和抑制肌肉收缩发挥作用。BTX-A 与 SNAP 25 蛋白结合，BTX-B 与囊泡相关膜蛋白结合。随着时间的推移，新的突触蛋白合成，肌肉的正常功能

通常在 4 ~ 6 个月恢复。BTX 的效力可以用活性单位衡量。不同毒素类型和不同产品之间的单位不同，每种产品应视为不同的药物。

临床应用

BTX 注射部位的选择应遵循一个共同的原则。由于每个患者都会有自己特定的肌肉动力，因此 BTX 的注射部位必须个性化。确定注射部位应在肌肉收缩和休息时进行，应注意面部是否对称，并相应调整注射部位的位置和剂量。根据所治疗肌肉的体积和所需注射深度对剂量进行调整。

前额上区

眉间纹是最常见的治疗部位，也是最早获批 BTX 用以美容治疗的部位。BTX 的目标肌肉是降肌；皱眉肌和降眉肌在眼轮匝肌上外侧肌，对眉间纹产生的影响力不如降肌。前额肌具有提升作用，收缩可产生前额水平线，也需沿此肌内注射 BTX 以针对性地减少前额水平纹（图 26.5）。注射时必须保持平衡，以确保没有因过度治疗导致眉下垂。根据患者对平眉或弓形眉毛的偏好，选择正确的注射部位。

外眦线（鱼尾纹）

鱼尾纹是由眼轮匝肌收缩引起的，可于眼骨缘外侧 1 ~ 2cm 处注射 BTX，以淡化鱼尾纹。

中面部

常见的中面部 BTX 治疗是在鼻肌注射小剂量 BTX 以淡化鼻唇沟。鼻中隔肌注射 BTX 可改善鼻尖下垂。鼻翼唇提肌注射 BTX，可以改善微笑时漏牙龈的状态。

下面部

由于肌肉的重叠和相互作用，下面部，尤其是口腔周围，BTX 治疗的效果不佳。向降口角肌注射 BTX 可以减少向下的唇纹。随着年龄的增长，颏肌持续收缩，可能导致重叠部位的皮肤产生褶皱，下巴向上翻转，进一步加剧嘴角的凹陷。这种肌肉需要采用中心注射。

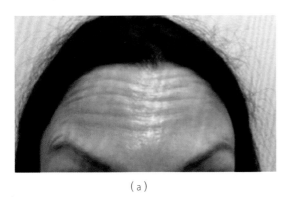 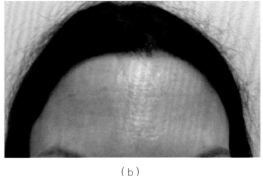

（a）   （b）

图 26.5   （a）和（b）前额上区注射肉毒毒素以减少水平线

向咬肌内注射 BTX 可有效改善磨牙症和缩小下颌角。可以通过紧咬牙齿后触诊内侧和外侧边缘来分离咬肌，下边缘是下颌骨。在肌肉的 3 个部位进行注射，要确保注射深度足够，以防止仅浅层咬肌麻痹，导致深部咬肌鼓起，形成花栗鼠样外观。

颈区

颈阔肌环绕颈区，随着年龄的增长，垂直带变得更加突出，并使下侧面部发生凹陷。可沿颈阔肌上缘、下颌角下方和颈阔肌带注射少量 BTX，从而使肌肉放松（图 26.6），并防止下面部肌肉向下拉动，使皮肤发生重叠。

多汗症

很多文献报道了使用 BTX 治疗多汗症，治疗需大约 25 次皮内注射，以网格状的方式穿过腋窝进行。疗效可持续约 6 个月。

BTX 的不良反应

由于使用剂量较低，BTX 的主要严重不良反应在医学美容科并不常见。BTX 的不良反应通常是由于使用剂量、注射部位的选择和注射操作不当所致。熟悉所有面部肌肉的相互作用对于降低 BTX 不良反应的风险至关重要。最常见的不良反应有淤血，眉毛、嘴唇不对称和上睑下垂，较少见的不良反应有头痛、复视、口干和眼睛干燥。

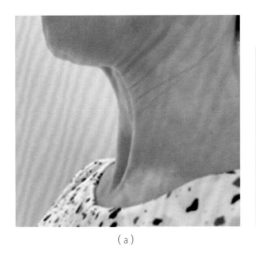 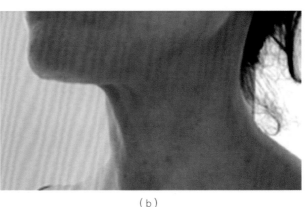

（a）   （b）

图 26.6   （a）和（b）颈阔肌和颏肌的肉毒毒素治疗前后

为避免造成淤血，注射 BTX 时要注意不要穿入血管或穿透血管，如果注射时不慎刺破血管，应在注射部位施加压力，以减少淤血的扩展。

BTX 注射禁用于重症肌无力或其他类似的神经肌肉疾病患者，妊娠或哺乳期的妇女不能使用。BTX 治疗前应仔细询问病史，并进行体格检查。BTX 可与真皮填充物联合使用，也可与皮肤磨削术联合使用，以增强美容效果。

五、化学剥脱

化学剥脱可造成可控的皮肤破坏，根据其造成的伤口深度进行分类。化学剥脱常用于治疗瘢痕、异色症、光老化和活动性痤疮。治疗的效果和不良反应与受累组织的深度相关。

表皮剥脱作用于表皮以及真皮 – 表皮交界处，可用于治疗轻度异色症、痤疮、炎症后色素沉着和光线性角化病等，可使皮肤变得光滑且有光泽。表皮剥脱适用于几乎所有的皮肤类型，表皮剥脱后 3 ~ 5 日发生皮肤再生，使用者几乎不需要休息。中等深度

剥脱的适应证包括皱纹、光老化、晒斑（图 26.7）和萎缩性瘢痕。由于激光技术的进步，深度剥脱现在很少使用，但对于明显的光老化、萎缩性瘢痕和深皱纹非常有用。

化学剥脱剂

图 26.8 显示了各种化学剥脱剂及其渗透深度。

果酸（alpha hydroxy acid，AHA）是一组含有羟基和羧酸的化学品，可以是天然的，也可以人工合成。细胞之间的黏附可导致蜕皮，AHA 可减少细胞黏附，同时也增加了真皮胶原含量。最常用的 AHA 是乙醇酸和乳酸，它们是小分子物质，可以更大程度地穿透皮肤。大多数 AHA 有良好的耐受性，极少会引起灼烧、瘙痒和色素沉着。

水杨酸是一种 β - 羟基酸，是粉刺痤疮患者首选的化学剥脱剂，因其具有亲脂性，可集中作用于皮脂腺。

Jessner 溶剂是间苯二酚、水杨酸、乳酸和乙醇的混合物，主要用于三氯乙酸（trichloroacetic acid，TCA）剥脱前的皮肤表面处理。

三氯乙酸（TCA）是一种醋酸的类似物，作用于皮肤蛋白质，使其坏死凝固，形成不

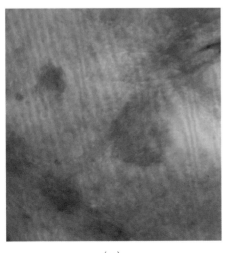

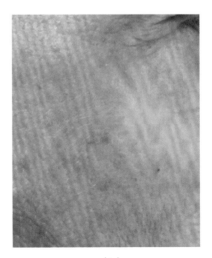

（a）   （b）

图 26.7   （a）和（b），面部晒斑使用 35%TCA 剥脱前后

溶性的盐。不同深度的剥脱，使用不同浓度的 TCA。

苯酚被用作深度剥脱剂，可以使表皮角蛋白完全凝固。它的不良反应是明显的漂白作用和由此产生的色素减退。

Baker-Gordon 溶液在配方中使用了苯酚，与单纯的苯酚相比，在真皮层的渗透性更强。它与 Septisol（液体肥皂）联合使用，可以降低皮肤张力，使渗透更均匀。和巴豆油混合，可以增强苯酚的吸收。使用前要认真评估患者的情况，是否适合使用 Baker-Gordon 溶液，因为存在严重的并发症风险，如瘢痕产生和色素缺失。

剥脱深度

剥脱深度取决于所使用剥脱剂的分子及其浓度，其他影响皮肤剥脱深度的因素还有联合使用其他制剂、剥脱剂涂抹的层数、皮肤脱脂的情况、涂抹剥脱剂时的压力以及皮肤厚度的差异。患者因素，如同时使用维 A 酸或患有湿疹，也会对剥脱剂的作用效果产生影响。

化学剥脱操作

进行化学剥脱前，要反复确定患者所要解决的问题，其对操作风险的承受能力，以及可以休息的时间。应仔细评估患者发生色素沉着和瘢痕形成的风险，需要注意萎缩皮肤可能对化学剥脱更敏感。在进行化学剥脱前 4 周，可先预处理皮肤，以使剥脱剂更均匀地渗透入皮肤。局部使用维 A 酸可以减少角质层的厚度，从而增加表皮的翻转，减少表皮黑色素形成。

化学剥脱过程

标准的操作包应配制丙酮（用于皮肤脱脂）、纱布、棉签、喷瓶、温和保湿剂、定时器和中和剂（用于 AHA）以及 NaCl 注射液注射器（用于剥脱剂意外进入眼睛时冲洗用）。

用肥皂和水清洁皮肤，并用乙醇消毒，然后使用丙酮去除皮肤上的油脂，这样可以使剥脱深度更均匀。将凡士林涂抹在敏感部

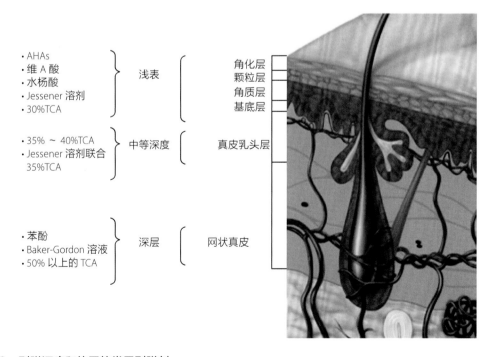

图 26.8   剥脱深度和使用的常用剥脱剂

位以起到保护作用。每种药剂都有自己的独特的使用方法，以达到最佳效果。多从额区开始，以顺时针方向围绕面部涂抹，最后处理眼睑皮肤。

AHA 剥脱剂从额区开始迅速涂抹。用戴手套的手按摩涂抹部位，以达到足够的接触时间。酸的浓度和接触时间将决定剥脱的程度。到达作用时间后，用碳酸氢钠中和乙醇酸（glycolic acid, GA）。如果停止产生气泡，则说明 GA 被完全中和，之后洗脸并使用温和的润肤剂。

TCA 需用纱布按摩使其进入皮肤，作用足够的时间后，用水冲洗。作用时间可通过皮肤反应判断，浅表表皮剥脱的终点为产生红斑，中等深度剥脱的终点红斑背景上出现"白霜"（图 26.9）。

Jessner 剥脱剂应用于皮肤后，由于化学物质的沉淀，会出现浅白色（这不是由于组织凝固而产生的结霜）。Jessner 剥脱剂最多可涂 3 层，每层干燥 5 分钟，涂抹层数越多，剥脱深度越深。无需使用中和试剂。

治疗痤疮样炎性丘疹时，可在其上涂抹 20% ~ 30% 水杨酸，涂抹 2 次。

化学剥脱后的护理

在浅表剥脱后，可以 2 ~ 4 次 /d 使用温和的润肤剂，持续 2 日。中等深度剥脱后，在皮肤上涂抹一种温和的润肤剂，以保持皮肤湿润并固定皮肤坏死区域。可以使用温和

的洁面乳，不要用手去抠死皮。皮肤需要 5 ~ 7 日才能重新上皮化。

化学剥脱的不良反应和并发症

化学剥脱的不良反应和并发症多发生在剥脱程度深、作用时间长和皮肤颜色深的情况下。治疗深色皮肤时，应使用 Jessner、水杨酸或乙醇酸等药物，这些制剂发生剥脱后并发症风险较低。

一些患者可能出现持续性红斑，多在 60 日内消退。应注意观察患者有无瘢痕形成。由于皮肤屏障功能丧失和结痂形成，易引起细菌定植，细菌感染的风险随着剥脱深度的增加而增加。如发生感染，应快速、积极地用抗生素治疗。

如果剥脱剂在皮肤表面停留时间过长，即使使用浅表剥脱剂也可能发生面部化学烧伤（图 26.10），往往会随着炎症后色素沉着而逐渐愈合。

化学剥脱后 2 ~ 3 周可能会出现粟粒疹和痤疮样皮疹，这可能是治疗后使用厚药膏堵塞毛孔造成的。

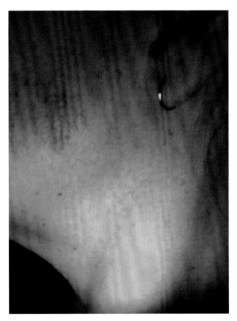

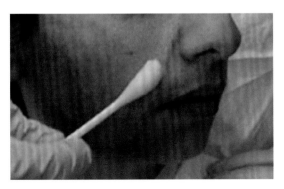

图 26.9 在脸颊上涂抹 TCA。注意结霜和红斑

图 26.10 50%TCA 剥脱剂意外泄漏导致的化学烧伤

炎症后色素沉着可能需要数月才能消退，治疗可使用广谱防晒霜、局部使用氢醌、维生素 C 和维 A 酸。色素减退是由于大量黑色素细胞破坏而引起的，是深层化学剥脱的并发症，可能是永久性的。

浅表剥脱后很少出现瘢痕，瘢痕多是感染或伤口愈合不良的结果。增生性瘢痕可通过外用皮质类固醇激素、脉冲染料激光和分次激光术等进行治疗。

六、皮肤紧致设备

微针

微针穿刺一定深度会对皮肤造成物理伤害，这会诱导伤口愈合级联反应和新胶原生成。微针穿刺可有效和安全的治疗痤疮瘢痕，淡化皮肤沟纹。微针可布置在滚轮（192 针）、笔或微针板上，根据所需的穿透深度有不同的长度。微针穿刺的损伤激活修复机制，促进新胶原生成，这与分级激光治疗相同。这二者的不同之处在于微针穿刺涉及机械创伤引起微损伤，而不是热诱导的微损伤。在没有激光治疗的情况下，或者在患者皮肤颜色较深且有热损伤导致色素沉着风险时，微针治疗是一种性价比极高的治疗方法，可作为激光治疗的替代。

微针治疗过程

对面部皮肤进行局部麻醉，至少 45 分钟。针头垂直刺入皮肤，多方位针刺，以确保最大的覆盖范围。应避免拖拽针头，以防拉扯破皮肤。为了达到治疗效果，促使新胶原生成，允许针尖部位少量出血。在治疗后的 48 小时内，皮肤将呈现"晒黑"的外观，必须严格避免阳光直射。治疗后皮肤水肿可持续数日，胶原生成带来的效果在治疗后 3 个月才显现。通常需要多次治疗，每次间隔 6 周。

微针治疗的过程中，可局部应用富血小板血浆（platelet rich plasma，PRP），可以经皮给药。PRP 是一种富含血小板的血浆蛋白浓

缩物，通过收集自体全血进行双重离心获得。尽管没有足够的数据证明它在皮肤重塑中的作用，但它仍然是一种流行的抗衰老疗法。

射频紧肤

射频技术也可用于紧致肌肤。通过调整射线频率，使其对特定深度的组织进行加热来实现肌肤紧致。射频紧肤的靶标是水。局部热损伤引起炎症反应，随后出现新胶原生成。射频技术应用于脂肪组织时，可达到塑身的目的。射频设备可以是单极或双极，也可以很小。射频治疗常见的不良反应是红斑和水肿，多可在 24 小时内解决，新设备的安全性非常好。患者必须对射频治疗设定合理的疗效预期。

身体塑形

采用外科手术进行身体塑形，需要很长的休息期，并发症虽少见，但相当危险，因此非侵入性塑身技术的市场已大幅增长。

冷冻溶脂是选择性地将脂肪细胞暴露于人为可控的寒冷状态下，以达到脂肪细胞的损伤，这种损伤在 3 个月内逐渐发生。冷冻溶脂的不良反应很小，可能会出现红斑、瘀血和暂时性感觉异常，需要对患者的冻伤症状进行护理。

高强度聚焦超声消融术作用于皮下脂肪组织并诱导细胞坏死。聚焦区周围区域的温度不会增加到相同的程度，因此周围组织不会受到影响。该方法引起局部炎症反应，导致受损组织的代谢增强，脂肪层的体积缩小。该方法可引起疼痛，不良反应包括压痛和局部擦伤。

延伸阅读

Cohen, J.L., Ozog, D.M., and Porto, D.A. (2017). Botulinum Toxins: Cosmetic and Clinical Applications. Wiley.

Burgess, C. (2005). Cosmetic Dermatology. Springer.

Wounds, Dressings, and Bandages

第 27 章 | 伤口、敷料与绷带

Bernadette Byrne
Tissue Viability, King's College Hospital, London, UK

概述

- 通过选择和应用适当的敷料或绷带，可以优化伤口愈合过程。
- 对患者皮肤类型及伤口情况进行全面的个体化的评估，有助于选择适当的敷料，以及治疗潜在疾病。
- 了解不同类别敷料的性质和功能，可以使医务人员能够为不同类型的伤口选择适当的敷料。
- 正确使用绷带至关重要，要确保绷带有适当的张力，既能防止绷带滑脱，又可避免对骨骼凸起处造成损伤。
- 患者选择以及对伤口护理的参与对伤口的成功愈合至关重要。
- 在患者伤口的护理过程中，要注意多学科相互配合。
- 伤口愈合的好坏关系到患者今后的生活品质。

一、简介

有效的伤口治疗在很大程度上依赖于选择合适的敷料和对伤口愈合的正常生理学过程的深入理解。多年来，伤口敷料的科学性不断发展，为了寻找能使伤口达到最佳愈合可应用的敷料，人们花费了大量的金钱，足见其复杂性。但是，目前很少有大型随机研究的数据支持某种敷料的使用。如果没有进行有效的伤口评估，使用了不恰当的敷料，可能会导致伤口延迟愈合。本章主要介绍伤口护理的实用方法，而不是伤口愈合的生理学过程。

二、伤口

伤口是损伤或手术过程中，由于切割或破溃造成的组织连续性中断，包括撕裂伤、切伤、割伤、糜烂、穿刺伤或溃疡等皮肤表层的破坏。在这些情况下，组织会发生体液、血液或温度的丢失，造成微生物或异物侵入皮肤，并导致皮肤功能丧失。

自从 Granuflex（1982 年）和 Kaltostat Convatec（1986 年）等现代伤口敷料问世以来，伤口愈合科学发展迅速，促进伤口愈合的新产品的开发也取得了相当大的进展。这使得医院和初级保健机构的伤口护理产品数量激增。虽然更多的敷料产品对患者和医生都有好处，但这也会引起混乱，不知道对于某种伤口该选择何种敷料，因为不同的伤口敷料通常具有特定的使用指征。

在评估伤口情况时，除了可能的潜在病因（如血管疾病）外，还需要考虑多个因素（图 27.1）。对敷料产品的选择取决于对患者伤口全面的整体的评估，包括短期和长期治疗目标、患者的诊断和预后、产品是否可用以及成本。

局部伤口处理的原则包括实时止血、治疗潜在疾病、减少生物负荷、如果存在坏死组织要去除、保持水分平衡和保护周围皮肤。

创面的处理

许多先进的促进伤口愈合产品要达到理想的疗效，先决条件是良好的创面。创面处理的目的是通过移除障碍物来优化伤口愈合环境，如一些坏死组织、蜕皮、渗出物和生物负荷。伤口处理中的创面处理有助于加速内源性愈合，增强其他治疗措施的效果。

创面处理的 TIME 原则

T 去除组织（Tissue），包括不能生长的组织和坏死组织

I 处理感染和炎症反应（Infection or inflammation）

M 保持水分平衡（Moisture imbalance）

E 处理伤口边缘（Edge），使其不再进展

引自：Schultz 等，2003 年。

伤口类型

为了更好地处理伤口，根据创面和周围组织的形态将其分为 4 种不同类型。伤口愈合连续谱（图 27.2）和伤口愈合临床表现（表 27.1）对这一点进行了示意性说明，表 27.1 描述了伤口类型及其处理方法。

1. 坏死型伤口 死亡（缺血）组织多为黑色、棕色或深棕色，其上覆盖着失活的表皮，黑色伤口表明存在焦痂（Bale，1997 年）。

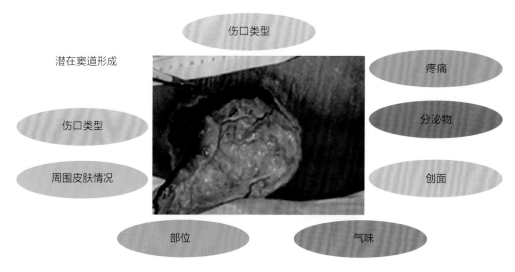

图 27.1 伤口评估

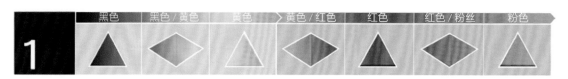

图 27.2 伤口颜色反应的愈合连续谱（Grey 等，2002 年）

表 27.1 伤口类型及适用敷料

伤口类型		特征表现	敷料
上皮型	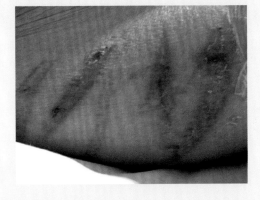	伤口洁净、浅表、低度至中度渗出，粉红色，边缘呈白色或半透明。 敷料使用目的：保护伤口，使其尽快上皮化及成熟。	低黏附性的针织黏胶石蜡纱布 硅基产品 薄膜敷料
肉芽肿型	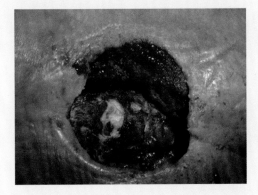	伤口清洁，低度至中度渗出，颜色鲜红色，潮湿，结节状，肉芽肿形成，外观不均匀。 敷料使用目的： 保护和促进肉芽组织的形成。 保持湿润的伤口愈合环境。	海藻酸盐 亲水性纤维敷料 亲水性胶 泡沫 海藻胶 水凝胶
糜烂型	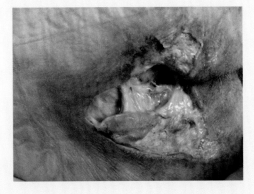	伤口可以干燥，也可高度渗出，表现为黄色纤维状腐烂。 敷料使用目的： 去除腐肉，保证创口清洁以利于肉芽肿形成。	水凝胶 蜂蜜 海藻酸盐 亲水性纤维 亲水性胶 蛆虫 空洞型伤口需包扎或绑带

（续表）

伤口类型		特征表现	敷料
坏死型	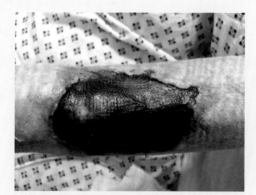	伤口呈黑色、干燥、焦痂，组织失活，也可表现为湿性坏疽。 敷料使用目的： 使焦痂再水化，以利伤口自溶清洁（糖尿病足除外）。 清理渗出物，湿性坏疽和感染。并非所有伤口都需要清创，有时候结痂可作为一种生物覆盖。	水凝胶（非糖尿病足） 水胶体（非糖尿病足） 蜂蜜 仅专业医生进行锐器清创 外科清创术
感染型	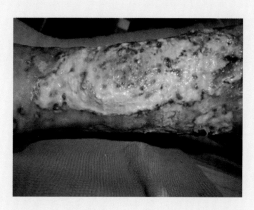	触痛、气味难闻、外观呈绿色或黄色、肉芽组织易碎，会增加渗出物。	含银敷料 海藻酸银 亲水纤维 泡沫 碘基敷料 蜂蜜 PHMBs 蛆虫
渗出型	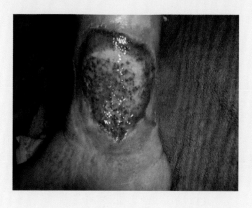	渗出可以出现在伤口愈合连续谱的任何阶段。 渗出液增多常与伤口感染有关。 渗出型伤口皮肤通常是白色有光泽的（湿的和浸透的）。 敷料使用目的： 有效的治疗渗出，促进愈合。	海藻酸盐 亲水纤维 泡沫 超吸收剂 还需要对伤口周围皮肤进行屏障保护： Cavilon®：喷雾／涂抹剂／乳霜 Sorbaderm®：喷雾／涂抹剂／乳霜 注意：使用前检查是否致敏

2.糜烂型伤口　由于细胞碎片、纤维蛋白、浆液性渗出物、白细胞和细菌在伤口表面的累积，这些伤口大部分呈黄色。黄色纤维组织黏附在伤口床上，不能通过冲洗去除，称为糜烂（Tong，1999 年）。

3.肉芽肿型伤口　其特征为鲜红色，高度血管化结节状、不规则颗粒状外观。这是新生血管、结缔组织或真皮细胞的组合（Grey 等，2002 年）。

4.上皮型伤口　细胞从伤口边缘迁移，开始再上皮化，表皮再生（Grey 等，2002 年），创面可见粉红色半透明组织。

选择理想敷料时应考虑的伤口相关因素

- 伤口的类型 / 病因
- 伤口的大小
- 伤口的位置
- 愈合阶段
- 涉及的组织
- 渗出物的量、颜色和黏度
- 伤口气味
- 伤口周围皮肤的状况
- 患者的一般情况
- 伤口出现时间（急性或慢性）
- 治疗的长期和短期目标

影响伤口愈合的关键因素

- 患者总体健康状况和既往病史
- 患者心血管状态（有无循环障碍）
- 伴随疾病，如糖尿病和癌症
- 极端年龄（婴幼儿或老人）
- 患者的精神状态，如压力和焦虑、睡眠障碍
- 营养不良
- 脱水
- 吸烟
- 正在使用药物治疗
- 流动性
- 伤口处理不善
- 手术部位感染
- 患者的预后

无论是哪种类型的伤口，都可能会被微生物感染或定植，引起伤口感染，宿主反应包括：疼痛、水肿、红斑、气味改变、渗出物增多或化脓、脓肿形成以及局部发热。

敷料的选择由各种临床因素和可用的材料决定。然而，在做出选择时，还必须综合考虑患者的各种因素。患者可能会根据过去的经验、朋友或家人、媒体和互联网提供的信息，对敷料有先入为主的想法，这可能会与医生的对敷料的选择有偏颇。

理想敷料的选择原则

- 为伤口提供湿润环境，促进其愈合
- 能够吸收多余的伤口渗出液
- 透气性好
- 保护伤口免受病原微生物的伤害
- 保护伤口免受创伤和污染
- 尽量减少和抑制气味
- 保持伤口温度恒定
- 不黏附且易于移除
- 无毒，无过敏性
- 能减轻疼痛
- 能促进自溶清创
- 对伤口周围皮肤起保护作用
- 在更换敷料过程中尽量减少痛苦和不适
- 提高患者的生活质量

三、敷料

现代敷料可以分为被动覆盖型和相互作用型，这取决于敷料的组成和结构（图 27.3，表 27.2）。被动覆盖敷料用于保护伤口，这类敷料不黏附在创面上，主要用于外科手术、伤口的清洁愈合和浅表伤口。相互作用型敷料与伤口表面成分相互作用，以促进最好的伤口愈合环境。

非黏附性或低黏附性敷料

这类敷料用于浅表、轻度渗出的伤口。

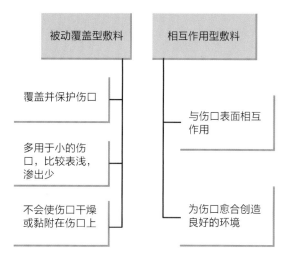

图 27.3   伤口敷料类型

表 27.2   伤口敷料的类型

被动覆盖型	相互作用型
非黏附性超滤膜敷料	薄膜
Melolin*	泡沫
石蜡纱布	水凝胶
硅胶敷料（Mepilex*、Silflex*、Adaptic*、Touch*）	水凝胶体/脂质胶体
Release	海藻盐
术后薄膜敷料，纤维填充垫	亲水性纤维
术后硅质塑料敷料	除臭
术后喷雾敷料（Opsite*）	毛细吸附活性
	抗菌

它们的主要功能是保持创面湿润，让渗出物进入敷料，减少换药时的创伤。最新的硅基敷料效果最佳，但价格很高。

常见的非黏附性或低黏附性敷料如下：

1.结构疏松的针织粘胶敷料　可促进渗出物的自由通过（如 N/A 和加强型 N/A）。

2.多孔膜吸收性敷料　这种膜类敷料的孔可以使渗出物进入吸收层（如 Melolin, Release）。

3.硅胶敷料　是一种可变形的硅胶网布，可轻轻地黏附在伤口和周围皮肤上，用于减少因移除造成的疼痛和创伤；疏水软硅树脂摸起来很黏，但不会黏附在伤口床上。硅胶敷料无吸收性，因此需要具有吸收性的二级敷料，但也可以使用带泡沫垫的自黏性敷料（如 Mepitel®、Adaptic、Silflex）。硅胶敷料的用途包括供体区、烧伤、大疱性表皮松解症患者和负压伤口疗法（negative pressure wound therapy，NPWT）。

4.石蜡薄纱敷料　由开放式编织棉或黏胶棉混合织品浸润黄色或白色软石蜡制成（如 Jelonet®）。

薄膜敷料

薄膜敷料由聚氨酯薄膜制成，可渗透水蒸气和氧气，但不渗透水和微生物，既允许气体交换，又能降低细菌污染的风险。薄膜敷料很灵活，因此适合于包扎困难的解剖部位，如跨关节处。薄膜敷料可用于表浅伤口、供体区、术后伤口，也可作为其他产品的辅助敷料。这类敷料不建议用于深部、感染或渗出的伤口。去除薄膜敷料可能会对周围皮肤造成创伤，因此建议按照生产商的说明，通过"水平拉伸"技术去除。常见的薄膜敷料包括 Opsite、Tegaderm®、BioLusive® 和 C-View®。

水凝胶敷料

水凝胶敷料由亲水性的不溶性聚合物组成，可吸收多余液体或在伤口表面形成潮湿环境。可用于干燥、糜烂和坏死的伤口，使失活组织重新水化并促进自溶。水凝胶敷料适用于压力性溃疡、腿部溃疡和外科伤口，多不应用于高渗伤口，如坏疽或糖尿病足。水凝胶敷料也以做成片状，通常需要二级敷料来固定位置。水凝胶敷料需要 1～3 日更换 1 次。常见的水凝胶敷料包括 Actiform cool（片剂）、Intrasite gel®、Intrasite conformable、Granugel®、Purilon 和 Nugel®。

水胶体敷料

水胶体包括一层半渗透膜，其中含有羧甲基纤维素钠和凝胶形成剂，如果胶和明胶，具有防水性和自粘性。据报道，水胶体敷料可通过保持暴露的神经末梢湿润来减轻疼痛。水胶体敷料与伤口渗出物接触后形成凝胶，促进新生血管生成，或使蜕皮和坏死部位重新水化。水胶体可留在原位长达 7 日，使用不当或换药太过频繁可能导致伤口刺激和皮肤剥离。水胶体敷料多不应用于处理严重渗出的伤口、糖尿病足溃疡和厌氧菌感染的伤口。常见水胶体敷料包括 Comfeel®、Granuflex/ 超薄 duoderm® 和 Tegasorb®。

脂质胶体敷料

脂质胶体敷料由含亲水胶体和凡士林颗粒的聚酯浸润网组成，可促进成纤维细胞增殖。该类敷料可用于脂肪性伤口和空洞，作用时间可长达 7 日。该类敷料在去除时无痛，不会产生新的创伤。脂质胶体敷料多含银离子。如 Urgotulle/Urgotulle SSD。

亲水性纤维敷料

亲水性纤维敷料由羧甲基纤维素钠（一种亲水胶体纤维）组成，可通过垂直芯吸法吸收和保留大量渗出物，从而减少伤口边缘的浸渍。亲水性纤维在与伤口渗出液接触时转化为凝胶，适用于中度至重度渗出、糜烂和湿性坏疽的伤口。需要二级敷料以保持亲水性纤维敷料固定在位。根据伤口感染情况，应 1 ~ 7 日更换 1 次敷料。常见的亲水性纤维敷料有 Aquacel extra®、Aquacel ribbon® 和 Aquacel Ag extra plus®、Kerracel®。

海藻酸盐敷料

海藻酸盐敷料是从棕色海藻（Phaeophycecae 科）中提取的阿尔及利亚酸制成的敷料，该敷料与渗出液接触后，形成亲水凝胶。所有海藻酸盐都具有止血作用，可用于中度渗出的伤口，含银离子的海藻酸盐可用于感染伤口。海藻酸钠必须干燥使用，需要二级敷料固定，且在原位停留不应超过

7 日。也可用海藻酸钠浸润棉绳，用于空洞型伤口。常用的海藻酸钙敷料包括 Sorbsan® 和 Algisite M®。Kaltostat® 是钠和钙盐的混合物，是一种临床批准使用的止血剂）。

聚氨酯泡沫敷料

聚氨酯泡沫敷料含有亲水性、吸收性聚氨酯泡沫塑料，这种泡沫塑料具有很高的吸收性，有多种形状和尺寸，可用作一级敷料或二级敷料。聚氨酯泡沫可以用于各种类型的伤口，从腿部溃疡到空洞伤口，从轻微渗出到严重渗出。另外，聚氨酯泡沫敷料还有一个的优点，即它们不会像传统纱布那样将颗粒撒入伤口。聚氨酯泡沫敷料的主要功能是吸收渗出物，同时允许水分蒸发，保持创面的湿润，允许伤口表面的气体交换，同时又能隔热，防止细菌污染。聚氨酯泡沫敷料现在有自粘型和硅酮型。常用的包括 Mepilex、Biatain®、Lyopoam®、Allevyn® 和 Tielle®。

抗菌敷料

将抗菌剂应用于伤口已有数千年的历史。抗菌剂是指任何可以破坏微生物或阻止其生长和繁殖的物质。抗菌敷料的正确使用可以治疗慢性或感染性伤口，可不需要系统性使用抗生素，这对于注重抗生素管理和抗生素耐药性水平提高的现代医疗非常重要。

多年来，银离子一直被用作治疗烧伤的抗菌剂，多以磺胺嘧啶乳膏的形式使用。浸有银离子的新型敷料可用于各种结缔组织创伤或存在感染的伤口。常用的包括 Actisorb Silver®、Aquacel Ag extra plus、SilvaSorb® 和 Urgotul SSD®、Sobsan Silver®、Contreet®、Acticoat®、Kerracontact®。

碘离子可以降低慢性伤口中的细菌生长，并对革兰氏阳性菌和阴性菌有抗菌活性。对于甲状腺疾病患者要谨慎使用，因为患者可能会系统性地摄入碘。常见含碘敷料包括 Inadine® 和 Betadine®、Cadexomer 碘®（Iodoflex/iodosorb S&N®）。

甲硝唑凝胶可用于感染性伤口，尤其是厌氧菌定植的伤口。这种凝胶有助于减少不好的气味，特别适用于治疗严重真菌感染的伤口。

除臭敷料

炭敷料可过滤并吸收伤口中有恶臭的化学物质，可作为一级敷料或二级敷料使用，适用于所有有恶臭伤口。当活性炭被渗出物饱和时，失去吸收气味的能力，因此需要定期更换。蜂蜜也具有除臭的特性。常用的除臭敷料有 Actisorb®、Clinisorb® 和 Kaltocarb®。

空洞敷料

传统上，空洞伤口常用浸在各种溶液中的带状纱布（EUSOL®、Betadine、Provlavine）填塞包裹，但这些纱布会变干，并在取出纱布时易对伤口造成创伤。因此，现通常用海藻酸钠纤维或亲水性纤维以绳或带的形式填充包裹空洞。空洞敷料填充整个伤口空腔，不留"死腔"，使产品能够治疗整个伤口，包括受损区域和窦区。这有助于渗出物的处理，并使创面可以发生二级愈合。常用的空洞敷料包括 Aquacel 带、Allevyn 腔®、Kaltostat 绳® 和 Sobsan 带®、蜂蜜带、Algivon® 绳 以及 Advances medical® 和 NPWT；VAC/Renasys®。

蛆虫疗法

蛆虫疗法是利用绿瓶蝇（Lucillia seriata）的幼虫去除糜烂和坏死组织（图27.4），而不损害健康的肉芽组织。它们有 3 种主要的作用方式：清创、抗菌和促进愈合。蛆虫通过分泌使组织液化的酶，进入组织。蛆虫疗法的使用指征包括静脉溃疡、糖尿病足溃疡、动脉溃疡、压力性溃疡和等待移植的伤口，因为它们也可以防止清创后伤口重新糜烂。蛆虫治疗后还需要后续处理，直到肉芽组织形成。

用于蛆虫治疗的蛆虫有两种：larvE®（自由放养），放在网或套筒里使用，可在伤口中放置 3 日；BioFoam®（用亲水性聚脲泡沫密封在网袋中），最多可放置 5 日。由于蛆虫被装在网袋中，这些敷料更容易使用和去除。在英国，蛆虫由南威尔士的 BioMonde® Bridgend 提供，在无菌条件下繁殖，并由快递员运送。蛆虫治疗的禁忌证包括血液凝固障碍、伤口有出血倾向、主要血管暴露的伤口，或伤口不可见的窦道空腔伤口。

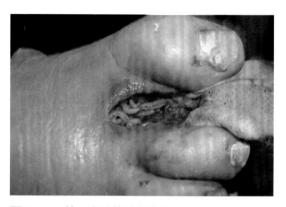

图 27.4　第二脚趾截肢部位的蛆虫敷料

蜂蜜敷料

蜂蜜疗法是一种古老的伤口疗法，希波克拉底在公元前 460 年首次记载。蜂蜜的 pH 为 3.5，酸性太强，微生物在其中无法生长。但是，也是由于其酸性蜂蜜含有一些营养素和草药成分、氨基酸、维生素和酶，导致用药时会引起疼痛。蜂蜜通过酶的作用产生过氧化氢，具有抗菌作用。但其过氧化氢浓度只是用于伤口清洁的过氧化氢溶液浓度的 1/1000。蜂蜜有 5 种主要的用途：抗菌、消炎、提供湿润的伤口环境、清除失活组织和除臭。常用的蜂蜜敷料包括 Activon 蜂蜜薄纱® 和 Advances®、Activon tube®、Algivon ribbon/rope® 和蜂蜜隔离霜。

毛细作用敷料

毛细作用敷料是一种吸水性强、黏附性低的一级伤口接触敷料，具有芯吸作用，由柔软的黏胶和聚酯粘在一起制成，每侧都有穿透层（所以任何一面向上都可应用）。加速的毛细作用可将间质液体从创面"拉"出来，适用于急性和慢性伤口、糜烂或带有中度至重度渗出物的空洞型伤口。最初需要每日更换敷料，渗出物少了以后，最多可保留 7 日。该敷料的使用禁忌证是出血或真菌感染伤口。常用的毛细作用敷料包括 Avadraw®，Advancis medical®，产品为薄片或螺旋芯，两者都可以按尺寸切割。

负压伤口治疗（NPWT）敷料

第一种 NPWT 伤口愈合敷料由 KCI 于 1994 年推出：真空辅助伤口闭合（VAC）。最近，一些新的设备也被引入到 NPWT 中。NPWT 是一种非侵入性主动伤口闭合装置，提供伤口局部的负压促进急性和慢性伤口愈合（图 27.5）。NPWT 的主要作用方式是：清除间质液体，促进真皮的丰满，刺激肉芽形成，帮助清除感染物质，提供封闭的湿润伤口愈合环境，促进皮瓣存活，并改善移植物吸收。

NPWT 的适应证包括压力性溃疡、腿部溃疡、糖尿病足溃疡、鼻窦炎、急性或创伤性伤口、裂开伤口、网格图和皮瓣。禁忌证包括恶性创伤、活动性出血、血管或器官外露、未经治疗的骨髓炎、未经探查的瘘管和坏死性焦痂。这些敷料必须由经验丰富的医生使用。可用的设备类型有 VAC®、VAC Via®（一次性）、KCI；Renasys® 和 Pico®（一次性）S&N；Avance® Mollycke。

高吸水性敷料

这类敷料利用"尿布凝胶"技术，吸收伤口渗出物并将凝胶珠保留在伤口内，减少频繁更换敷料，并能浸泡保护伤口边缘。常用的高吸水性敷料包括 Eclypse/Eclypse 黏附剂®、Eclypse boot®、吸附剂 satches®、Dry max extra® 和 Kerramax®。这类型的敷料不能任意裁剪到合适的尺寸。

海藻凝胶　海藻糖凝胶酶是一种新型敷料，在创新的伤口护理产品中结合了水凝

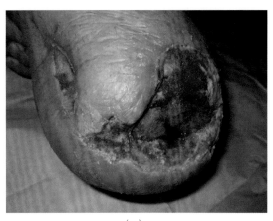

（a）

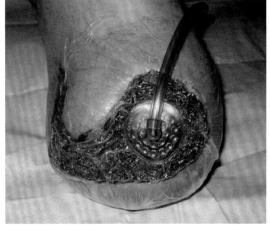

（b）

图 27.5　应用于深残端伤口的负压伤口治疗（NPWT）敷料

胶和海藻酸盐的优点，具有独特的广谱抗菌酶，可有效对抗一系列临床分离菌，包括 MRSA。他们可以为伤口提供愈合所需的湿润环境，也可以吸收多余的渗出物。使用适应证包括清创、去除死皮和感染伤口，可用于任何伤口类型。藻酸盐凝胶可生物降解，使创口柔软和舒缓，从而可以减轻疼痛。常用产品如 Flaminal®、Flaminal forte® 和 Crawford healthcare®。

PHMB　聚六亚甲基双胍（Polyhexamethylene Biguanide，PHMB）：一种历史悠久的防腐剂，多用于化妆品中，商业上用于湿

巾、隐形眼镜溶液和游泳池。它被认为是无毒无刺激的，但偶尔会引起过敏性接触性皮炎。PHMB 是一种广谱抗菌剂，对需氧和厌氧细菌都有抑制作用，包括 MRSA、真菌、霉菌和酵母菌。PHMB 产品有多种形式，如清洁液、伤口凝胶、生物纤维素和泡沫敷料。PHMB 的适应证包括二度烧伤、腿部溃疡、压力性溃疡、外科伤口、糖尿病足溃疡以及提供供体和接受移植的部位。常用产品有 Supra-Sorb X®+PHMB，可用于空洞型伤口的条带或绳索敷料、Prontosan® 溶液和伤口凝胶®（B.Braun）；AMD 泡沫®（Kendal）。

MMP 基质金属蛋白酶（Matrix Metallo-proteinase，MMP）：在细胞增殖和迁移、伤口收缩和瘢痕重塑中起主要作用。然而，慢性升高的 MMPs 可降解细胞外基质（extracellular matrix，ECM）蛋白并阻止伤口愈合。MMP 调节敷料通过吸收伤口渗出液并将蛋白酶保留在敷料内来降低过度蛋白酶活性。MMP 敷料可提供湿润的伤口环境，降低生物负荷，降低蛋白酶和自由基活性。MMP 敷料的适应证为慢性非愈合伤口。目前还没有测量伤口中 MMP 活性的方法，检测方法正在评估中。常用的产品包括 Promogram®、Promogram Prisma®（含银）Systagenix®；Sorbion®，H&R；Suprasorb C®，Activa®。

敷料的不良反应

1. 浸渍周围皮肤。
2. 刺激性接触性皮炎。
3. 过敏性接触性皮炎。
4. 频繁更换敷料导致皮肤脱落。

新产品

Kytocel®（Aspen medical）　Kytocel 是一种吸水性凝胶纤维敷料，由天然壳聚糖纤维组成。壳聚糖是一种从虾和蟹壳废料中提取的糖，以其生物降解性和生物相容性而闻名，该敷料还具有抗菌、止痛、止血、高吸水性等特性，用于严重渗出的伤口，易于"整体"

去除。现在主要制成敷料片或敷料带，其疗效目前正在临床实践中进行评估。

皮肤替代品（Nadine Hachach-Haram、Hawys Lloyd Hughes 和 Koval Johal）　伤口愈合是一个复杂的过程，依赖于生长因子的动态相互作用，以及单个细胞和细胞外基质成分之间的相互作用。细胞外基质由透明质酸、蛋白多糖、胶原蛋白、弹性蛋白和纤维连接蛋白组成，提供良好的结构支持，并与伤口愈合所必需的生长因子结合。对细胞外基质的认识促使了皮肤替代品的发展，这种替代品可以模拟受损组织中细胞外基质的作用，并为伤口护理治疗方面提供进一步的设备。

自 19 世纪末，Reverdin 首次引入皮肤移植概念，Gamgee 首先描述了使用羊毛进行皮肤缺损的修复，Mangoldt 将"上皮细胞接种"作为治疗伤口的一种方法，皮肤替代品和皮肤缺损的修复品已经有了很大的发展。1975 年，Rheinwald 和 Green 在致死性照射的小鼠成纤维细胞上成功地培养出了人类角质形成细胞，为 1981 年 O'Conner 和他的团队首次使用培养的自体上皮覆盖烧伤缺损部位铺平了道路。为了构建一种"活的"

替代物，现在用间充质细胞（如成纤维细胞）制造了一种基于 I 型胶原凝胶的真皮替代物。

常用皮肤替代品

组织工程皮肤是指由细胞、细胞外基质或两者的组合制成的材料。皮肤替代品可分为几种类型。下面主要介绍伤口处理中常用的去细胞皮肤替代物。

Integra®　Integra 是一种去细胞真皮基质，可作为伤口和烧伤的真皮替代物。Integra 由两层组成：上层是一层硅酮膜，用于保护由蛋白质基质组成的深层。较厚的下层由纯牛（奶牛）胶原蛋白和一种由鲨鱼软骨制成的叫做葡萄糖胺聚糖的物质组成。将创面进行清创，至露出健康组织后，可将 Integra 应用于缺陷处（图 27.6）。如果该区域具有良好的血液供应、无细菌且固定，则新的血液供应进入蛋白质基质。这使得成纤维细胞可以迁移到基质中。成纤维细胞将利用基质作为支架来放置新的蛋白质，并最终取代基质。由此产生的结构称为"新真皮"。之后可以移除保护性硅酮片，并用传统的非常薄的植皮片代替。这种 Integra 两阶段重建技术可应用于瘢痕区域，其优点是组织重建具有弹性和扩展性。

MatriDerm®　MatriDerm 是一种结构完整的牛 I 型胶原蛋白基质，含有弹性蛋白。与 Integra 一样，它也用于皮肤再生。它的应用可与厚皮片移植（split thickness skin graft，STSG）联合治疗所有深部皮肤缺损，特别是在手、足、大关节和面部等重要功能性解剖部位。MatriDerm 已经成功地用于烧伤、创伤、重建伤口及皮肤癌或先天性缺陷切除后的外科伤口。MatriDerm 的一个明显优点是，它可以一步到位，即应用 MatriDerm 和立即移植。这比两阶段手术具有更高的性价比，对患者来说也更方便。使用 MatriDerm 时，创面必须干净、血供充足、无感染或坏死。建议干敷 MatriDerm。如果使用了多张 MatriDerm，则应重叠 2 ~ 3mm，然后大致修剪以适合皮肤缺陷。一定要确保基质层均匀黏附在创面上，并用少量 NaCl 注射液或林格乳酸重新水合。应避免使用碘和酶制剂。推荐使用 0.006 英寸或 0.2mm 的 STSG。不匹配的移植物美学效果最好，但也可以使用匹配的移植物。基质和移植皮肤之间必须直接接触。当创面血管生成不良时，可采用两阶段手术，首先放置基质层，然后在创面优化 1 周后，放置 STSG。在这里，特别要注意保持封闭湿润的伤口环境（如使用负压伤口疗法），避免基质层干燥。总的来说，MatriDerm 具有良好的移植率，具有令人满意的美学和功能效果。然而，其适应证可能受到其成本的限制，应用效果与医生对 MatriDerm 的认知成正相关。

四、绷带

绷带已经使用了数千年，其使用历史可以追溯到古埃及人的时代，他们用相当精巧的编织物将死者制成木乃伊。随着 19 世纪中叶天然橡胶的发现，第一批用于治疗静脉曲张的弹性绷带问世。这些绷带由天然纤维通过编织工艺制成，作为简单的固定绷带，起到支撑和保护作用。

正确使用绷带是大多数护理人员和一些医生在工作期间所必需具备的技能。因此，为使绷带正确、安全地应用于患者，必须进

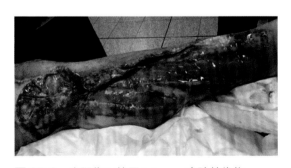

图 27.6　小腿伤口使用 Integra 皮肤替代物

引自：国王医学院整形外科医生顾问 V Rose 小姐。

行使用培训。拙劣的绷带技术可能会导致患者疼痛和不适，骨凸起受压损伤，四肢畸形，隆起，水肿加剧等。绷带的适应证包括：腿静脉溃疡、淋巴水肿和慢性淋巴水肿的压迫疗法，根据伤口的位置和大小保留敷料，扭伤后支撑关节，以及软组织损伤后支撑肢体。

绷带相关定义

1. 延伸性　施加延伸力时产生的长度。

2. 弹性　延伸力被移除后，能够恢复到其原始长度的能力。

3. 压缩力　为产生所需临床效果而施加的力。

4. 支持力　在无压缩力的情况下，能保留和控制组织形态的能力。

5. 适形性　能够贴合肢体轮廓的能力，主要由于织物的延伸性和密度决定。针织绷带比梭织绷带更合身。

绷带的分类

Ⅰ型轻型顺应性绷带，用于固定轻质敷料。该型绷带应符合四肢和关节的要求，不会造成限制。例如 Slinky®、J-fast® 和 Stayform®。

Ⅱ型轻型支撑性绷带，由棉、聚酰胺、黏胶和弹性纤维制成。它们用于固定敷料，轻度支持治疗劳损和扭伤，并防止水肿。该型绷带不适用于压迫，但可用于治疗伴有动脉疾病的静脉溃疡。Ⅱ型包括绉纹绷带，如 Soffcrepe®、Elastocrepe®、Leukocrepe 和 Compilan®。

Ⅲ型压迫性绷带，用于在下肢静脉或淋巴静脉疾病的治疗中施加压迫以控制水肿和减轻肿胀。根据其压缩级别的能力，可将其分为 4 类（a ~ d）。

Ⅲa型轻型压缩绷带，可在踝处提供最高 20mmHg 的低压力。该型绷带适用于早期浅表静脉曲张的治疗，但不适用于控制或减轻水肿。这类型的绷带包括 K-Plus®、Tensolastic® 和 Elset®。

Ⅲb型中度压迫绷带，可用于治疗妊娠期静脉曲张，预防和治疗溃疡，并控制轻度水肿。该型绷带可在踝关节施加 30mmHg 的压力。

Ⅲc型高压绷带，可用于在踝施加 40 mmHg 的压力。该型绷带可用于治疗大静脉曲张、腿部溃疡和肢体水肿。常用产品包括 Tensopress®、Setopress® 和 Surepress®。

Ⅲd型超高性能压缩绷带，可在踝处施加 50 mmHg 的压力，因此可以对严重水肿的四肢长时间保持高压。该型绷带包括 Visco® 和弹力网®绷带。

管状绷带

管状绷带是皮肤科广泛使用的棉质绷带，用于治疗特应性湿疹和红皮病。它们可以用在四肢上，裁剪成紧身衣，也可以用作干或湿的包裹物。

湿包扎是将润肤剂和 / 或外用皮质类固醇激素涂抹在身体上，其上覆盖湿润绷带，用于治疗急性活动性或慢性苔藓性湿疹。湿包扎可以冷却皮肤，减少瘙痒，延长润肤效果，增强外用皮质类固醇激素的效力，保护皮肤免受抓挠损伤。湿包扎不适合与外用皮质类固醇激素长期使用，如果皮肤受到感染，应避免使用。

干包扎与湿包扎类似，是使用干绷带覆盖皮肤。它们可以保护患者的皮肤，增强外用药物的效果。

制造商现在也在为同样的目的生产棉质服装，更便于患儿父母和患者使用，以控制和治疗皮肤病。没有证据表明丝绸服装比棉制品的效果好。

药膏绷带

这类型的绷带是由浸有适当药物的平的开放式编织棉制成，广泛用于各种皮肤病，如静脉溃疡、结节性痒疹、牛皮癣、单纯性苔藓和慢性苔藓性湿疹。如果皮肤有浸润或渗出，应避免使用该类绷带。药膏绷带用于舒缓、封闭、保护皮肤免受抓伤，并增强局部药物的效果。常用的药膏绷带包括 Calaband®（含炉甘石的锌膏）、Tarband®（含煤焦油的锌膏）、Ichthaband®（锌和 icthamol）和 Steriband®（锌膏绷带）。

要用娴熟的手法使用药膏绷带，既要防止过度压缩，又要允许一定程度收缩。当绷带干燥时需要更换。膏状绷带需要二级绷带来固定位置，并避免沾到患者衣服上。有些药物会引起过敏反应。

绷带的应用

绷带的正确使用至关重要。绷带太松，将无效；绷带太紧，可能引起过度压缩，导致组织损伤和坏死，在极端情况下，导致截肢。研究表明，医务人员使用绷带时，绷带张力的一致性存在很大差异。为了克服这个问题，有些绷带每隔一段距离会印上一个图案，当绷带正确伸展时，图案会改变形状。

加压绷带的准备

1. 肢体评估，应用绷带时需要考虑肢体是否存在畸形、水肿和轮廓变化。测量踝周长，以确保使用绷带形成合适的压力。

2. 通过测量或摄影在基本检查时进行伤口评估，以监测伤口进展情况。

3. 敷料选择。选择合适的、非黏附性、吸收性好的敷料，以减少渗出物、异味和疼痛。

4. 疼痛评估。80% 的静脉溃疡患者使用绷带时会有疼痛，这需要适当的调整，使压力在他们能够承受的范围内。

5. 患者准备。患者了解压迫疗法，并同意接受该治疗，对患者的依从性及治疗效果至关重要。

6. 使用高压缩绷带要求踝 / 臂压力指数（ankle/brachial pressure index，ABPI）> 0.8。

踝周长 18 ~ 25cm 的四层压力系统（图 27.7）。

骨科用羊毛绷带。其目的是吸收渗出物，保护骨凸起，并重新分配四肢周围的压力。从趾底部一直绑定到膝区，重叠 50%。在足背、跟腱和胫骨上的易触痛部位加垫子。

棉绉纱。这一层增加了吸收性并使羊毛层光滑。从趾底部开始使用，均匀拉伸，重叠 50%，确保弹性层的表面光滑。

弹性可伸缩绷带。第 1 压缩层绷带，使踝处绷带下压力为 17mmHg。将绷带固定在趾底部，旋转两圈，伸展 50%，在踝周围继续以 "8 字形" 包扎，并向上伸展，绷带重叠 50%，伸展 50%。

黏性绷带。这是该系统的第 2 层压迫绷带，在踝处施加 23mmHg 压力，使总压力增加到 40mmHg。黏性有助于绷带的固定。绷带采用 50% 拉伸和 50% 重叠的螺旋技术。对于腿呈 "香槟" 形状的患者，使用 "8 字形" 方法可防止绷带滑脱。

调整　对于踝周长 < 18 cm 或 > 25 cm 的患者，可以调整 4 层系统，以在踝处产生适当的压力，具体方法如下：

1. 如果踝周长 < 18 cm，则应用 2 层或 2 层以上的骨科羊毛绷带，用以矫形。

2. 踝周长 25 ~ 30 cm 者，使用骨科羊毛绷带、高压缩绷带和黏性绷带。

3. 如果踝周长 > 30 cm，则使用骨科羊毛绷带、弹性绷带、高压绷带和黏性绷带。

双层压力系统（图 27.8 和图 27.9）：双层压力系统与旧的 4 层压力系统可产生同样的压力。

Coban®：3M——仅提供一种尺寸。

KTwo®：Urgo——有两种尺寸可供选择，分别为 18 ~ 25cm 和 25 ~ 32cm。

两者都由 1 层衬垫（内层舒适层）和 1 层提供 40mmHg 压力的黏性绷带组成。

双层压力系统的应用

Coban：内层泡沫舒适层，与泡沫层一起施于皮肤上，保持足够的张力，以最小的重叠保持腿的的形状。外部黏性层以 110% 的拉伸和 50% 的重叠使用。只有外层能提供 40mmHg 的压力。优点：比 4 层系统性价比高。缺点：对于香槟瓶形状腿，"瓶盖" 周围很难形成厚的泡沫层。

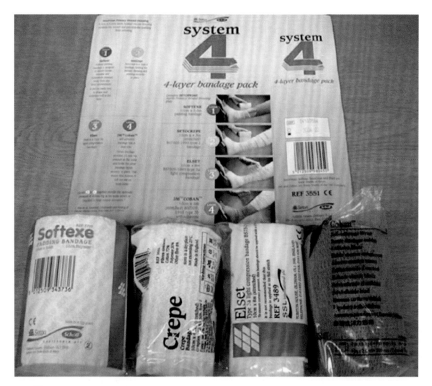

图 27.7 4 层系统

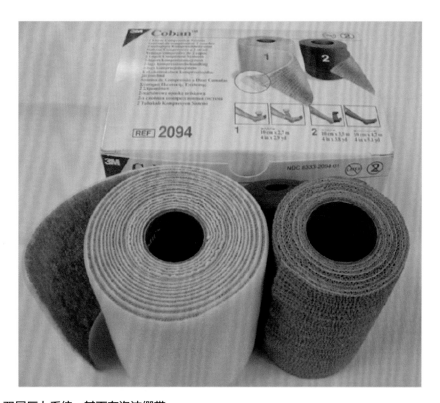

图 27.8 双层压力系统，其下有泡沫绷带

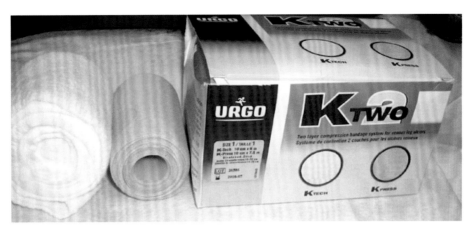

图 27.9　双层压力系统，印有压力指示标志

KTwo：填塞绷带可提供 32mmHg 的压力，短拉伸黏性绷带可提供 8mmHg 的压缩力。2 种绷带都在绷带上印有压力指示标志，以确保正确的绷带张力，绷带采用 50% 拉伸和 50% 重叠的螺旋式绷带。优点：易于使用，贴合肢体形状，更好的适应患者运动，性价比高，有 2 种尺寸可供选择（也有不含乳胶的产品，供乳胶过敏者使用）。

2 层长弹力绷带：Ⅲ c 级绷带加柔软的羊毛绷带。

Tensopress：Smith&Nephew

Ava-Co®：Advancecis

Setopress：Molnlycke

Surepress：Convatec

以上产品均采用 50% 拉伸和 50% 重叠的螺旋形包扎，可提供 40mmHg 压缩力。

2 层短弹力绷带：Ⅲ c 级，几乎无弹性，脊状，也包括软绷带或填塞物，或二者皆有。

Actico®：Advasis

Compilan®：BSn 医用

Rosidal K®：Activa，100% 纯棉，是乳胶过敏患者的理想选择

以上所有产品均采用 100% 拉伸和 50% 重叠，提供 40mmHg 的压缩力。

缺点：患者必须能够移动，以便进行短距离拉伸，因为需要依赖于小腿肌肉泵的作用来实现静脉回流。短拉伸可迅速减轻水肿，绷带滑脱很常见，需要频繁地更换绷带。

两层简化绷带系统 KTwo 简化压缩套件，提供 20mmHg 的压缩。绷带上也有压力指示标志，以确保正确的张力（参加常规 KTwo 套件）。

优点：可用于混合病因导致的腿部溃疡，根据 ABPI 读数使用（也可无乳胶）。

乳胶过敏

下肢静脉性溃疡患者接触性过敏的发生率持续增高，这对他们的治疗产生不利影响。乳胶接触性皮炎限制了可使用的压缩绷带的类型。建议这些患者使用棉质短弹力绷带。将管状纱布绷带直接贴在皮肤上。与上述压力系统一样，使用羊毛绷带，短拉伸至完全延展，在踝处进行 8 字形包扎，螺旋上升包扎至小腿，完全伸展，50% 重叠。

患者注意事项

患者是否同意绷带治疗措施，对伤口愈合的重要性不亚于敷料和绷带本身。为确保患者充分遵守伤口治疗，应注意以下事项。

1. 确保患者了解其治疗方案。

2. 设计适合患者生活方式的治疗计划。

3. 提供处理后护理注意事项的说明。

4. 使用绷带后，应检查趾的外周循环。

5. 如果绷带引起过度疼痛或不适，应建

议患者联系医生。

6. 应建议患者不要对突破性渗出物感到恐慌。

7. 应提供辅助工具，以保证在洗澡时绷带保持干燥。

8. 鼓励患者在休息和锻炼之间保持良好平衡。

9. 建议患者不要自行拆除绷带。

10. 为患者提供联系电话，以便拨打电话寻求建议。

敷料和绷带治疗伤口和皮肤不适的效果取决于针对特定情况选择正确的产品。理想情况下，初级 / 二级护理和伤口治疗专家之间应该有良好的沟通渠道和临床一致性。需多学科团队合作，以确保患者皮肤的最佳管理，促进快速愈合，提供优质的服务，降低伤口护理成本，提高患者的生活质量。

参考文献

Bale, S. (1997). A guide to wound debridement. Journal of Wound Care, 1997, 6: 179–182.

Grey, D. White RJ, Cooper P. (2002). The wound healing continuum. Community Nursing 7,2002,7 (supp 4): 15–19.

Schultz, G.S., Sibbald, R.G., Falanga, V. et al. (2003). Wound bed preparation: a systematic approach to wound management. Wound Repair and Regeneration, 2003, 11: 1–28.

Tong, A. (1999). The identification and treatment of slough. Journal of Wound Care, 1999, 8 (7): 338–339.

延伸阅读

Charles, H. (2004). Does leg ulcer treatment improve patients' quality of life? Journal of Wound Care 13 (6): 209–213.

Flanaga, M. (2013). Wound Healing and Skin Integrity Principles and Practice. Wiley-Blackwell.

Jones, V., Grey, J.E., and Harding, K. (2006). ABC of wound healing: wound dressings. BMJ 332: 777–780.

Moffat, C. (1997). Know how. Four-layer bandaging. Nursing Times 93 (16): 82–83.

Moura, D., Mano, J.F., Paiva, M.C., and Natalia, M. (2016). Chitosan nanocomposites for biomedical applications. Science and Technology of Advanced Materials 17 (1): 626.

Myers, B.A. (2004). Wound Management: Principles and Practice, 2e. New Jersey: Pearson/Prentice Hall.

Novak, A., Khan, W.S., and Palmer, J. (2014). Evidence-based principles of NPWT in trauma and orthopaedics. Open Orthopaedic Journal 8: 168–177.

www.worldwidewounds.com.

www.ewma.org (European wound management association) .

www.etrs.org (European tissue repair society) .

http://www.wounds-uk.com.

www.tvs.org.uk.

www.woundcaresociety.org.

第28章 | 皮肤科常用配方制剂

Karen Watson[1] and Aisling Ryan[2]
[1] Orpington Hospital, Orpington, Kent, UK
[2] Department of Dermatology, King's College Hospital, London, UK

概述

· 许多皮肤疾病的治疗需要外用药物治疗，即直接将药物施于皮肤表面。

· 根据皮肤病的部位和类型，使用不同的局部治疗药物。

· 将外用药物用于患病皮肤，并在全身涂抹润肤剂。

· 对于严重皮肤病需要系统性治疗，治疗过程中要密切监测患者情况。

· 生物治疗的发展大大改变了某些皮肤病的治疗方法，生物制剂需要间歇注射或输注。

一、简介

现代皮肤病治疗仍以传统外部治疗为主。近年来，生物疗法受到越来越多的关注，针对特定炎症途径，可注射相应的生物制剂进行治疗。

二、外部治疗

皮肤病的特点是易于接受外部治疗。相对高浓度的药物可以安全地应用于皮肤病损处，具有良好的疗效和相对较少的不良反应。有几个因素决定了外部治疗的选择，如药物、使用频率、皮损的部位和严重程度以及患者的偏好和应用局部治疗的能力。局部治疗的并发症多是局部刺激或过敏反应。局部治疗方案的选择取决于疾病过程、药物的性质、应用部位和美容效果。

三、润肤剂

润肤剂在治疗干性、鳞屑性和炎性皮肤疾病中起到重要作用，润肤剂的使用有助于减少表皮屏障功能受损引起的经表皮水分流失。润肤剂通过填充角质形成细胞脱落留下的空隙来软化干燥的皮肤。甚至有研究表明，从婴儿出生起，每日在皮肤上涂抹润肤剂可能会预防特应性湿疹的发生。

润肤剂或外用基础护肤品的各种成分都有其特性。如脂质可覆盖角质层，以防止水分蒸发；润肤剂中的白色和黄色软石蜡和液状石蜡，从原油中提取，它们是稳定、惰性的碳氢化合物，是大多数市售软膏和润肤剂的基础；乳液是水性和油性成分的不相溶混合物，乳化剂可稳定乳液，也可作为促进剂，使一些活性成分（如尿素和丙二醇）能渗透进皮肤；保湿剂是一种对水具有高度亲和力的化合物，可将水吸入角质层，并起到润肤作用。

各种外用治疗药物的成分见表 28.1。润肤剂可以自由和规律地应用于所有部位的干燥皮肤。

保湿肥皂可涂抹在皮肤上，然后冲洗干净，是治疗炎症性皮肤病的重要组成部分，因为普通肥皂具有刺激性，在去除细胞间脂质的同时也会破坏角质层的屏障功能。

四、外用免疫调节治疗

外用皮质类固醇激素

作用机制 自 20 世纪 50 年代以来，外用皮质类固醇激素被广泛用于治疗炎症性皮肤病。皮质类固醇激素可通过角质层、细胞膜，扩散到角质形成细胞的细胞质中，在那里它与糖皮质激素受体结合，引起激活。配体结合受体进入细胞核区域，与糖皮质激素反应元件（glucocorticoid response elements, GRE）相互作用，从而调节基因转录。此外，配体结合受体也可抑制其他转录因子。总体结果是抑制炎性细胞因子、抑制 T 细胞活化和减少细胞增殖。

外用皮质类固醇激素的分类 外用皮质类固醇激素可根据其效力进行分类，其效力与糖皮质激素受体亲和力有关。

外用皮质类固醇激素可分为四类：

1. **超强效**（效力是氢化可的松的 600 倍）如丙酸氯倍他松（Dermovate®）和莫米松（Elocon®）。

2. **强效**（效力为氢化可的松的 150 倍）如戊酸倍他米松（Betnovate®）。

3. **中效**（效力为氢化可的松的 25 倍）如丁酸氯倍他松（Eumovate®）。

4. **弱效** 如氢化可的松。

这种分类方法可以确定药物的相对强度，从而确定治疗的疗效和潜在不良反应。一般来说，应选择能有效治疗皮肤疾病最弱的皮质类固醇激素。面部和褶皱部位应使用较温和的皮质类固醇激素。表 28.2 对外用皮质类固醇激素及其相对效力进行了详细概述。

使用外用皮质类固醇激素应"谨慎"。然而，激素的用量很难掌握，因此引入了指尖单位（finger-tip unit, FTU）这一概念。一个 FTU（从指尖到第一个皮肤折痕区域内的药膏量）足以治疗手大小（包括手掌和手

表 28.1 外用药物配方比对表

剂型	特征	优点	缺点
药膏	油基，在皮肤上形成封闭膜，帮助保持水分。外部治疗有助于皮肤水合和渗透	因为制剂中缺少水分，不需要防腐剂以抑制微生物生长	油腻，影响外观
乳霜	含有水和油，可以水包油，也可以油包水（油性面霜）。乳霜有助于皮肤水合作用，但效果不如药膏	美容接受度好	含防腐剂，有致敏可能
乳液	水状悬浮液，多含有乙醇	易于在大面积皮肤上使用；水或乙醇的蒸发具有干燥、冷却效果；美容上可接受；适用于毛发生长区域，如头皮	含防腐剂，有致敏可能；其乙醇成分可造成皮肤刺痛
啫喱	醇基半固态乳液；用于悬浮不溶性药物；具有良好的吸收性	用于皮肤后容易干燥；可用于毛发生长区域；面部使用美容上可以接受	相对较高的刺激性和致敏性

表 28.2　外用皮质类固醇激素的相对效力

通用名	商品名	效力
1% 氢化可的松	Efcortelan*	弱效
1% 醋酸氢化可的松和 1% 夫西地酸	Fucidin H*	弱效
1% 氢化可的松, 1% 制霉菌素 100 000 U/g 和 3% 土霉素	Timodine*	弱效
0.05% 丁酸氯倍他松	Eumovate	中效
0.05% 二丙酸阿洛米松	Modrasone*	中效
0.1% 戊酸倍他米松	Betnovate	强效
0.1% 糠酸莫米松	Elocon	强效
0.1% 戊酸二氟可龙	Nerisone*	强效
0.05% 丙酸倍他米松和 3% 水杨酸	Diprosalic*	强效
0.1% 戊酸倍他米松和 3% 夫西地酸	Fucibet*	强效
0.05% 丙酸氯倍他索	Dermovate	超强效
0.05% 丙酸氯倍他索, 0.5% 硫酸新霉素, 制霉菌素 100 000 U/g	Dermovate NN*	超强效

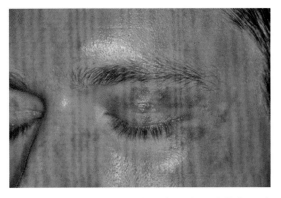

图 28.1　自行使用强效外用皮质类固醇激素导致条纹形成

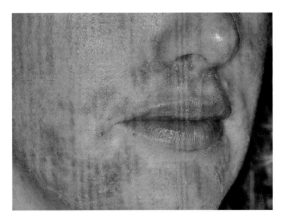

图 28.2　外用皮质类固醇激素引起的口周皮炎

背表面）面积的受累皮肤。假设软膏的喷嘴直径为 5mm，相当于 0.5g 软膏的量。在医疗实践中，由于担心发生并发症，患者经常使用外用皮质类固醇激素剂量不足。

外用皮质类固醇激素的不良反应：

1. 皮肤萎缩（图 28.3）。

2. 毛细血管扩张。

3. 条纹（图 28.1）。

4. 瘀斑。

5. 多毛症。

6. 毛囊炎。

7. 口周和眶周皮炎（图 28.2）。

8. 皮质类固醇激素诱发的痤疮 / 酒渣鼻（图 28.3）。

9. 下丘脑 – 垂体轴（hypothalamic pituitary axis，HPA）的吸收和抑制。

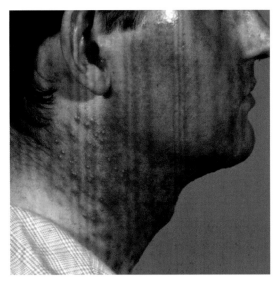

图 28.3　强效外用皮质类固醇激素导致的皮肤萎缩和痤疮

钙调神经磷酸酶抑制剂

外用他克莫司（软膏）和吡美莫司（乳膏）最初用于治疗湿疹（2岁以上患者）。这些药物可抑制钙调神经磷酸酶（一种钙和钙调素依赖性丝氨酸/苏氨酸磷酸酶），并抑制T细胞活化。外用他克莫司也可用于治疗斑秃、口腔和生殖器扁平苔藓以及白癜风，取得了不同程度的成功。吡美莫司的药效不如外用他克莫司，主要用于治疗儿童湿疹，是一种非类固醇类的药物。

外用抗菌剂

目前有多种外用抗菌制剂可用（表28.3）。

表 28.3　用于治疗浅表感染的局部抗菌剂

	成分	适应证	缺点
外用抗生素	夫西地酸（岩藻酸软膏*）	葡萄球菌感染	耐药
	莫匹罗星（百多邦软膏*）	革兰氏阳性菌和部分革兰氏阴性菌 治疗鼻葡萄球菌感染	耐药
	磺胺嘧啶银（Flamazine*）	假单胞菌感染与葡萄球菌感染的预防	用于大面积烧伤时，吸收少，有一定肾损害
用于治疗痤疮的外用抗生素	四环素类	痤疮	耐药
	红霉素	可与过氧化苯甲酰等角质溶解剂联合使用	会沾染衣物
外用抗真菌药	烯丙胺	抗皮肤癣菌感染的杀菌剂	对甲和头皮癣菌感染无效
	特比萘芬乳膏（Lamasil cream*） 咪唑类	抑制真菌	同时使用外用皮质类固醇激素可能会掩盖感染
	克霉唑（Canesten*）	对念珠菌和糠秕孢子菌有效	
	益康唑	可与外用皮质类固醇激素联合使用	
	酮康唑	用于治疗湿疹、花斑癣和一些皮肤癣菌感染	
	咪康唑	抑制真菌	
	硫康唑	用于治疗甲真菌病	单独治疗甲癣菌感染的治愈率低
	阿莫洛芬（Loceryl lacquer*）	抗柱霉属菌 与全身抗真菌药物的协同作用	
外用抗病毒药	阿昔洛韦乳膏（Zovirax*）	用于治疗唇部和生殖器单纯疱疹	需尽早使用以获得最佳疗效
	喷昔洛韦乳膏（Denavir*）		
抗寄生虫制剂	氯菊酯	5% 乳膏用于治疗疥疮和阴虱。1% 冲洗液用于治疗头虱	需要2次治疗，间隔1周
	马拉硫磷	用于治疗疥疮、头虱和阴虱	乙醇洗液会刺激皮肤，加剧湿疹
	伊维菌素	1% 乳膏用于治疗酒渣鼻、皮肤幼虫移行症	

各种外用制剂在银屑病治疗中的联合应用

表 28.4 概述各种外用药物治疗银屑病的情况。

外用抗细胞增殖剂

外用氟尿嘧啶 氟尿嘧啶（5% 乳膏，0.5% 溶液）是一种抗代谢药，通过抑制胸苷酸合成酶阻止 DNA 合成。外用氟尿嘧啶可治疗光线性角化病、Bowen 病和浅表基底细胞癌（BCC）。治疗应每日进行，持续 4 ~ 6 周。主要不良反应包括局部红斑和刺激症状，持续使用后，会出现明显的炎症反应和糜烂。这些不良反应可以通过停止治疗和局部使用皮质类固醇激素来改善。

外用双氯芬酸 双氯芬酸是一种非甾体抗炎药，可制成 3% 的凝胶制剂，用于治疗轻度光线性角化病。其作用机制尚不清楚。虽然使用后可能有一些局部炎症反应，但一般耐受性良好。

外用咪喹莫特 外用咪喹莫特（5% 和 3.75% 乳膏）是一种免疫调节制剂，用于治疗生殖器疣、外阴上皮内瘤变（vulval intra-epithelial neoplasia，VIN）、乳腺外 Paget 病、光线性角化病、浅表 BCC 和恶性雀斑等。

咪喹莫特可刺激先天免疫系统，并通过 Toll 样受体 7 促进抗原特异性细胞介导反应的发展。咪喹莫特引起大量炎症，伴有水肿、糜烂，偶有溃疡。通常每周使用 3 次，持续 4 个月，具体方案取决于患者情况。

外用丁烯酸酯 丁烯酸酯源自昆士兰种植的植物大戟，可制成凝胶，用于治疗光线性角化病。其作用机制尚不清楚，但丁烯酸酯似乎会导致病变迅速坏死和中性粒细胞介导的抗体依赖性细胞毒性反应。根据不同部位，外用丁烯酸酯可使用 2 ~ 3 日，其不良反应为引起不适和刺激症状。

混合制剂

角质剥脱剂 角质剥脱剂是用于治疗角化过度和痤疮的外用制剂，有助于软化皮肤，帮助去除污垢。角质剥脱剂也可能具有抗粉刺活性，但也会引起局部红斑和干燥刺激。常用制剂如水杨酸和维生素 A 衍生物（维 A 酸和阿达帕林）。

防晒霜 使用防晒霜的目的是阻止紫外线 A（UVA）和紫外线 B（UVB）穿透皮肤，从而抑制紫外线（UV）辐射的老化和致癌作用。用于防晒的化合物可以反射和散射紫

表28.4 可联合使用治疗银屑病的药剂

药剂	作用机制	适应证	并发症
粗煤焦油和煤焦油溶液，由有机物蒸馏而来	作用机制尚不明确，焦油作用于表皮，具有抗增殖作用	银屑病 与紫外线照射联合应用能增强治疗效果	不清洁 气味浓烈 阴囊鳞状细胞癌
蒽林，可制成乳霜或 Lassar 糊剂，浓度为 0.1% ~ 3%	作用机制尚不明确，具有很强的抗增殖作用	银屑病，可在门诊使用的短期接触疗法	周围正常皮肤的局部反应和刺激症状 皮肤染色
维生素 D3 类似物	调节细胞生长、分化和免疫功能	银屑病	高钙血症
钙泊三醇（Dovonex®）和他卡西醇（Silkis®）			刺激
钙泊三醇和倍他米松的组合（Dovobet® 凝胶和 Enstilar® 喷雾）			长期使用倍他米松和钙泊三醇可能会导致停药后脓疱的形成

外线，也可以吸收紫外线。阻挡紫外线的物理试剂包括氧化锌、二氧化钛和氧化亚铁等。它们往往与对氨基苯甲酸(para-aminobenzoic acid，PABA)和二苯甲酮等光吸收剂结合使用。防晒霜的防晒系数（sun protection factor，SPF）是评价紫外线 B 防护等级的指标。当使用得当时，SPF15 以上的防晒霜即可起到良好的保护作用。但是，有研究表明，大多数人的防晒霜使用量不足。防晒霜的 1 ~ 5 星是用来评价其对 UVA 的防护作用，但并没有标准化。因此，在外出晒太阳之前，应在暴露的皮肤上涂抹具有 UVA 和 UVB 保护作用的高因子防晒霜，并定时重新涂抹以持续保护。

遮瑕化妆品　遮瑕化妆品在由于瘢痕、色素沉着和葡萄酒色斑等原因造成毁容的患者十分重要。一些商品化的产品可方便使用（例如 VitiColor®、Dermablend®）。在英国，一家名为"变脸"的慈善机构由志愿者为患者提供皮肤遮瑕服务（www.changingfaces.org.uk）。

五、光疗

光疗（详见第 3 章）是指单独使用紫外线照射治疗皮肤病，光化学疗法是指紫外线照射与补骨脂素紫外线 A（PUVA）联合治疗。这两种方法在皮肤科广泛用于治疗各种皮肤疾病。光疗可使用荧光灯发射的人工 UVB 照射。UVB 波长 290 ~ 320nm，是光谱中主要引起晒伤的部分。UVA 波长 315 ~ 400nm。PUVA 和窄波 UVB 光疗目前广泛用于治疗银屑病、特应性湿疹、多形性光疹、真菌病和白癜风等。

六、系统性治疗

抗感染药物

抗生素　抗生素广泛应用于皮肤科，可治疗痤疮、脓疱病和蜂窝织炎等多种疾病。疗程数周至数月。为了选择合适的抗生素，需考虑患者因素、药物性质和致病病原体。患主因素包括潜在疾病、年龄、既往药物不良反应史和妊娠。药物性质包括与联合药物的相互作用、不良反应、剂量、给药途径和成本。理想情况下，应进行病原菌及其药物敏感性 / 耐药性鉴定。表 28.5 列出了皮肤科最常用的一些抗生素（作用方式、适应证和并发症）。

抗真菌药物　大多数皮肤真菌感染可通过局部用药有效治疗。但是，甲和头发的真菌感染需要系统性治疗。特比萘芬是一种烯丙胺类抗真菌药，可与血浆蛋白结合，在头发、甲和角质层中发现高浓度特比萘芬。在头癣的治疗中，口服特比萘芬对毛内癣菌（断发毛癣菌）的效果比毛外癣菌（犬小孢子菌）效果好。特比萘芬在几个国家被批准用于儿童患者。多项研究表明特比萘芬是安全有效的（严重肝损伤是公认的不良反应，但不常见）。治疗剂量根据患者体重计算（体重 < 20kg，特比奈芬剂量 62.5mg；体重 20 ~ 40kg，特比奈芬剂量 125mg；体重 > 40kg，特比奈芬 250 mg）；每日服药，持续 1 个月。涉及甲基质的甲真菌病的治疗需要延长疗程至 3 个月或 3 个月以上。

灰黄霉素具有抑菌活性，多年以来，被用于儿童头癣的治疗，根据体重确定剂量（体重 < 50kg，10 ~ 20mg/kg），每日服药，持续 6 ~ 8 周。但是，特比萘芬和伊曲康唑通常优先于灰黄霉素使用，因为前两者的耐受性更好，活性范围更广。灰黄霉素对花斑癣或白念珠菌等酵母菌感染无效。

伊曲康唑是一种三唑类药物，用于脉冲疗法（每月用药 1 周）或连续用药治疗甲真菌病、头癣，尤其适用于婴幼儿（可口服溶液）和对局部治疗产生耐受的花斑癣。

抗病毒药物　系统性抗病毒药物可用于治疗人类疱疹病毒（HHV）感染，如 1 型和

表 28.5　皮肤科常用的抗生素的作用机制、适应证和并发症

抗生素类型	作用机制	抗生素	适应证	并发症
青霉素类	抑制细菌细胞壁合成；激活细菌自溶酶；杀菌剂；β 内酰类抗生素	青霉素	革兰氏阳性感染, 如链球菌蜂窝织炎丹毒	严重过敏反应肾损害患者需减量
		氟氯西林	产 β- 内酰胺酶的微生物, 如金黄色葡萄球菌引起的脓疱性蜂窝织炎	过敏反应
大环内酯类	可穿透细菌的细胞壁, 与核糖体形成可逆性键, 阻碍 RNA 依赖的蛋白质合成	红霉素	革兰氏阳性感染青霉素过敏蜂窝织炎丹毒脓疱病痤疮红癣	恶心, 腹泻
		克拉霉素	革兰氏阳性和革兰氏阴性感染引起的丹毒疗程短, 作用时间长	较少胃肠道不良反应
		阿奇霉素		
四环素类	与核糖体结合, 抑制蛋白质的合成	土霉素米诺环素强力霉素莱姆环素	革兰氏阳性和革兰氏阴性菌感染分枝杆菌痤疮酒渣鼻口周皮炎大疱性类天疱疮莱姆病鱼缸肉芽肿	恶心, 呕吐。儿童牙棕色变及骨生长延迟, 因此 12 岁以下儿童禁用过敏反应甲和皮肤的蓝黑色色素沉着光敏性

2 型单纯疱疹病毒（HSV）感染，分别引起唇疱疹和生殖器病变，以及水痘 – 带状疱疹病毒（VZV）引起的水痘和带状疱疹。

　　阿昔洛韦是一种公认的抗病毒药物，用于治疗 HHV 感染。它能抑制病毒 DNA 聚合酶，不可逆地抑制病毒 DNA 合成。对病因的诊断决定剂量和治疗持续时间。治疗原发性生殖器单纯疱疹病毒感染需要每次服用 200mg，3 次 /d，持续 5 日；而治疗成人带状疱疹和水痘需要每次服用 800mg，3 次 /d，持续 7 日。

　　如果在发病 72 小时内开始使用阿昔

洛韦治疗，效果最好。作为 HSV 反复发作和频繁发作的二级预防措施，可给予 200 ~ 400mg 的阿昔洛韦，2 次 /d。对于重症患者，有传播单纯疱疹病毒风险者（免疫功能低下，疱疹性湿疹），静脉给药更为可取。阿昔洛韦 / 喷昔洛韦的外用制剂也可用于治疗轻型唇疱疹。

　　阿昔洛韦的替代口服抗病毒药物包括伐昔洛韦和泛昔洛韦，它们已被批准用于治疗带状疱疹和原发性及复发性生殖器疱疹。它们的优点是更容易通过肠道吸收，在治疗对阿昔洛韦耐药的 HHV 感染（最常见于 HIV

患者或骨髓移植后患者）很有效，但是价格也更昂贵。

抗寄生虫药　疥疮和足癣大多可采用局部治疗。研究表明，5% 氯菊酯乳膏涂在皮肤上，隔夜使用，7 日后重复使用，对治疗疥疮非常有效。对常规外用制剂无效的挪威型或抗药性疥疮以及难治性虱病，可采用口服伊维菌素（200μg/kg）治疗。伊维菌素可使寄生虫麻痹和死亡，单剂量通常就足够。在英国，伊维菌素仅为特定患者使用。研究表明，局部外用 1% 伊维菌素乳膏对治疗酒渣鼻、疥疮和皮肤幼虫移行症有效。

口服阿苯达唑（400mg，1 次 /d，连续 3日)或伊维菌素 200μg/kg 两剂（见第 17 章），可有效治疗幼虫移行症（钩虫）和幼虫病（圆线虫）。

系统性免疫调节药物

皮质类固醇激素　系统性皮质类固醇激素可用于治疗广泛的炎症性皮肤病。这类药物药效显著，常作为挽救生命的免疫抑制剂和抗炎剂，但需要谨慎使用，因为皮质类固醇激素会产生很多不良反应。这些不良反应包括高血糖、高脂血症、高血压、钠和液体潴留、动脉粥样硬化、HPA 抑制、生长迟缓、骨质疏松、骨缺血性坏死、脂肪分布改变、肌病、感染发病率增加、结核病复发、消化性溃疡、青光眼、白内障、皱纹产生和精神障碍等。因此，应仔细评估其适应证、风险、益处、其他非皮质类固醇激素替代疗法以及胃和骨的保护。系统性皮质类固醇激素在控制血管炎、结缔组织疾病、结节病、红皮扁平苔藓和中性粒细胞性皮肤病等方面特别有用。皮质类固醇激素一般禁用于银屑病的治疗，因为停药可能导致脓疱型银屑病的恶化或全身性播散。

对接受皮质类固醇激素治疗的患者应密切监测其不良反应，并应缓慢停药。六周递减疗程通常用于治疗严重恶化的特应性皮炎。对于接受长期治疗的患者进行相关的教育指导非常重要。应为患者提供皮质类固醇激素治疗卡，该卡包括患者和护理人员的重要信息。

甲氨蝶呤　甲氨蝶呤是一种抗代谢药，是二氢叶酸还原酶的有效抑制剂。它与二氢叶酸还原酶竞争性地、不可逆地结合，其亲和力远大于其天然底物叶酸，从而阻止二氢叶酸转化为四氢叶酸。二氢叶酸转化为四氢叶酸是合成 DNA 和 RNA 所需的胸苷酸和嘌呤核苷酸的重要步骤，因此，甲氨蝶呤可有效地抑制细胞分裂。

甲氨蝶呤在治疗银屑病和特应性皮炎方面效果显著。它是一种免疫调节剂，可抑制淋巴细胞中的 DNA 合成，而不是抗增殖作用。甲氨蝶呤也用于结节病、结缔组织病、大疱性类天疱疮、血管炎和硬皮病等。

甲氨蝶呤每周服用 1 次，每周剂量增加2.5mg。该药会产生一些不良反应，如骨髓抑制、肝毒性、恶心呕吐、肺纤维化和致畸等，需对患者情况密切监测。过去诊断肝纤维化多用肝活检和 III 型前胶原检测，目前已经被超声纤维扫描技术所取代，可作为肝纤维化的间接诊断。甲氨蝶呤治疗过程中，需补充叶酸 5mg/ 周，或每周补充数次，以防止叶酸缺乏，减少恶心和肝毒性。急性甲氨蝶呤过量或中毒可采用叶酸治疗，绕过甲氨蝶呤的代谢途径。甲氨蝶呤还与几种药物有严重药物相互作用，包括非甾体抗炎药、抗生素、皮质类固醇激素和奥美拉唑。

硫唑嘌呤　硫唑嘌呤是一种抗代谢物质，可抑制 DNA 和 RNA 合成以及淋巴细胞的分化和增殖。它是一种免疫抑制剂，常与皮质类固醇激素联合使用，因为它具有激发皮质类固醇激素的作用。硫唑嘌呤可治疗多种皮肤病，如严重特应性湿疹、慢性光化性皮炎、免疫大疱性疾病、系统性红斑狼疮和皮肌炎等。硫唑嘌呤的耐受性良好，但仍可能产生不良反应，包括骨髓抑制、恶心呕吐、过敏反应、肝毒性、大红细胞症、胰腺炎和弥漫性脱发等。硫嘌呤甲基转移酶（TPMT）低的患者，无法有效代谢硫唑嘌呤，易发生骨髓抑制。硫唑嘌呤的其他不良反应无法通过 TPMT 活性预测。

环孢素　环孢素是从真菌多孔木霉（tolypocladium inflatum）中提取的一种免疫抑制剂，能抑制 T 淋巴细胞的诱导和增殖，并抑制炎性细胞因子的产生，在治疗严重银屑病（包括红皮病性银屑病和掌跖脓疱病）、特应性湿疹以及严重药疹如中毒性表皮松解坏死松解症（TEN）中效果显著。环孢素的优点是起效快（1 ~ 2 周），无骨髓抑制。但是也有一些不良反应，如肾毒性、高血压、多毛症、震颤和牙龈增生等。使用环孢素后，发生恶性肿瘤的风险也会增加。因此，环孢素往往用于短期治疗严重的疾病，或作为轮换疗法的一部分。环孢素由细胞色素 P450 代谢，并与其他几种药物相互作用。环孢素通常分 2 次给药，每次 3 ~ 5mg / （kg·d）。

麦考酚吗乙酯　麦考酚吗乙酯（mycophenolate mofetil, MMF）是一种免疫抑制剂，通过选择性和不可逆地抑制肌苷单磷酸脱氢酶而发挥作用，导致细胞内鸟嘌呤核苷酸的耗竭。它似乎对活化的 T 淋巴细胞有选择性作用。在皮肤科，MMF 主要用于治疗免疫大疱性疾病和坏疽性脓皮病。其不良反应主要是胃肠道反应，伴有恶心、呕吐和腹泻。老年患者使用 MMF 后更容易受产生不良反应，如骨髓抑制、感染、疲劳、头痛和虚弱等。皮肤科的治疗剂量通为 0.25 ~ 1g，2 次 /d。

富马酸二甲酯　德国化学家 Schwecke-ndiek 在自体实验中发现富马酸酯在治疗银屑病方面效果显著。富马酸二甲酯（dimethyl fumarate，DMF）已被批准用于对标准化治疗无效或效果不佳的严重银屑病患者。DMF 及其代谢物富马酸单甲酯的作用机制尚不完全清楚，多认为 DMF 作用于细胞内，导致辅助性 T 细胞从 Th1 和 Th17 表型转变为 Th2 表型。DMF 不如生物制剂治疗有效，且会带来各种不良反应。约 2/3 的患者使用 DMF 后会发生胃肠道不适，如腹泻、腹痛、恶心和肠胃气胀。约 20% 的患者出现面部潮红。10% 的患者可能出现淋巴细胞减少，因此需要定期监测全血细胞计数。淋巴细胞计数低于 $0.7 \times 10^9/L$ 提示 DMF 需要减量。

阿普司特　阿普司特已被批准用于对标准化治疗无效或无法接受标准化治疗的成人严重慢性斑块型银屑病。阿普司特是一种口服小分子制剂，可抑制磷酸二酯酶 -4（phosphodiesterase-4，PDE4），该酶在细胞内 T 细胞信号传导中起关键作用。PDE4 的抑制，下调了银屑病关键细胞因子的表达，如肿瘤坏死因子 - α（TNF-α）和 IL-23。

阿普司特的疗效明显低于生物疗法。治疗早期可能出现一些不良反应。胃肠道不适是最常见的并发症（约 15%），包括轻度至中度恶心和腹泻，多具有自限性，四周内缓解。较少病例报告出现上呼吸道感染和头痛。临床试验和上市后调查显示，服用阿普司特的患者出现严重精神症状的风险增加，如抑郁、自杀想法和自杀行为等。这些症状在银屑病患者中比较常见，因此阿普司特在其中所起到的作用尚不清楚。尽管如此，还是需要谨慎使用。

系统性维 A 酸　维 A 酸是从维生素 A 中提取的，包括阿维 A 酸、异维 A 酸、阿利维 A 酸和贝沙罗汀。它们激活核受体并调节基因转录，具有抗炎、抗角质化、控制皮脂分泌、抗肿瘤和抗增殖作用。阿维 A 酸用于治疗银屑病、Darier 病、毛发红糠疹、鱼鳞病、角化病，以及有发生皮肤恶性肿瘤高风险的移植受者。异维 A 酸是治疗严重结节性痤疮的首选药物，及时开始治疗旨在防止明显的瘢痕形成。也可用于化脓性汗腺炎、头皮剥离性蜂窝织炎和严重顽固性丘疹脓疱性酒渣鼻。阿利维 A 酸用于治疗严重的慢性手湿疹，尤其是局部外用皮质类固醇治疗无效者。贝沙罗汀可用于治疗皮肤 T 细胞淋巴瘤。

系统性维 A 酸有几种不良反应，其中最重要的是致畸性。育龄妇女必须在治疗前至少 1 个月内及治疗期间持续使用强有力的避孕措施。异维 A 酸、阿利维 A 酸和贝沙罗汀的消除半衰期相对较短，终止治疗后，避孕措施需要至少持续 1 个月。阿维 A 酸的半衰期要长得多，停止治疗后至少 3 年内需要避孕。表 28.6 总结了系统性维 A 酸的不良反应概况。阿维 A 酸常用剂量为 10 ~ 50mg/d。异维 A 酸的剂量基于体重而定，为 0.5 ~ 1mg/

（kg·d），严重痤疮的治疗疗程中，总目标剂量通常为 120 ~ 150mg/kg。阿利维 A 酸的剂量为 30mg/d，在高剂量导致出现不良反应的患者中，剂量降至 10mg/d。

抗组胺药　组胺对皮肤有多种作用，主要通过作用于 H_1 受体引起瘙痒、血管扩张和血管通透性增加。抗组胺药可逆地阻断 H_1 受体。第一代抗组胺药通常具有镇静作用，如扑尔敏、羟嗪和异丙嗪。第二代抗组胺药倾向于无镇静作用，起效较慢，作用持续时间较长，包括西替利嗪、氯雷他定、非索非那定、左西替利嗪和地氯雷他定等。抗组胺药在治疗荨麻疹、血管性水肿、1 型变态反应、过敏反应、瘙痒、皮肤肥大细胞增多和急性昆虫咬伤反应中起着关键作用。尽管抗组胺药有嗜睡、抗胆碱能活动和心律失常的不良反应，但它们的耐受性良好。应避免局部使用抗组胺药，因为有发生过敏性接触性皮炎的风险。

其他药物

氨苯砜　氨苯砜是一种磺胺类药物，传统上用于治疗麻风病。其作用机制尚不明确，但在中性粒细胞或 IgA 免疫复合物起主导作用的疾病的治疗中效果显著，如疱疹样皮炎、大疱性类天疱疮、黏膜类天疱疮、线性 IgA 病和坏疽性脓皮病等。氨苯砜的不良反应包括剂量相关的溶血和溶血性贫血，这在葡萄糖 –6– 磷酸脱氢酶（G6PD）缺乏症患者中更为常见。因此，应在开始治疗前测量 G6PD。氨苯砜的其他不良反应有粒细胞缺乏症、高铁血红蛋白血症、过敏综合征和周围神经病变等。

抗疟药　羟基氯喹、阿的平和氯喹可用于治疗系统性红斑狼疮、盘状红斑狼疮、亚急性皮肤红斑狼疮、结节病、多形性轻度皮疹和迟发性皮肤卟啉病等。它们的作用机制为阻断抗原处理和抑制炎性细胞因子。氯喹可导致不可逆转的视网膜病变，阿的平在英国未经许可使用。因此，羟基氯喹往往是治

表 28.6　系统性维 A 酸的不良反应

致畸
抑郁
唇炎
高胆固醇血症
高甘油三酯症
氨基转移酶升高
肝炎
胰腺炎
肌病
夜视减退
眼干燥症
鼻出血
面部红斑
光敏性
脱发
DISH
骨骺过早闭合
白细胞减少
粒细胞缺乏 a
甲状腺功能减退 a,b

DISH　**弥漫性特发性骨质增生症**（diffuse idiopathic skeletal hyperostosis）
a　主要是贝沙罗汀的风险。
b　主要是异丙醇的风险。

疗皮肤病的首选抗疟药。1 次 /d 或 2 次 /d，剂量为 200mg，低体重患者应使用较低剂量。患者对其耐受性良好，但有少部分患者发生视网膜毒性。对于长期治疗的患者，应由眼科医生监测视力。

七、生物疗法

生物制剂是指其活性物质由活的有机体制成的药物。传统的药物是小分子药物（small-molecule medicines，SMOL），通过化学合成。而生物制剂是大而复杂的分子，大多数是蛋白质或多肽。相比之下，SMOL 的分子量较低。作为大分子蛋白质，生物制剂本质上是不稳定的。生物制剂在胃肠道吸收不良，容易被胃酸和酶降解，因此需通过非肠道给药。

用于治疗银屑病的生物制剂

银屑病是一种复杂的免疫性疾病，具有遗传易感性，患者受到环境因素刺激后发病。在过去 10 年中，我们对银屑病的理解有了很大的发展。现在已经认识到引起银屑病的关键细胞因子是白细胞介素 –17（IL-17），由 T 辅助细胞 17（Th17）受到白细胞介素 –23（IL-23）的诱导分化产生。TNF-α 在银屑病中也有过度表达。其作用通过 IL-23/Th17 途径介导，并在两个点与之相互作用：在上游，TNF-α 刺激髓样树突状细胞产生 IL-23；在下游，TNF-α 和 IL-17 在角质形成细胞中协同作用，增加了许多银屑病相关基因的转录。由于 TNF-α 在银屑病中的重要性早于 IL-17 被认识到，靶向 TNF-α 的生物制剂是最早开发用于治疗银屑病的药物之一。

在英国，目前有 3 种肿瘤坏死因子抑制剂（tumor necrosis factor inhibitors，TNFi）被批准用于治疗银屑病：英夫利昔单抗、阿达木单抗和依那西普。第 4 种药物是 Certolizumab，目前正由 NICE（英国国家卫生与临床优化研究所）进行评估，预计将于 2019 年 4 月获得批准。这些 TNFi 之间存在一些关键的结构差异。依那西普是一种可溶性受体，英夫利昔单抗和阿达木单抗是单克隆抗体。英夫利昔单抗是嵌合型（由小鼠的可变区和人类恒定区组成）。阿达木单抗完全是人类的。Certolizumab 是聚乙二醇化（与聚乙二醇结合）的抗体片段。由于 Certolizumab 缺乏 Fc 部分，因此它在妊娠期间不会穿过胎盘，育龄妇女可用。

TNFi 治疗银屑病效果显著，且耐受性良好。与其他生物制剂一样，TNFi 没有传统的终末器官毒性（肝毒性、肾毒性），较少需要实验室数据监测。少见但很严重的并发症包括结核病（新发和复发）、乙型肝炎再激活、脱髓鞘性病变和心力衰竭加重。

在 TNFi 之后，研发了 IL-12/23 抑制剂。乌司他单抗是针对 IL-12 和 IL-23 的 p40 亚单位的单克隆抗体，可阻止这些细胞因子与其 T 细胞受体结合，并分别刺激分化为 T 辅助细胞 1（Th1）和 Th17 细胞。乌司他单抗的疗效与阿达木单抗相似。与 TNFi 相比，它的给药频率更低，并且显示出更好的药物生存率。其不良反应与 TNFi 相似。

既 IL-12/23 抑制剂问世之后，又研制出 IL-17 抑制剂，其特定靶标是 IL-17，IL-23 的下游产物。目前英国有 3 种 IL-17 抑制剂被批准用于银屑病：Secukinumab 和 Ixekizumab 是针对 IL-17A 的单克隆抗体，Brodalumab 可阻断其受体。在头对头试验中，IL-17 抑制剂显示出优于 TNFi 和乌司他单抗的治疗效果。但是，IL-17 抑制剂也可引发了一些特殊的并发症：如念珠菌病和炎症性肠病（inflammatory bowel disease，IBD）的诱发或加重。引起这些并发症也并不意外，因为已知 IL-17 在防御细胞外病原体和维持肠道黏膜完整性方面起着关键作用。

最新一类生物制剂靶标为 IL-17 上游的 IL-23。这与乌司他单抗不同，乌司他单抗的靶标为 IL-12 和 IL-23 共有的 p40 亚单位，而 IL-23 抑制剂仅作用于 IL-23 特有的 p19 亚单位。尽管早期迹象表明其疗效与 IL-17 抑制剂大致相似，但其耐受性较好。临床试验中未发现念珠菌病和 IBD 的诱发或加重，可能是由于保存了巨噬细胞、单核细胞和中性粒细胞产生的 IL-17，这些细胞不依赖于 IL-23。在英国，目前只有一种 IL-23 抑制剂（Guselkumab）被批准用于治疗银屑病。其他项目预计很快会获得批准。

用于治疗特应性皮炎的生物制剂

特应性皮炎是一种 T 辅助细胞 2（Th2）介导的疾病，其中细胞因子 IL-13 和 IL-4 起关键作用。Dupilumab 是一种单克隆抗体，与 I 型和 II 型 IL-4 受体共有的 α 亚单位竞争性结合，阻断 IL-4 和 IL-13 的结合和信号传递。在英国，Dupilumab 于近期被批准用于中度至重度特应性湿疹，效果显著，且有良好的耐受性。III 期临床试验中报告的常见不良反应并不严重，包括鼻咽炎、上呼吸道感染、注射部位反应、皮肤感染（尤其是 HSV）和结膜炎等。很长时间以来，对特应性湿疹的治疗几乎没有新药物开发，现在有许多药物正在研发中，包括外用药、口服药和生物制剂。

生物制剂在慢性自发性荨麻疹中的应用

慢性自发性荨麻疹（CSU）的特点是风团反复发作，至少 6 周。荨麻疹的免疫学发病机制尚不完全清楚，但免疫球蛋白 E（IgE）介导的肥大细胞和嗜碱性粒细胞释放组胺在发病过程中起着关键作用。Omalizumab 是一种单克隆抗体，可与游离 IgE 结合，防止其与肥大细胞和嗜碱性粒细胞上的受体结合。对于使用 H_1-抗组胺药和白三烯受体拮抗剂（孟鲁司特）标准治疗无效的严重 CSU 患者，建议将 Omalizumab 作为附加治疗。Omalizumab 通常耐受性良好，常见的不良反应包括头痛、上呼吸道感染、鼻窦炎、关节痛和注射部位反应。

八、其他

Rituximab 是一种人源化抗 CD20 单克隆抗体，最初用于治疗非霍奇金淋巴瘤（non-Hodgkin lymphoma，NHL），NHL 导致短暂性 B 细胞耗竭。目前，Rituximab 已用于治疗皮肤移植物抗宿主病、原发性皮肤大 B 细胞非霍奇金淋巴瘤、副肿瘤性天疱疮、寻常型天疱疮、落叶型天疱疮、大疱性类天疱疮和获得性大疱性表皮松解症。

延伸阅读

Smith, C.H., Jabbar-Lopez, Z.K., Yiu, Z.Z. et al. (2017). British Association of Dermatologists guidelines for biologic therapy for psoriasis 2017. British Journal of Dermatology 177: 628.

Wakelin, S.H. (2014). Handbook of Systemic Drug Treatment in Dermatology. London: Manson.

Wolverton, S.E. (2001). Comprehensive Dermatologic Drug Therapy. Toronto: WB Saunders.